U0189139

2nd EDITION
原书第2版

Oxford Handbook of Respiratory Nursing

牛津呼吸护理指南

原著 [英] Terry Robinson [英] Jane Scullion
主审 谢灿茂 主译 成守珍

中国科学技术出版社
·北 京·

图书在版编目（CIP）数据

牛津呼吸护理指南：原书第 2 版 / (英) 特里 · 罗宾逊 (Terry Robinson), (英) 简 · 斯卡利翁 (Jane Scullion) 原著；成守珍主译. -- 北京：中国科学技术出版社，2025. 1. -- ISBN 978-7-5236-1120-3

Ⅰ. R473.56-62

中国国家版本馆 CIP 数据核字第 202402L5M7 号

著作权合同登记号：01-2024-3572

策划编辑	刘　阳　黄维佳
责任编辑	刘　阳　韩　放
装帧设计	佳木水轩
责任印制	徐　飞

出　　版	中国科学技术出版社
发　　行	中国科学技术出版社有限公司销售中心
地　　址	北京市海淀区中关村南大街 16 号
邮　　编	100081
发行电话	010-62173865
传　　真	010-62179148
网　　址	http://www.cspbooks.com.cn

开　　本	889mm × 1194mm　1/16
字　　数	570 千字
印　　张	22.5
版　　次	2025 年 1 月第 1 版
印　　次	2025 年 1 月第 1 次印刷
印　　刷	北京博海升彩色印刷有限公司
书　　号	ISBN 978-7-5236-1120-3/R · 3374
定　　价	188.00 元

版权声明

First Edition published in 2008
Second Edition published in 2021

译校者名单

主　审　谢灿茂　中山大学附属第一医院
主　译　成守珍　中山大学附属第一医院
副主译　柯彩霞　中山大学附属第一医院
　　　　吴枫瑶　广东省护理学会
译校者（以姓氏笔画为序）
王　燕　中山大学附属第八医院
王若婧　中山大学护理学院
卢思宇　中山大学附属第一医院
冯振亭　深圳市第二人民医院
朱顺芳　南方医科大学南方医院
乔金方　中山大学附属第一医院
刘　婷　中山大学附属第八医院
刘　旭　中山大学附属第五医院
刘洁珍　广州中医药大学金沙洲医院
刘琼慧　中山大学附属第一医院
齐梦钰　中山大学
孙　诚　广州市第一人民医院
李　萌　中山大学附属第八医院
李　琴　中山大学附属第一医院
李佳梅　广州医科大学护理学院
李春群　暨南大学附属第一医院
李荣华　广州医科大学
杨　蕊　中山大学附属第一医院
杨小月　中山大学附属第五医院
杨花峰　深圳市第二人民医院
何　娇　重庆医科大学附属第一医院
何文芳　广东省中医院
何金爱　暨南大学附属第一医院
张　莉　中山大学附属第八医院
张会锦　广州医科大学附属第一医院

陈少珍　中山大学附属第一医院
陈思玲　中山大学孙逸仙纪念医院深汕中心医院
陈燕珠　中山大学附属第一医院
林燕珊　暨南大学附属第一医院
罗晓芬　中山大学附属第一医院
於　静　中山大学肿瘤防治中心
赵海金　南方医科大学南方医院
赵娟娟　中山大学护理学院
柯彩霞　中山大学附属第一医院
段妍妍　中山大学附属第一医院
洪丽霞　中山大学孙逸仙纪念医院
高元秀　中山大学附属第八医院
郭祥健　中山大学附属第一医院
职甜甜　中国医学科学院肿瘤医院深圳医院
黄月娇　中山大学附属第八医院
黄志群　广州市第一人民医院
黄艳玲　中山大学附属第一医院
黄敬烨　广州医科大学附属第一医院
黄锐娜　中山大学附属第八医院
符　霞　中山大学附属第八医院
赖钰虹　深圳市第二人民医院
路　璐　中山大学附属第八医院
熊淑云　广东省中医院
黎列娥　深圳市第二人民医院
潘龙芳　重庆医科大学附属第一医院

内容提要

本书引进自牛津大学出版社，为读者提供了在成年人中发现并可能遇到的所有类型呼吸系统疾病的系统描述，包括呼吸系统疾病负担的程度、影响呼吸护理近期发展的政策驱动因素、危险和健康促进因素、患者评估及检查、干预措施、药物管理等，全面涵盖了影响呼吸疾病的多面性和护理选择的多样性，并包含了这些疾病的评估、诊断和护理管理，以及大量更新版指南。同时，本书还涵盖了药物及非药物治疗，特别关注多学科团队在满足呼吸系统患者多种护理需求方面的作用，强调了呼吸系统患者的多重护理需求，以及专科护士在呼吸护理工作中的角色问题，并阐述了患者身体和社会心理方面的问题。本书力求通过提供前沿技术、有效药物及临床照护路径，促进患者获得更好的健康结局及就医体验，可作为初级保健、普通病房及专科医院呼吸科护士的实用参考书。

中文版序

呼吸系统疾病发病率、患病率、病死率高，严重危害人民生命健康，对医疗系统和经济社会影响深远。慢性阻塞性肺疾病、哮喘、肺纤维化、肺动脉高压、呼吸衰竭等呼吸系统疾病都需要精心的护理和管理，呼吸护理的重要性日益凸显。

护理工作是卫生健康事业的重要组成部分，呼吸护理涉及药物治疗、设备应用、生活方式调整、心理支持和康复训练等多个方面。本书由牛津大学出版社出版，内容从呼吸系统疾病的基本知识，到呼吸护理的政策驱动因素、危险和健康促进因素、患者评估及检查、干预措施和药物管理，集权威性、可靠性和实用性于一体，旨在为呼吸护理人员提供全面的专业指导，帮助他们更好地照护复杂的呼吸疾病患者。相信本书会对推进呼吸专科护理事业发展产生积极作用。

第 48 届南丁格尔奖章获奖者、中华护理学会呼吸护理专业委员会主任委员、广东省护理学会理事长成守珍主任护师组织带领广东省呼吸护理专家共同翻译本书，以期为呼吸护理人员答疑解惑，帮助他们在呼吸护理临床实践中快速查询，并获取实用便捷的参考指南。

呼吸护理在医疗中的作用至关重要。相信本书的面世将有助于更好地推动广东省乃至全国呼吸护理的规范化、专业化和科学化建设，为实现"健康中国 2030 规划纲要"中对护理的要求提供学术支持和技术借鉴。

呼吸病学与危重症医学专家
中国工程院院士
中国医学科学院学部委员

译者前言

在这个快节奏时代，我们常常会忽视呼吸——这一维系生命的基本生理过程。然而，正是这一看似简单的行为，对数百万患有呼吸系统疾病的患者来说却是一项挑战。呼吸系统疾病影响着全世界数亿人，是导致高死亡率和高发病率的主要原因之一，对卫生保健资源、经济，以及患者个人及其护理人员造成很大的负担。随着医学的不断进步和发展，呼吸护理已成为医疗保健中不可或缺的一部分，从临床护理到居家护理，已在许多环境得到了规范管理。作为医护人员，我们有责任深入理解并优化呼吸系统疾病的护理过程，以改善患者的生活质量，提高患者的生活水平。

本书的原版引进自牛津大学出版社，由执业护士和呼吸护理学科专家撰写，特别关注了呼吸护理的科学基础、临床技能和患者照护的人文关怀，从基础的呼吸生理学到复杂的呼吸支持技术，全面涵盖了呼吸护理的各方面内容，包括影响呼吸系统疾病的多面性和护理选择的多样性，旨在提供一个全面的框架，帮助护理人员掌握呼吸护理的基础知识和高级技能，为护理专业人员提供一部详细的呼吸护理实践指南，同时也为患者及其家属提供一份深入理解呼吸系统疾病的宝贵资源。

我在呼吸护理临床一线工作多年，见证了中国呼吸护理领域的快速发展，深切体会到高质量护理对于改善呼吸疾病患者预后的重要性。在翻译本书过程中，我们力求为读者传递最新、最准确的护理知识和技能，希望本书能为广大一线呼吸护理人员提供工作标准和指引，成为他们在临床实践中的得力助手，并通过临床实践和不断探索，提高专业护理能力，达到最佳的患者护理效果，共同推进呼吸护理的发展，同时希望此书的出版能对广东省乃至全国的呼吸护理事业发展进程起到有力支持和推动作用。

在本书翻译过程中，我们得到了广东省护理学会各位专家的指导和帮助，得到了中国科学技术出版社大力支持。在本书审校出版过程中，各位专家提出了宝贵意见，在此表达敬意和感谢，正是有了你们的智慧和奉献精神，本书才得以顺利问世。

由于中外术语规范及语言表达习惯有所不同，中文翻译版中可能遗有疏漏之处，敬请读者予以指正。

中山大学附属第一医院 成守珍

原书前言

当我们面临有生以来最严重的呼吸道疾病 COVID-19 时，这部 *Oxford Handbook for Respiratory Nursing* 正处于完成的最后阶段。COVID-19 席卷全球，掠夺生命，摧毁医院。我们必须迅速适应和应对新的工作方式，同时对我们脆弱的呼吸疾病患者进行隔离。作为呼吸科医生，我们在工作中迅速学习。良好的公共卫生价值观、手部卫生、感染控制、隔离措施给了我们许多帮助。个人防护设备的使用和缺乏始终是一个有价值的新闻话题。我们应该接受这种回归基本的做法，并将其纳入未来的发展。

COVID-19 的主要症状中的高热和持续性咳嗽，与许多其他呼吸道疾病的症状相似，因此了解该病的其他症状，如嗅觉丧失（无嗅）和味觉丧失（无味）非常重要。然而，值得注意的是，目前这些症状的证据基础质量不高，这主要是由于所纳入的证据具有回顾性和横断面的性质。其中一个潜在的负面影响之一是可能出现假阳性病例。比如，急性失嗅症等嗅觉障碍经常发生在普通感冒和流行性感冒时。可能会有许多人出现这些症状，但并未感染新型冠状病毒。

我们认识到黑色人种、亚洲人和少数种族患者，以及糖尿病和肥胖等并发症对结果的影响。随着时间的推移，我们意识到 COVID-19 对老年人的影响尤为严重，但事实上，它是不分年龄的。

我们可以对 1 型呼吸衰竭患者使用高流量的氧气、无创正压通气和持续气道正压通气，并取得了良好的效果。与 ARDS 不同，COVID-19 的肺顺应性在病程中会有显著变化。归纳总结发现，俯卧位对改善氧合的重要性，以及在确保通气需求的同时，将患者翻转到正面，需要一定的体力。

我们了解到快速引进呼吸研究学者和科学家之间的研究和合作的重要性及新型药物的影响。瑞德西韦缩短了 COVID-19 患者的住院时间，但在最严重的患者中却没有发挥作用。由于早期的研究结果并不理想，该研究在预期的结束日期前就被停止了，因此没有得到最终结论。

我们还了解到地塞米松（一种廉价且充足的药物）的重要性。康复试验发现，地塞米松能使呼吸机辅助通气患者的死亡人数减少 33.3%，使其他只接受氧疗的患者死亡人数减少了 20%。然而，地塞米松对那些不需要呼吸支持的患者没有任何益处。这些结果表明，在约 8 例通气患者或 25 例单独吸氧患者中，地塞米松可帮助 1 例患者避免死亡。

我们学会了通过电话或视频会诊进行远程咨询，并意识到对许多患者来说，他们先要保持身体健康。随着时间的推移，我们发现心理健康问题（如焦虑和抑郁）也需要良好的护理。人们学会了保持社交距离，并意识到戴口罩的意义。我们为重要的工作人员喝彩，但也为那些通过坚持自我隔离和保持良好卫生习惯来帮助维护国家卫生系统安全的人喝彩。

展望未来，我们需要接受新的工作方式，会更加依靠良好的病史采集和评估，因为使用肺活量等测定气溶胶产生的方式帮助诊断会受到很大限制。患者的身体和精神康复尤为重要，我们必须想办法来实现这一点。

最后，文中描述的呼吸道患者仍然存在，我们有责任照顾他们。

在 COVID-19 之前是这样，在 COVID-19 之后也将是这样。

罗晓芳　译　杨　蕊　校

目录

第 1 章 概 述

Introduction

陈少珍 罗晓芬 译 陈燕珠 杨 蕊 校

一、呼吸系统疾病概述和原因

（一）概述

• 呼吸系统疾病是最常见的疾病之一。

• 在英国，这些疾病影响了约 1250 万人，约占总人口的 1/5。

• 在英格兰的西北部和西南部，患病率最高。

• 在全球范围内，英国是肺癌和慢性阻塞性肺疾病（chronic obstructive pulmonary disease，COPD）死亡率最高的 20 个国家之一。

• 被诊断为肺部疾病的女性多于男性，主要原因是女性肺炎发病率较高；大多数其他肺部疾病在男性中更常见。

• 有超过 30 多种疾病可以影响到肺部和（或）气道，并影响到个人的呼吸能力，这些疾病是导致住院和死亡的主要原因之一。

• 主要的呼吸系统疾病包括感染性肺部疾病，如肺结核和肺炎；阻塞性肺部疾病，如哮喘和慢性阻塞性肺疾病；限制性肺部疾病，如间质性肺疾病；肺血管疾病，如肺动脉高压和肺栓塞，以及其他许多疾病。

• 在世界各地，呼吸系统健康问题对人们的日常生活产生了重大影响，占发病率、残疾率和死亡率的很大一部分。肺部疾病患者的行动能力和进行日常活动的能力会受到严重限制（如穿衣服或做饭）。

（二）呼吸系统疾病的原因

虽然有些呼吸道疾病与吸烟密切相关（如 COPD 和肺癌），但必须强调的是，影响肺部健康的因素很多，如下所示。

• 儿童时期的病毒性肺部感染。

• 儿童时期的肺部发育不全。

• 大量吸烟。

- 空气污染。
- 职业性接触材料，如灰尘、石棉纤维和其他刺激性颗粒。
- 营养不良。
- 社会贫困，包括住房条件差和无家可归。
- 遗传因素。

关于最常见的呼吸道疾病的具体原因，将在本书各章中讨论。

二、死亡率和发病率

（一）死亡率

呼吸系统疾病是仅次于心血管疾病的全球第二大杀手。在 2020 年全球 6800 万例死亡中，1190 万例由肺部疾病引起。在英国，每 5 个人中就有 1 人死于呼吸系统疾病，每年死于这种疾病的人数超过冠状动脉疾病和非呼吸系统癌症。与其他慢性疾病不同，呼吸系统疾病死亡人数似乎没有下降。

世界卫生组织（World Health Organization，WHO）的数据显示，英国呼吸系统疾病死亡率高于欧洲平均水平和欧盟平均水平。这种差异在女性中尤为明显，英国女性呼吸系统疾病死亡率约为法国和意大利女性的 3 倍。

在呼吸系统疾病的死亡中，由社会不平等造成的比例高于其他疾病。近一半（44%）的死亡与社会阶层不平等有关。相比之下，28% 的死亡与缺血性心脏病有关。

从事非技术性体力劳动的 20—64 岁男性死于 COPD 的可能性大约是从事专业劳动男性的 4 倍，死于肺结核的可能性大约是从事专业劳动男性的 9 倍。

（二）按呼吸系统疾病类型划分的死亡率

- 呼吸系统癌症：占呼吸系统死亡人数的 31%。
- 肺炎：占呼吸系统死亡人数的 25.3%。
- COPD：占呼吸系统死亡人数的 26.1%。

其余约 20% 的死亡是由一系列呼吸系统疾病造成的，包括囊性纤维化、结核病和急性呼吸道感染。

（三）发病率

呼吸系统疾病是儿童中最常见的长期疾病，而在成人中是第三常见的疾病。在英国的 1250 万例呼吸系统疾病患者中，有许多人承受着相当多的痛苦。

弱势群体和社会贫困地区的呼吸系统疾病发病率和死亡率更高。

肺部疾病对患者和他们的照顾者及国家卫生系统有着多重影响。

（四）住院治疗

- 2011 年，英格兰国家医院有超过 842 000 例因呼吸系统疾病的住院患者，这几乎占了所有住院人数的 8%。
- 呼吸系统疾病占 610 万个住院日，占所有医院住院日的近 10%。

（五）全科咨询

- 呼吸科会诊是全科会诊最常见的一种。
- 许多呼吸系统疾病可以在初级保健中得到有效管理。

- 在英国，每年有近 2400 万人因呼吸系统疾病接受全科咨询。
- 2004 年，英国有近 1/5 的男性和 1/4 的女性因呼吸系统问题咨询过医生。
- 婴儿和儿童最常报告的疾病是肺部疾病。哮喘是导致儿童入院的最常见原因之一。

（六）药物治疗

- 2016 年，英国 88.2 亿处方药总成本中，呼吸系统处方药成本（净成分）约占 12%。
- 其中仅有约一半是用于治疗哮喘和 COPD 的支气管扩张药，皮质类固醇现在占呼吸系统药物的 1/4 以上（➲第 15 章的“短效和长效吸入 β_2 受体激动药”）。

三、呼吸系统疾病费用

- 肺部疾病不仅给个人带来巨大痛苦，而且对经济也有重大影响。呼吸系统疾病每年给国家卫生局和社会造成的损失达 110 亿英镑。
- 全科医生咨询次数达 3.4 亿次，初级保健费用为 130 亿英镑。
- 据估计，英国每年有 70 万人因呼吸系统疾病入院，二级保健的建议费用为 14.964 亿英镑。
- 在呼吸系统处方药上的花费已超过 10 亿英镑。
- 由于生病而丧失生产力。
- 这些数字不包括自行证明的病假，因此它们低估了呼吸系统疾病的真正成本。
- 在英国，每年因呼吸系统疾病（最常见的是肺炎）入院的人数近 7 万（超过 610 万个住院日）。

拓展阅读

[1] British Lung Foundation. The Battle for Breath 2016. British Lung Foundation, London. Available at: https://www.blf.org.uk/policy/the-battle-for-breath- 2016
[2] NHS. The NHS Long Term Plan. Available at: https://www.longtermplan.nhs.uk
[3] Snell N, Strachan D, Hubbard R, et al. Burden of lung disease in the UK; findings from the British Lung Foundation's 'respiratory health of the nation' project. European Respiratory Journal 2016;48: PA4913.
[4] Trueman D, Woodcock F, Hancock E. Estimating the economic burden of respiratory illness in the UK. Available at: https://www.blf.org.uk/policy

第 2 章　为什么从事呼吸护理工作

Why work in respiratory nursing

陈少珍　罗晓芬　译　　陈燕珠　杨　蕊　校

一、在呼吸内科或胸外科工作

呼吸内科和胸外科专业工作提供了丰富的工作选择，包括有趣的、多样化的、广泛的、有吸引力的和令人满意的职业机会。该专业包括 30 多种不同的疾病，其中有些是常见的，有些是相对罕见的。因此，有足够的机会进行亚专业的学习，也有足够的机会选择更多的专业途径。这个专业的护士通常是一个多学科团队的成员，与其他专科护士、顾问、全科医生、物理治疗师、职业治疗师、药剂师和呼吸技师合作（➔ 第 26 章的“要点”）。护理人员也有很多机会来指导和帮助当地服务和护理的发展。许多护士现在跨越了初级保健和二级保健的传统界限，只要有需要，他们就会为患者服务。

对于在急诊工作的护士，一些医院有高度专业化的呼吸科，通常提供区域性服务。然而，在大部分单位的工作量都是由急性呼吸系统和普通医学相结合的。

人们普遍认为，呼吸系统疾病目前约占急诊入院人数的 1/3，因此，护士的职责范围可能包括分诊和一线评估、呼吸科或普通病房的护理、重症或高依赖性护理，以及立即、早期出院和持续护理的一系列专家角色。

在社区，护士可以在临时护理中心、全科医生诊所、保健中心和中级护理机构工作，或者在患者家中担任各种角色。一些护士将经营自己的呼吸诊所，而其他护士则将呼吸护理工作在更多的全科诊所开展。

二、呼吸科护士应具备的素质

有几种个人素质是从事呼吸系统护理工作所需要的。

- 当护理胸外科患者时，具备良好的医学常识和外科知识。
- 对呼吸系统疾病有良好的认识。
- 良好的沟通技巧。
- 与其他多学科团队成员合作的能力。

- 既能在团队中工作，又能独立工作。
- 愿意探索新的角色和界限。
- 对患有慢性疾病的患者共情，特别是在治疗干预措施有限的情况下。

同样重要的是，护士要透彻了解与呼吸系统有关的基本生理和解剖原理，以及不同疾病过程如何影响肺功能的基本知识（➲ 第 5 章的“肺功能测定”）。

三、如何成为一名呼吸科护士

在呼吸系统护理角色中，有很多发展途径，包括参加相关的培训课程和学习日，辅以护理呼吸系统疾病患者的实践经验。加入呼吸专科护士协会（Association of Respiratory Nurse Specialist，ARNS）、英国胸科学会（British Thoracic Society，BTS）或初级护理呼吸学会（Primary Care Respiratory Society，PCRS）可以帮助满足教育需求、得到同行的支持、建立联系，同时也是分享最佳实践的机会。

在当地和全国都有教育和进一步培训的机会。

除培训中心外，许多地方的大学和学院也开设了呼吸系统课程。许多呼吸科护士担任这些课程的辅导员，与其他人分享他们的知识。

也有许多专门针对呼吸系统疾病的会议。由 ARNS、BTS，以及培训中心和制药公司举办。

四、目前的就业前景如何

对呼吸内科和胸外科感兴趣的护士有很多机会在各种环境和各种领域工作。虽然有些护士是全科护士，但许多人选择有一个亚专科兴趣，如哮喘、慢性阻塞性肺疾病、结核病（tuberculosis，TB）、囊性纤维化、间质性肺疾病（interstitial lung disease，ILD）或肺癌。许多护士提供戒烟、呼吸困难管理、咨询和认知行为疗法（cognitive behavioural therapy，CBT）等服务，许多护士参与或运行肺康复治疗计划（➲ 第 24 章）。

呼吸系统护士有广泛的职业发展途径，从注册护士、实习护士、专科护士、具有专业兴趣的护士、执业护士、护士长，到顾问护士。显然，呼吸系统护理工作为寻求挑战和满足的职业的护士提供了许多机会。

目前的工作前景非常好，护理报刊上经常刊登招聘广告。不同工作岗位和国家不同地区的工资水平差异很大。

第 3 章　解剖学和生理学

Anatomy and physiology

罗晓芬　段妍妍　译　　杨　蕊　校

本章涵盖了呼吸道的一些基本知识，并将描述上下呼吸道的结构和功能、空气从外部环境转移到肺部气体交换区的过程，以及受常见呼吸系统疾病影响的正常呼吸道的一些知识。

一、呼吸道整体视图

在其最简单的形式中，呼吸道是一个复杂的组织折叠体，开始于口腔，终止于到气体交换区，即肺泡。它在呼吸方面的功能是促进氧气的摄取，排出二氧化碳，并保持血液 pH。通常，将呼吸道分为上、下两部分。上呼吸道由口腔、鼻腔和后面的宽管组成，称为咽。它接收从鼻腔和口腔的吸入空气，因此分别称为鼻咽和口咽。

（一）上呼吸道

上呼吸道有许多重要的功能；这些功能旨在调节吸入的空气。上呼吸道的特殊功能是加温、加湿和净化空气。

鼻腔的结构在这方面起着一定的作用，特别是对空气的清洁，通过改变不同部位吸入空气的速度来清洁空气，并且通过向后鼻腔突出的鼻甲骨等结构而改变气流中的湍流。鼻甲骨也被称为鼻甲。这些速度和湍流的改变有助于清除吸入空气中的微粒物质。就空气的湿润和加温而言，鼻甲骨提供了一个增加的表面积，从而使吸入的空气与上呼吸道内壁组织（即纤毛柱状上皮）之间的接触最大化。这里面有大量的黏液腺和丰富的血液黏膜供应，与黏液一起为上呼吸道提供加温和加湿功能（图 3-1）。

咽部：咽部直接通向喉部，这是一个重要的区域，因为呼吸道靠近消化道，特别是食管。摄入的物质有可能进入气管，从而引起一系列问题。通常情况下，会厌作为一个屏障，会阻止不必要的物质进入气管。

（二）下呼吸道

1. 气管：这是下呼吸道的第一个结构，气管是主要的空气传导通道，成年人约 13cm，分成两个大的气道，即支气管。

2. 支气管：每条支气管都为左肺和右肺提供空气入口。进入肺部后，支气管分为二级支气

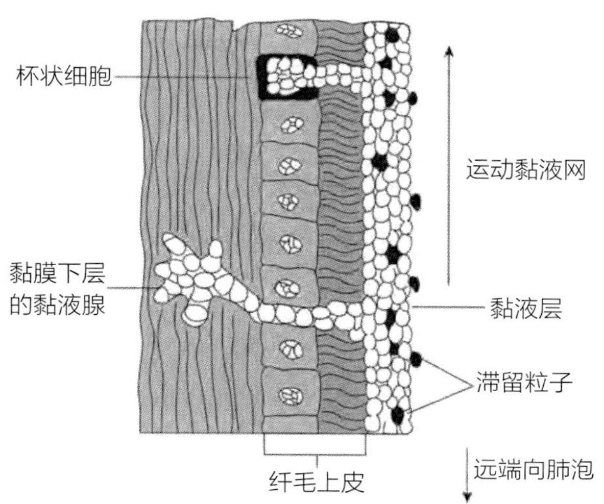

▲ 图 3-1 上呼吸道的组织结构

管和三级支气管；这些支气管又继续分裂，最终形成更小的气道，称为细支气管。一旦进入肺部，气道的这种持续分裂是呼吸道解剖学的一个关键特征，有助于解释在某些情况下需要的大量空气如何能够有效地输送到气体交换区。随着气道的不断分裂，每个分支的气道均变窄。然而，与此同时，气道的数量也大大增加。

为了说明这一概念，请考虑以下几点。

- 有一条气管。
- 它的宽度约为 2.5cm，总横截面积为 $5cm^2$。
- 在所谓的传导性气道的末端是呼吸性细支气管。
- 它们的数量约为 630 000 条，单个直径为 0.45mm。
- 它们的总横截面积是 $1.71m^2$。气道的总横截面积可以被比作一个喇叭，顶部狭窄，末端较宽。
- 传导气道的终点是肺泡导管，这些导管进入肺泡。肺泡是参与气体交换的结构，因此，可以被视为“肺的全部”。气道的所有部分在呼吸的每个阶段都很重要。

二、气道结构

上呼吸道的主要结构已经介绍完毕。现在我们将讨论下呼吸道的一些结构性问题（其中许多结构见图 3–2），首先从气管开始。

（一）气管

如前所述，成人气管长约 13cm，宽约 2.5cm。由于周围存在软骨环，有时被称为刚性管。然而，这些环是不完整的，被描述为 C 形，其开口朝向后方。一条肌肉带连接着这些环的末端，所以虽然气管受到强有力的支撑，但它有一定的灵活性，可以改变其直径。

（二）支气管

- 气管在一个叫作隆嵴的特殊软骨处分裂，形成支气管。支气管供应每个肺。
- 第一代的支气管有完整的软骨环。但此后，软骨变成了“板”，附着在气道壁上。

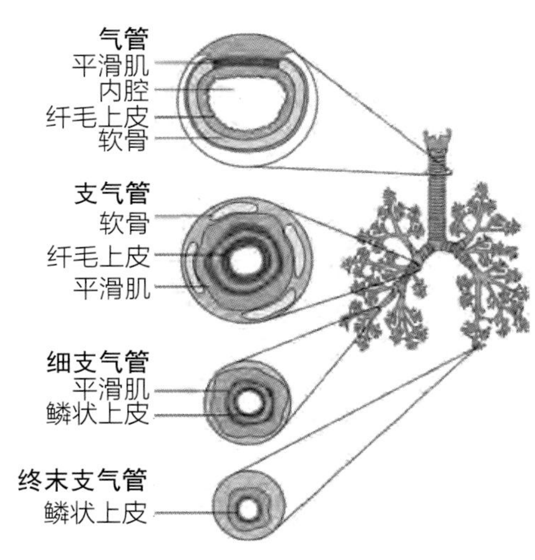

▲ 图 3-2　传导气道解剖

• 随着气道的继续分裂，这些软骨板变得更小，更薄，它们最终在细支气管水平完全消失。

• 更主要的组织是平滑肌，它的作用是调节进出肺部的气流。由于对氧气的需求和二氧化碳的产生是可变的，因此我们可以认识到，适应这些变化的能力对于维持呼吸系统健康非常重要。

（三）内壁组织

就内壁组织而言，上呼吸道情况非常相似，都是假复层纤毛柱状上皮，有分泌黏液的杯状细胞。更深层的支气管腺体也会分泌黏液。如前所述，这种组织类型在调节和清洁吸入的空气方面非常重要。每个上皮细胞的表面有大约 200 根纤毛，因此每平方厘米有 10 亿～20 亿根纤毛。黏膜下面是支持组织，即固有层，下方是含有血管和神经的黏膜下层。

• 与软骨一样，上皮细胞的性质随着气道的分裂和气道壁变薄而改变。

• 在上呼吸道看到的纤毛柱状细胞逐渐变为没有纤毛的单层立方上皮细胞；此外，分泌黏液的细胞数量减少了。

• 在肺泡水平，最显著的变化是鳞状上皮细胞。它们的结构能够使呼吸气体从肺泡空间扩散到血液中，反之亦然。

三、在呼吸期间会发生什么

实际上，对呼吸的主要刺激是血液的 pH，而 pH 又由血液中的二氧化碳决定。由于二氧化碳不断产生，因此必须不断地被消除。

二氧化碳之所以重要，是因为经过一系列公认的化学反应后，会形成氢离子。这些氢离子使血液呈酸性。基本来说，血液的酸碱度是用 pH 表来测量的。pH 为 1（极酸）～14（极碱），血液 pH 的正常范围为 7.35～7.45。这个狭窄的范围说明了呼吸的控制是多么敏感，以及保持适当的呼吸功能是多么重要。为了进一步说明这一点，即使 pH 小幅下降（下降到大约 6.9，在 pH 上不到一个整数单位），也是与生命不相容的。持续产生的氢离子反过来又被二氧化碳的不断产生所驱动，如果不以某种方式处理，就会使 pH 下降(即使血液变得更酸)。然而，在正常情况下，通过呼气持续排出二氧化碳可以使血液的 pH 保持在正常的稳态范围内。氢离子是呼吸的主要刺激物，因为它们会激活控制呼吸的呼吸中枢。

呼吸是通过以下方式实现。

- 在主要血管和大脑中被称为化学感受器的结构探测血液化学的变化，这些变化超出了稳态极限。
- 它们向大脑中的呼吸中枢发送信息，启动导致吸气 / 呼气事件的序列。参与静息呼吸的主要肌肉是膈肌，还有一些来自肋骨之间的外侧和内侧的肋间肌。
- 来自呼吸中枢的神经冲动刺激这些肌肉，使它们收缩。
- 膈肌的收缩将肺的底部向下拉，而肋间肌收缩则将肺向上和向外拉动。
- 通过膈肌神经发出的脉冲刺激膈肌收缩。
- 膈肌收缩时，会将肺的底部往下拉（通过内叶胸膜和顶叶胸膜，其最简单的形式是双层组织包围肺）。
- 向下拉伸肺，增加了肺的总体积，从而降低肺内压力，使肺内空气和外部环境中的空气之间存在压力梯度。
- 最终结果是空气沿着浓度梯度向下移动（即从外部环境中进入肺部），并沿传导气道输送氧气。
- 吸气只持续 1～2s，吸气的终止涉及许多机制。
- 此时，膈肌放松，肺的底部向上移动，使肺部恢复到其原始体积。
- 然而，此时它们内部的空气比呼吸开始时增加，因此当它们恢复原来的体积时，其中的压力开始增加。
- 这种压力最终将超过外部压力，因此再次建立一个新的、压力相反的压力梯度。
- 空气从肺部流向外部环境，并带走二氧化碳。

这些要点及呼吸的影响因素见图 3–3 和图 3–4。

气道直径的调节

如前所述，氧气需求量和二氧化碳排出量是可变的。这意味着为了满足增加或减少的需求，肺部进出的空气量也应该是可变的。这个过程的两个基本方面是呼吸频率和深度的增加。其中第一个方面受 pH 变化驱动，直接影响呼吸中枢活动。

第二个方面，即呼吸深度的增加，涉及更大量的空气进出肺部，并且这反过来意味着气道的直径必须改变这一概念在健康人与常见的呼吸系统疾病［如哮喘（➔ 第 7 章）］和慢性阻塞性肺疾病（➔ 第 9 章）中都很重要。

四、气道直径的控制

气道平滑肌（airway smooth muscle，ASM）是构成气道壁的重要成分。上呼吸道的平滑肌较少，并且排列成层。在下呼吸道，特别是从细支气管开始，肌肉以环形螺旋围绕着气道排列。正是这种平滑肌的收缩或舒张使得进入肺部的空气量产生巨大变化。自主神经系统控制 ASM，从而控制气道直径。该系统有两个部分，它们具有相反的作用。

（一）交感神经系统

交感神经系统在人处于紧张活动状态时。交感神经末梢分布在呼吸道和肾上腺中。在适当

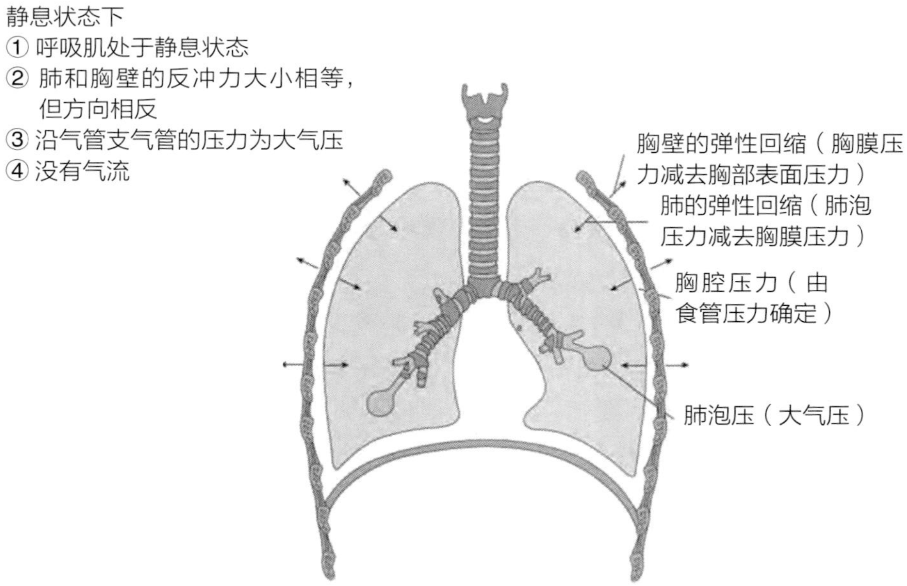

静息状态下
① 呼吸肌处于静息状态
② 肺和胸壁的反冲力大小相等，但方向相反
③ 沿气管支气管的压力为大气压
④ 没有气流
胸壁的弹性回缩（胸膜压力减去胸部表面压力）
肺的弹性回缩（肺泡压力减去胸膜压力）
胸腔压力（由食管压力确定）
肺泡压（大气压）

▲ 图 3-3　影响呼吸系统内空气运动的压力

主动
过度换气
+
屏气
–
来自感受器的输入
疼痛骨骼肌和关节
肺牵张感受器
+
中枢和外周化学感受器
+
$PaCO_2$ 增加
脑干的呼吸中枢
外周化学感受器
+
PaO_2 降低或 H^+ 增加
镇静药
发热
+
温度
–
低体温症
药物
–
如苯二氮䓬类药物和阿片类药物
+
呼吸系统兴奋剂，如多沙普仑

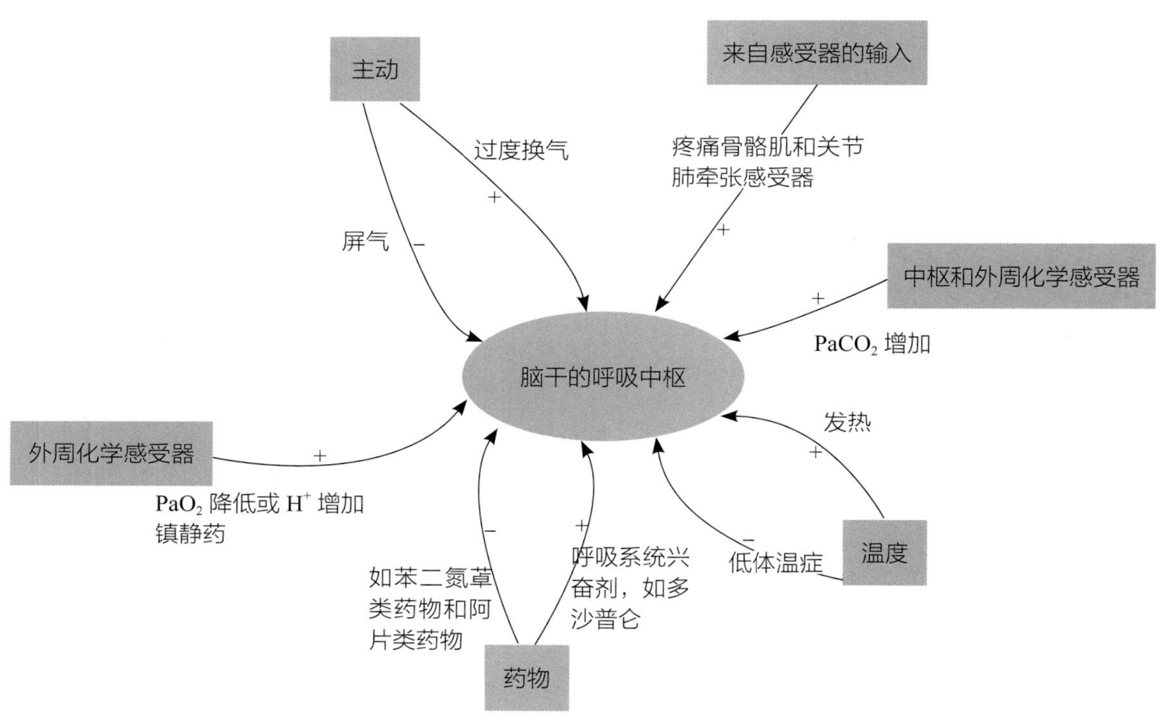

▲ 图 3-4　呼吸的影响因素

的情况下，交感神经会发生以下活动。

- 刺激肾上腺分泌两种激素：肾上腺素和去甲肾上腺素。
- 会直接从与平滑肌细胞密切相邻的交感神经末梢分泌去甲肾上腺素。这两种激素实际上都

是神经递质，并会附着在平滑肌细胞质膜表面的受体位点上。

- 这些受体被称为 β_2 受体。当肾上腺素或去甲肾上腺素与它们结合时，会引发一系列化学反应，最终导致平滑肌松弛，从而增加气道直径。

（二）副交感神经系统

副交感神经系统的情况则相反（90% 的副交感神经输出通过迷走神经进行，因此许多文献在讨论呼吸道时提到了“迷走神经张力”的概念）。

- 副交感神经一直试图“关闭气道”。
- 它们通过从神经末梢分泌一种名为乙酰胆碱的神经递质来实现。
- 这与交感神经系统的原理相同，乙酰胆碱与胆碱能受体结合。
- 这引发了一系列化学反应，最终导致平滑肌收缩，从而减小气道直径。当需要更多氧气和排出更多二氧化碳时，交感神经系统会取代这一系统。

（三）气体交换

到目前为止，我们已经考虑了几个方面，即上呼吸道在调节吸入空气中的作用；气管的结构和变化性质及它们的直径如何改变；空气进出肺部整个过程的机制。然而，呼吸的主要功能是通过血液摄取氧气和排出体内二氧化碳的过程，需要考虑气体交换是如何实现的及肺部与心血管系统（vs）之间的关系。

（四）外呼吸

- 气体交换的生理原理是扩散。通过这个过程，分子从高浓度区域移动到低浓度区域，直到达到平衡。
- 需要记住的重要点是，气体交换区域（即肺泡）周围有密集的毛细血管网络。
- 这些毛细血管来自肺动脉，而肺动脉又来自右心室，所以含有低氧和高二氧化碳含量的血液。
- 将这种血液与富含高氧和低二氧化碳环境的肺泡空间隔离开来的是血管和肺泡壁。呼吸性气体具有很强的溶解性；这些气体可以轻松地穿过毛细血管和肺泡细胞的细胞膜。
- 因此，氧气从肺泡空间扩散到血液中，二氧化碳从血液扩散到肺泡空间的过程非常快速（在几秒内），以至于当毛细血管中的血液离开肺泡时，它已经充分装载了最大量的氧气，并且已经卸载了带入肺泡的大部分二氧化碳。

“外呼吸”对于在身体内部发生的过程来说，可能是一个奇怪的术语。然而，回顾本章的开头，可以看到这个术语是合适的。当我们的气道分支时，它们变得越来越小，最终达到微小的肺泡。请记住，在到达肺泡膜时，并没有破坏任何组织，并且虽然空间很小，但对于身体来说仍然是“外部”，因此使用了“外呼吸”的术语。

（五）内呼吸

- 肺泡吸收的氧气与红细胞中的血红蛋白结合。
- 血液通过逐渐增大的静脉流出，每个肺有两条肺静脉将含氧的血液带到心脏左侧。
- 然后，血液被输送到身体组织，在那里扩散再次发挥作用，只不过这一次是反向的。
- 氧气从血液（浓度高）扩散到组织中。
- 相反，二氧化碳从组织（浓度高）扩散进入血液中。
- 在组织层面上进行此过程称为内呼吸。

- 最后，离开身体组织的血液再次通过逐渐增大的静脉流出，两条大静脉（上、下腔静脉）将现在缺氧、富含二氧化碳的血液排到心脏右侧。
- 从那里它将被泵入肺部以延续对生命至关重要的血液循环。

这里主要介绍了呼吸系统的解剖学和生理学知识。还描述了气管支气管树结构的原则，以及我们能够根据需求调整呼吸功能的重要概念。

呼吸不仅对生命本身至关重要，而且对生活质量也很重要。正常的呼吸功能依赖于许多因素，其中并非所有因素都在这个简短概述中涉及。许多常见的呼吸系统疾病会导致正常呼吸生理发生变化，希望本章使读者为阅读本书的其余部分做好准备。

第 4 章　呼吸系统评估

Respiratory assessment

段妍妍　陈思玲　朱顺芳　译　　罗晓芬　洪丽霞　赵海金　校

无论是初级诊疗还是二级诊疗都有许多护士担任呼吸专科护士和执业护士。这些角色涉及评估和诊断多种疾病，包括常见的呼吸系统疾病。本章介绍了进行呼吸系统评估的方法。它表明由于呼吸系统疾病的主要症状与许多其他疾病的症状相似，所以做出诊断可能会很困难还需要进行多项评估来达到诊断目的。

经验是无可替代的，更多呼吸疾病患者可以提高护士的实践水平。呼吸系统评估涉及与患者、护理人员和其他医务人员之间熟练沟通，并且需要对知情同意及获得同意所涉及的伦理问题有一定了解。

一、咨询

与呼吸科护士的咨询使患者有机会讨论可能涉及身体、心理或社会问题的医疗保健问题。护士有责任确保咨询得以适当和敏感地进行。应该分配足够的时间，以便患者及其照顾者可以自由描述他们的症状细节并讨论任何潜在的担忧。应该提出开放性和具体的问题，以获得完整详细的病史。

（一）环境

环境可以极大地影响病史采集和评估过程。缺乏隐私可能会导致患者对讨论自己的病情感到拘束。患者可能被他人听到，失去隐私。如果有亲属在场，询问患者是否愿意他们在咨询期间陪同。

（二）交流

与患者、护理人员和医疗团队的良好沟通对于任何咨询都是必不可少的。为了帮助患者感到掌控咨询过程，护士应该记住要让患者参与其中而不是单方面说话。

与呼吸疾病患者一起工作的护士需要能够应对情绪，并帮助患者表达他们的感受。他们可能需要处理冲突和愤怒，特别是在传递坏消息时。护士应该尽量理解患者的观点并始终尊重他们的自主权。表 4–1 显示了护士所需具备的核心沟通技巧。

表 4–1　核心沟通技巧

技　能	护理行为
合适的环境	你和患者应该舒适地坐在同一水平面上，这样你们就可以面对并观察对方
非语言沟通	在咨询过程中保持友好的态度，注意自己的姿势和手势
介绍	自我介绍，确定患者的身份请求允许记录病史
问诊	使用开放式问题获取清晰明确的病史。使用封闭式问题澄清患者所说的内容，或获得患者可能没有主动提供的事实信息。避免使用医学术语
识别并回应患者的看法和担忧	帮助患者感到在咨询中有掌控力，在处理事实之前先处理情绪，把情绪用语言表达出来，并向患者提供回应。努力理解这些情绪，明确患者的感受并找出这些感受的来源。通过口头和非口头方式表达你的同理心。鼓励患者详述他们情绪背后的背景
总结	定期总结，并在咨询结束时给予患者补充信息或提问的机会
结束	感谢患者前来就诊，必要时安排随访。提供任何书面信息或设备，如峰流速仪和日记、管理计划

二、病史采集 1

咨询始于全面的病史采集。在进行适当的体格检查之前，患者向护士讲述的故事对于获取病史至关重要。病史采集一直是医学的重要组成部分，但随着越来越多的护士接受培训成为执业护士和处方护士，它在护理领域中也变得越来越重要。无论是对于护士还是医生，都需要掌握相同的核心技能。必须对病史采集进行规范。护士需要具备确保咨询包含所有所需信息的技巧。护士必须具备足够的知识来解读和理解患者描述的相关症状或情况（表 4–2）。

（一）病史的构成要素

在进行评估时，必须制订一套问题框架，以帮助护士以系统化的方式收集信息。患者必须被允许讲述他们的故事，但这可能是无结构的；护士要按照逻辑顺序收集信息。一些从业人员发现使用模板或评估表有助于确保收集到所有相关的事实。

病史的关键要素包括患者身份、主诉、现病史、既往病史、当前健康情况和药物使用情况、家族史、社会心理史、系统回顾。

（二）患者识别

应记录患者的姓名、年龄、出生日期、身份证号码或住院号，还应注明咨询的日期和时间。

（三）主诉

应该鼓励患者用自己的话描述问题。这个问题应该简要地概括为几个词，如呼吸短促、咳嗽。

三、病史采集 2

（一）现病史

应鼓励患者描述他们认为导致问题的原因，以及是什么促使他们寻求帮助。还应询问症状

表 4-2 核心技能：学以类聚

技 能	指 标
识别主要症状	这些症状可能包括咳嗽、喘息、呼吸急促、嗜睡、体重减轻 / 增加、疼痛
获取与该症状相关的信息	症状出现的时机、症状的持续时间、诱发因素、什么能缓解症状、什么能使症状加重
思考导致这种特定症状的不同原因	例如，呼吸急促可能包括哮喘、COPD、气胸、肺栓塞、肺癌、肺动脉高压、ILD、贫血、肥胖、缺乏运动
如果诊断似乎可能，考虑与该疾病相关的危险因素	以哮喘为例：家族中有明显的哮喘病史，存在过敏性皮炎、花粉热和过敏等证据，以及职业暴露
还要考虑可能会并发或与主要问题相关的其他疾病	以 COPD 为例：肺心病、红细胞增多症、肺动脉高压、骨质疏松症
考虑这种疾病对患者可能造成的影响	以职业性哮喘为例：工作时间的损失、收入的减少和最终丧失工作

对他们的生活有什么影响。了解什么会引发或缓解症状。例如，如果患者主诉呼吸困难，应该询问是什么加重了呼吸困难，是否尝试过药物或非药物治疗来缓解。

一旦患者陈述完毕，护士可以询问关于目前的症状和疾病情况。呼吸系统疾病的患者可能有许多长期存在的症状，如气喘或咳嗽。护士必须确定患者是否在描述其症状的急性恶化情况，并了解是什么促使他们寻求医疗帮助。记录症状出现的时间和诱因，以及对日常生活的影响。

（二）既往病史

应记录任何以前或其他当前的疾病、手术或受损的详细信息。例如，当主诉为咯血和体重减轻时，并且第一次治疗不足或不完全，那么结核病的既往史是重要的。影响呼吸系统以外其他器官的疾病也很重要。例如，心脏病史可能与急性呼吸困难患者特别相关，因为心力衰竭可能会引起这些症状而非呼吸系统疾病。

（三）用药史

应要求患者在就诊时携带任何需要重复开具处方的清单，因为许多患者无法记住药物名称和剂量。应特别询问患者以下内容。

- 目前正在服用的药物，包括“非处方”药物。
- 过去可能开过的任何呼吸系统药物，以及停止使用该药物的原因。
- 是否使用雾化药物（➔第 15 章的“雾化治疗 1”）或家庭氧疗。
- 过去是否有过敏反应，并了解其症状是什么。

最后一点很重要，因为许多人会将与开始使用抗生素相关的常见不良反应（如恶心）误认为是过敏性药物反应。这可能导致患者未来拒绝使用对其有益的药物。任何真正的过敏反应都应在记录中明确记录。

许多药物对肺部有不良反应？例如，血管紧张素转换酶（angiotensin-converting enzyme，ACE）抑制药和 β 受体拮抗药可引起咳嗽。阿司匹林、非甾体抗炎药（non-steroidal anti-inflammatory，NSAID）和 β 受体拮抗药都可能诱发哮喘加重。

（四）家族史

调查家族史可以凸显与遗传相关的疾病，这些可能是引起患者症状的原因，如囊性纤维化（➲ 第 10 章）或 α_1– 抗胰蛋白酶缺乏（➲ 第 9 章的“COPD 的原因与危险因素”）。例如，如果家族中有哮喘病史，护士可能会考虑将夜间咳嗽和气促的个体诊断为哮喘。

（五）社会史

这是任何呼吸系统评估的关键部分。

1. 职业：应记录详细的职业史。这应该包括工作性质、工作时间及工作内容。对于曾接触环境危害物（如被动吸烟、硅尘、石棉或煤尘）的工人来说，这一点尤为重要（➲ 第 25 章）（表 4–3）。护士应询问在工作期间是否佩戴了任何呼吸器具或其他保护措施。如果患者目前仍在就业，特别是如果怀疑存在与职业有关的疾病，并可能获得赔偿，则应详细了解症状的性质和发生时间。还应询问患者是否因呼吸道疾病而请假。

2. 吸烟和非法药物使用：烟草是导致呼吸系统疾病的主要原因。应记录吸烟的类型、数量及吸烟时间，并记录个体“包年”。

3. 吸烟包年：准确量化个人接触烟草的程度非常重要，最好用“包年”来表示。每天吸 20 支烟（1 包），1 年就相当于 1 包年。

计算公式为：每天吸烟的数量 /20 × 吸烟年数。

如果一位患者从 20 岁到 60 岁每天吸 10 支烟，这相当于 10/20 × 40=20 包年。

如果一位患者从 18 岁至 75 岁每天吸 25 支烟，这相当于 25/20 × 57=71 包年。

并非所有患者都买现成的香烟，以下是相当于每天 20 支烟的等效量。

- 每周 25g 卷烟。
- 每周 50g 烟斗烟草。
- 每天 5 支小雪茄。

重要的是要询问正在吸烟的患者是否曾经戒烟，如果是，戒烟时间有多长，然后将这段时间从最终计算中扣除。

表 4–3　呼吸系统疾病的职业原因

疾　病	工作场所示例
职业性哮喘	面粉厂、面包店、动物实验室、喷漆店、铸造厂、木工车间、制药厂
石棉沉滞和恶性间皮瘤	车身车间、拆卸工地、造船厂
尘肺病	煤矿
硅肺病	矿山、采石场、铸造厂
农民肺	储存发霉干草的农场

重要的吸烟史是指超过 15～20 包年。

应该了解任何非法药物的使用情况，并注意其给药途径（注射、吸入）。

还应询问电子烟的使用情况，因为许多人戒掉传统香烟后会用电子烟代替尼古丁依赖。

一些患者可能会使用水烟管，也被称为水烟管吸烟。使用水烟和吸烟有同样的风险，也会导致同样的疾病。

4. 社会环境：护士应询问患者是否与他人同住，或是否有照顾者，或他们是否是他人（子女、配偶、父母）的主要照顾者。他们居住的住房类型很重要。如果唯一的厕所在楼上，呼吸困难的人可能会感到困扰。家庭环境的条件也很重要。潮湿可能会引发哮喘发作。如果家庭过于拥挤，在咳嗽和体重减轻时可能需要考虑结核病（➔第 22 章）。询问对方是否有步行或家庭辅助设备，如楼梯升降机或洗浴辅助设备。应该询问他们在走多远后会感到气短，以及楼梯或斜坡是否会加重呼吸困难。还应该询问他们如何购物、烹饪和清洁，并且是否有人帮助他们。所有这些因素在评估他们的日常生活能力，制订护理计划时，特别是在为住院患者组织安全出院时都很重要。

5. 旅行史：应该询问患者是否有任何国内或国外旅行，特别是长时间静坐的情况，这会增加肺栓塞的风险。如果患者曾去过结核病、HIV 或疟疾高发地区，应该记录下来。

6. 种族：患者的种族背景可能与此有关。例如，印度次大陆人的结核病发病率较高。

7. 宠物爱好和活动应询问患者目前或过去是否饲养过鸽子、鹦鹉或长尾小鹦鹉等鸟类，因为这些可能是养鸟者肺等呼吸系统疾病的来源。宠物，如狗、猫和马匹可能会加重或触发哮喘恶化。

（六）系统回顾

还应询问患者是否有任何非呼吸道症状或一般症状。他们可能会忽略或忘记提及指出潜在原因的重要症状。询问患者以下内容。

- 一般症状，如食欲、体重减轻 / 增加、发热、盗汗。
- 胃肠道症状，如便秘、腹泻、反流、胃灼热。
- 泌尿生殖系统症状，如大小便失禁、前列腺问题、多尿、极度口渴、月经问题，以及心脏症状，如胸痛、心悸、端坐呼吸、夜间阵发性呼吸困难、水肿。

（七）总结

护士应用几句话简要概括病史。例如，“27 岁单身女性，有哮喘病史，出现了 2 周的夜间咳嗽、呼吸困难和喘息加剧”。

四、上呼吸道疾病的症状

呼吸系统疾病可以产生多种不同的症状。最常见的症状是咳嗽、咳痰、胸痛、呼吸方式改变或呼吸困难。将这些最常见的症状进行深入讨论，从而可以明显地看到它们在不同呼吸和非呼吸系统疾病中的重叠之处。

（一）呼吸道疾病中的上呼吸道症状

大多数呼吸系统疾病主要影响下呼吸道（气管、支气管、肺实质和肺血管）（➔第 3 章）。上呼吸道（鼻、咽、喉、声带）是下呼吸道的延伸，应该作为一个整体来考虑。治疗上呼吸道症状可能对下呼吸道产生积极影响。这在哮喘管理中尤为重要。

（二）鼻部症状

上呼吸道最常见的疾病是涉及鼻黏膜炎症的疾病，特别是与感染有关的疾病。表 4–4 列出了鼻腔症状及其原因。

（三）咽喉症状

影响咽喉的最常见疾病是炎症性疾病或引起阻塞性或限制性疾病。表 4–5 显示了常见症状和导致这些症状的原因。

五、非特异性和肺外症状

在咨询过程中，护士应鼓励患者讨论他们可能有的任何其他症状。例如，肺癌或结核病的患者可能出现乏力、夜间盗汗、食欲不振和体重减轻（在没有饮食干预的情况下体重减少超过 10%），而不是咳嗽或呼吸困难。

呼吸衰竭患者（➲第 21 章的“呼吸衰竭”）可能表现出以下症状：情绪变化，抑郁，食欲减退，精力不足，睡眠障碍，早晨头痛，足踝肿胀。

血液中含氧量降低（低氧血症）的患者可能表现出以下症状：嗜睡，疲倦，意识模糊，定向障碍，癫痫发作。

血液中二氧化碳水平升高（高碳酸血症）的患者可能表现出以下症状：头痛，嗜睡，意识模糊，昏迷，扑翼性震颤，洪脉。

肺癌可表现出以下症状：杵状指，关节和肌肉疼痛，肢体无力，意识模糊，声音嘶哑。

护士还应该意识到其他系统的局部症状可能提示呼吸系统疾病。例如，老年人的肺炎通常

表 4–4　鼻腔症状及原因

症　状	原　因
鼻塞	• 普通感冒 • 流感病毒 • 鼻炎 • 息肉 • 肿瘤
流涕（鼻涕）	• 普通感冒 • 流感病毒 • 花粉热
鼻分泌物	• 急性鼻窦炎 • 慢性鼻窦炎
鼻出血	• 急性鼻窦炎 • 韦氏肉芽肿病 • 肿瘤
打喷嚏	• 花粉热 • 普通感冒

表 4–5　咽喉部疾病的症状和原因

症　状	原　因
声音嘶哑	• 喉炎 • 肿瘤 • 格鲁布性喉头炎 • 吸入类固醇
打鼾	• 睡眠呼吸暂停综合征 • 腺样体或扁桃体肿大 • 鼻畸形 • 过敏、哮喘、普通感冒 • 酒精或某些药物（抗组胺药、夜间镇静药） • 吸烟
喘鸣	• 声带功能障碍 • 格鲁布性喉头炎 • 会厌炎 • 过敏 • 肿瘤 • 气管狭窄
疼痛	• 喉炎 • 扁桃体炎 • 念珠菌病

表现为急性发作，伴有意识模糊和腹泻，有时很少出现呼吸道症状。

六、呼吸困难 1

呼吸困难被定义为“对呼吸或需要呼吸的不愉快或不舒服的感觉”。整体体验包括对呼吸困难的感知，以及对其的生理、情绪和行为反应。

许多生理因素导致了呼吸困难的感觉，并且可能存在多种机制共同作用。了解呼吸困难的生理基础在临床上帮助有限。详细的病史记录对于确定呼吸困难原因至关重要。

一个人经历的呼吸困难的感觉和程度取决于潜在的疾病，可能有多种疾病导致呼吸困难。它也可能是由缺乏健康或肥胖造成的（表 4–6）。

许多患者抱怨运动时呼吸困难。这可能是循环系统或呼吸系统紊乱的结果。无论潜在的原因是什么，呼吸困难 [和（或）疲劳] 的感觉最终限制了一个人的运动能力。

评估呼吸困难的患者

护士应通过患者的呼吸困难病史、体格检查等支撑性证据考虑可能存在的情况。需要提出的具体问题包括以下方面。

- 呼吸困难的发作是突然还是逐渐出现的。
- 呼吸困难持续多长时间。

表 4–6　呼吸困难的原因

原　因	
生理性	• 运动 • 海拔
病理性	• 呼吸系统疾病，包括哮喘、COPD、肺炎、胸腔积液、肺癌、肺纤维化、肺栓塞、支气管扩张、肺癌、气胸 • 心脏疾病，包括慢性心力衰竭、左心室衰竭、心律失常 • 肥胖 • 贫血
心理性	• 焦虑 • 恐惧 • 愤怒 • 抑郁
药理学	• 药物性呼吸系统疾病 • 药物性心脏疾病
感染	• 细菌 • 真菌 • 病毒

- 患者在呼吸困难之前可以走多远。
- 什么会加重呼吸困难。
- 什么可以缓解呼吸困难。
- 目前的呼吸困难程度对他们来说是否正常。
- 平躺时是否会呼吸困难。
- 需要睡在多少个枕头上。
- 它如何影响他们的日常生活。
- 如果他们感到焦虑，呼吸困难是否变得更明显。
- 是否有惊恐发作史。

呼吸困难的持续时间和开始时间：呼吸困难的持续时间和开始时间可以提示潜在疾病的可能性。有几种情况会导致突然出现急性呼吸困难，这些症状会在几分钟内发展（表 4–6）。及时识别和治疗这些情况可能是挽救生命的关键，因此详细了解患者的病史非常重要。

其他一些情况可能以较缓慢的起始或逐渐加重的呼吸困难为特征，持续数天、数周、数月或数年（表 4–7）。可以通过医学研究委员会（MRC 量表）或 Borg 呼吸困难评估量表（➲ 第 5 章的“呼吸困难等级”）等工具来评估个人感觉到的呼吸困难程度。

当患者出现急性事件，如肺部感染加重了潜在的慢性疾病（如 COPD 或哮喘）时，可能会就诊。他们的日常气促可能会加重，如静息时或轻微活动后都会感到气促。护士记录患者日常的运动耐力并将其与当前耐力进行对比是很重要的。这是决定是否需要将患者收入医院治疗

表 4-7 呼吸困难发作情况

发作时间	常见情况
数分钟至数小时	• 肺栓塞 • 急性左心室衰竭 • 气胸 • 脆性哮喘 • 吸入异物
几天至几周	• 肺炎 • 肺癌导致支气管梗阻 • 左心室衰竭 • AECOPD • 哮喘发作 • 胸腔积液
数月至数年	• 肺癌 • COPD • 慢性心力衰竭 • 肺纤维化

的因素之一。

1. 适度的过度换气：某些情况会导致适度的过度换气反应。例如，酮症酸中毒、药物毒性和肾衰竭会导致代谢性酸中毒。在这些条件下，血液中积累的酸（H^+）被 HCO^{3-} 中和（➔ 第5章的“补偿”）。这种反应下产生的二氧化碳在呼吸运动中被消耗，从而增加呼吸速率，导致浅而快速的呼吸。过度通气也可能是肺栓塞等疾病造成的。

2. 非适度的过度换气：非适度的过度换气被称为特发性过度换气综合征。过度换气发生在没有任何心肺疾病的情况下。它的诱因尚未完全了解，大多认为是由焦虑和恐惧引起的。

其症状包括呼吸困难、头晕、胸痛、四肢肢端刺痛和麻痹。

过度换气可与其他呼吸道疾病并存。

七、呼吸困难 2

呼吸困难的其他特征。

• 夜间呼吸困难发病迅速，见于左心室衰竭（left ventricular failure，LVF）和哮喘控制不佳等情况。

• 端坐呼吸（平躺时呼吸困难）提示 LVF。当膈肌因任何原因而无力或瘫痪时，也可能发生这种情况。

• 晨起自觉呼吸困难，伴随着咳嗽，提示慢性阻塞性肺疾病。

• “空气饥饿”是真正需要呼吸，但无法将足够的空气吸入肺部。这种现象见于慢性阻塞性肺疾病和心力衰竭并被认为与呼吸驱动力增强有关。

- 肺纤维化患者可能会出现在休息时呼吸更费力。
- 胸壁和神经疾病导致呼吸肌无力的患者可能会自觉呼吸较浅。

八、咳嗽

咳嗽是人们咨询健康专业人员最常见的原因之一。大多数咳嗽是由上呼吸道和下呼吸道的病毒或细菌感染引起的，它们很容易识别，而且具有自限性。

虽然有些人已经咳嗽多年了，但至少有90%的病例可以确定咳嗽的原因。治疗咳嗽的成功率至少为85%，治疗方案应针对根源，而不是使用药物暂时掩盖咳嗽。

咳嗽是一种保护气道避免吸入异物及清除分泌物的防御机制。这可以是一种自发行为，但大多数咳嗽是对刺激物的非自发反应，如上呼吸道或下呼吸道感染、灰尘、香烟烟雾、毛发（如猫毛）。

（一）咳嗽反射的解剖与生理

咳嗽感受器存在于喉部和气管－支气管丛中（➲ 第3章的“呼吸道整体视图”）。受体的刺激导致快速深吸气，声门半闭时呼气，声门突然打开，呼气肌放松。

（二）急性和亚急性咳嗽

急性咳嗽定义为持续时间少于3周的咳嗽。通常由呼吸道感染引起，最常见于普通感冒。亚急性咳嗽的持续时间为3～8周。其中大部分是由于咳嗽感受器受刺激引起的感染后咳嗽。咳嗽的最常见原因见表4-8。

（三）慢性咳嗽

慢性咳嗽的发病率显著增加，直接影响生活质量。它会导致疲惫、易怒、头痛、压力性尿失禁、喉咙痛和尴尬情绪。在至少25%的慢性咳嗽病例中，至少有两种疾病导致患者咳嗽。

（四）咳嗽患者的评估

首先应询问患者以下情况。

- 咳嗽是急性（＜3周）、亚急性（3～8周）还是慢性（＞8周）。
- 如果咳嗽是慢性的，最近是否有变化？如果有变化，是如何变化的？
- 咳嗽是否伴咳痰（每天痰量＞30ml）。
- 咳嗽的性质：哮鸣音、硬咳、疼痛咳、气泡咳、痒咳、湿咳、干咳。
- 咳嗽的时间：夜间加重，晨起时加重。
- 是否开了任何新药：如ACE抑制药或β受体拮抗药。
- 是什么使咳嗽好转/恶化。
- 咳嗽是否与姿势有关。

（五）诊断

一旦确定了咳嗽的原因，应遵循相关的治疗指南，如英国胸科学会哮喘或COPD指南。如果患者对治疗无效，则应对诊断提出质疑。如果患者具有以下任何特征，应转诊至呼吸内科：咯血，消瘦，盗汗，咳脓性恶臭痰，难以控制症状，咳嗽诊断困难。

九、咳痰

一个健康、不吸烟的成年人每天会产生100～150ml黏液。这种黏液会沿着气道的纤毛黏

表 4-8　急、慢性咳嗽的病因

急性咳嗽	慢性咳嗽
• 病毒性和细菌性呼吸道感染，包括“普通感冒” • 急性鼻窦炎 • 百日咳 • 过敏性鼻炎 • 肺炎 • 慢性心力衰竭 • 吸入异物 • 气道反应性患者吸入冷空气 • 吸入有毒气体 • 肺脓肿 • 肺栓塞	• COPD • 长期鼻炎 • 哮喘 • 变异性哮喘伴咳嗽 • 嗜酸性粒细胞性支气管炎 • 胃食管反流 • 病毒感染后咳嗽 • ACE 抑制药 • 慢性鼻窦炎 • 慢性吸入 • 支气管扩张 • 肺结核 • 间质性肺疾病 • 精神性咳嗽 • 习惯性咳嗽

液向上运送并被吞咽。排痰不是一个正常的过程，这是过量黏液已经产生的迹象，过多的黏液可能是呼吸道受到刺激或感染的结果。

痰液分类如下。

- 黏液样：透明、白色或灰色。
- 浆液样：水样或泡沫状。
- 黏液脓性：黄色。
- 脓性：绿色或黄色。

痰的类型和分泌量可能表明潜在的疾病，表 4–9 列出了痰液的特点及可能的原因。

（一）评估痰液

对于有痰的患者应询问以下情况。

- 每天产生多少痰液。
- 一天中的什么时间产生痰液。
- 痰液的颜色和稠度。
- 如果痰液产生是一个慢性问题，是否有任何变化?
- 有没有咯血?
- 痰液是否有异味?
- 排痰是否有困难?

（二）措施

如果怀疑感染，应采集痰液标本（➔第 5 章的“痰液检查”）。如果患者被诊断为肺炎，可能需要在等待痰液检验分析时开始使用抗生素。痰液样本可以通过染色抗酸杆菌来诊断结核病

表 4-9　痰液类型	
痰液性质	潜在病因
生成大量痰液	• 支气管扩张
有异味	• 肺脓肿
黏稠，难以咳出	• 严重哮喘 • 曲霉病 • 胸部感染
粉红色泡沫样痰	• 肺水肿
黄绿色样痰	• 胸部感染 • 嗜酸性粒细胞脱落哮喘
铁红色	• 肺炎球菌性肺炎
黑色	• 煤矿工人肺部空泡性病变
痰中带血	• 肺癌 • 肺梗死 • 支气管扩张

和鉴别肺癌的细胞类型。

十、咯血

咯血就是咳血。这是一种严重且需患者警惕的症状。重要的是要确保血液来自呼吸道，而不是来自鼻腔或口腔。如果 24h 内咯血量超过 200ml（大咯血），则需要立即抢救，因为患者有大出血的风险。

咯血的病因有很多，其中包括以下情况。

- 肺炎（特别是肺炎球菌感染）。
- 支气管癌。
- 肺栓塞导致肺梗死。
- 肺结核。
- 支气管扩张。
- 急性 / 慢性支气管炎。
- 胸部损伤导致肺挫伤。
- 剧烈咳嗽。

（一）咯血诊断

咯血是疾病的症状，而不是疾病本身。需要详细的临床病史和体格检查来诊断潜在的疾病。应询问患者的所有病史，如深静脉血栓形成史、近期胸部感染或结核病高发地区旅居史。

应要求患者描述咯血情况，如下。

- 泡沫状带血痰可能是 LVF 的一个特征。
- 如果咯血是由胸部感染引起的，通常有脓痰病史。
- 有吸烟史的患者中的反复咯血可能是恶性肿瘤的征兆。
- 长期咯血病史伴体重减轻，食欲不振，盗汗可能提示肺结核。
- 呼吸困难时出现的条索状咯血可能提示肺栓塞。

（二）辅助检查

- 胸部 X 线检查。
- 全血细胞计数。
- 痰培养。
- 支气管镜检查。
- 胸部 CT 和可能的活检。

十一、胸痛

胸痛是呼吸系统疾病的常见特征。这种疼痛难以区分是呼吸性还是心源性的，但患者的病史通常可以区分原因。疼痛可以起源于胸部的大部分部位，可以分为中央型和侧向型。它可能是一些危及生命的疾病的前驱症状，需要详细询问病史和辅助检查，包括胸部 X 线片和心电图（electrocardiogram，ECG）检查。

（一）胸痛的常见原因

- 心肌缺血。
- 胸膜炎疼痛。
- 肌肉骨骼。
- 神经根疼痛。
- 胃反流。

1. 心肌缺血：与心肌缺血相关的胸痛归因于心肌氧（O_2）供需之间的失衡。胸痛可由心肌 O_2 需求增加（高血压）或 O_2 输送减少（贫血、低氧血症）的情况引起。以下病史提示心源性胸痛。

- 中枢性疼痛，通常突然发作。
- 疼痛描述为钝痛、挤压感或压迫感。
- 放射性疼痛至手臂、下颌或牙齿。
- 疼痛由劳累引发，通过休息或服用甘油等药物缓解。

2. 胸膜炎疼痛：肺实质和脏层胸膜对大多数疼痛刺激不敏感。疼痛可发生于胸膜壁层、主要气道、胸壁、横膈和纵隔结构（➔第 3 章的“呼吸道整体视图”）。胸膜炎疼痛的最常见原因是炎症（胸膜炎）。

胸膜炎不是一种诊断，护士需要考虑是什么引起的。胸膜炎疼痛可能具有以下特征。

- 描述为尖锐或刺伤。
- 呼吸、咳嗽或大笑时更严重。
- 通过浅呼吸避免。
- 如果累及胸膜隔膜，则疼痛放射至肩部。

胸膜炎常见于肺栓塞（pulmonary embolism，PE）或气胸患者。与 PE 相关的疼痛被认为是由肺动脉扩张引起的（➲ 第 19 章的“定义”）。疾病后期出现的疼痛可能是由肺周围部分的梗死和邻近胸膜的炎症所致。对于气胸患者，疼痛表现为单侧、突然发作。

3. 肌肉骨骼和神经根疼痛：肌肉骨骼疼痛通常是局部的，可以描述为剧痛或钝痛。患者可能有外伤史，如肋骨骨折。肋骨骨折会在骨折部位产生局部骨压痛，按压远离骨折处的同一根肋骨也会产生疼痛。肋骨的肋软骨炎症很常见，被称为 Tietze 综合征。

水痘－带状疱疹病毒等可能会导致胸壁疼痛。疼痛通常是该病的首要症状。护士必须注意到肺部肿瘤可能是胸壁疼痛的原因。可能是因为肿瘤侵犯了神经根、胸壁或纵隔，导致胸部持续隐痛。

4. 胃反流：胃反流引起的胸痛是由胃酸刺激食管黏膜引起的。胃反流可能与心肌缺血相混淆。如果护士不能确定，则应将疼痛视为心源性疼痛，除非有依据。胃反流患者可能会描述以下疼痛。

- 平躺或向前弯腰时加剧。
- 坐起或服用抗酸药可缓解。
- 中心性钝痛，偶尔放射至喉咙、颈部或左臂。
- 与进食或饮酒有关。
- 合并消化不良。
- 少数与劳累有关。

（二）胸痛的评估

与任何类型的疼痛一样，护士应询问以下内容。

- 疼痛部位。
- 发作方式。
- 疼痛的特征（剧痛、刺痛、烧灼、酸痛）。
- 放射性疼痛，如果有的话，放射部位。
- 疼痛强度。
- 诱发、加重或缓解因素。
- 对所服用的任何镇痛药的反应。
- 疼痛与呼吸、咳嗽或运动疼痛的关系。

十二、呼吸系统体格检查

护士对患者应定期进行呼吸系统体格检查。首先向患者进行自我介绍，并获得知情同意。但也有例外，如当患者“在危急情况下”入院，并且身体状况太差而无法给予同意。在这种情况下，进行身体评估可能会挽救生命，并且为患者争取抢救的最大利益。如果患者没有精神能力表示同意，可以向看护人或家属取得同意。

护士应确保周围环境适合体检。检查过程可能需要脱掉患者上半身的衣服，需保护患者的尊严和舒适感。房间应温暖、光线充足，并有足够的空间进行检查。

整个检查过程中应询问患者是否希望在有陪护人在场，任何陪护人的姓名均应记录在文件中。

检查前应询问患者是否感到疼痛或不适，如有，询问疼痛部位，以避免在检查过程中造成进一步的疼痛。

检查过程应要求患者脱掉上衣，以舒适的姿势就座，最好成 45°，双手垂放在身体两侧。如果这能让他们感觉更舒服，可以用枕头支撑他们的头部。

呼吸系统的体格检查分为四个步骤：①检查；②触诊；③叩诊；③听诊。

十三、一般检查

进行呼吸系统体格检查前应对患者进行全身检查。理想情况下，检查者应该站在患者面前并询问以下问题。

- 患者休息时是否感到舒适？如果患者感到疼痛或呼吸困难，则为不舒适。
- 患者是否使用辅助仪器来帮助呼吸？
- 患者看起来是否不适或痛苦？
- 患者脸色是苍白或红润？
- 患者全身皮肤是否有任何明显的异常，如瘢痕、皮疹、毁容？
- 患者是否精神紧张或疲倦？
- 患者是否超重或瘦弱？
- 颈静脉是否怒张？
- 皮肤弹性如何？

表 4-10 列出了这些通过视诊表现的症状其潜在的呼吸系统病因。

呼吸方式

检查者应该仔细观察患者的呼吸情况。这包括计算患者 1min 内的呼吸次数（呼吸频率）。成人的正常呼吸频率为每分钟 12～15 次。高于此频率称为呼吸急促，呼吸急促的原因包括焦虑、疼痛、感染、气胸、肺栓塞。

呼吸频率＜12 次 / 分称为呼吸缓慢。呼吸缓慢的原因包括继发神经损伤或药物过量的呼吸抑制、病态肥胖导致通气不足。

除了频率之外，还应注意呼吸深度。例如，呼吸深浅不一的患者可能患有急性大面积肺栓塞。

其他需要注意的方面包括患者是否使用呼吸肌（如胸锁乳突肌）辅助呼吸。呼吸姿势也很重要。一些患者通过身体前倾、将手臂支撑在椅子或桌子上来撑住上半身，以最大限度地使用呼吸肌。一些慢性阻塞性肺疾病患者采用缩唇式呼吸，以防止气流受限导致的小气道塌陷，并延长呼气时间。

同时应留意患者呼吸时发出的任何噪音（喘息声、喘鸣声）。

十四、检查肢体

（一）手

护士应检查患者的手，查看手指上是否有焦油污渍，这表明患者现在或曾经是重度吸烟者。还应检查手部是否有类风湿的迹象。这可能会影响肺部，产生肺结节或肺积液。还应注意手的温度。手部异常发热且发绀是二氧化碳潴留的迹象。

表 4–10　症状和诊断的推断

检查项目	症　状	诊断推断
观察皮肤	皮肤薄而有光泽，有过多瘀伤	长期使用皮质类固醇引起的类固醇皮肤 • 慢性阻塞性肺疾病 • 哮喘 • 纤维化肺泡炎
	皮肤普遍干燥和脱皮	• 湿疹 • 结节病
	皮肤苍白	• 贫血 • 休克
体重观察：恶病质	全身肌肉萎缩和体内脂肪缺乏，皮肤干燥、消瘦	• 恶性肺病 • 肺结核 • 严重慢性阻塞性肺疾病
病态肥胖	非常高的 BMI（$>40kg/m^2$）	肥胖通气不足综合征（皮克威克综合征）
胸部瘢痕观察	之前手术留下的瘢痕	手术干预 • 肺癌 • 气胸 • 结核病
观察胸壁	胸部凹陷处（漏斗胸）	病情良性，无须治疗
	胸部向前突起（鸡胸）	可能继发于严重的儿童哮喘
	桶状胸	哮喘和慢性阻塞性肺疾病中出现的胸部膨隆
	脊柱横向弯曲增加（脊柱侧弯）和脊柱前曲增加（脊柱后凸）	结构异常导致肺活量下降

与呼吸系统相关的最常见症状是杵状指。杵状指是一种无痛的指尖增大。伴随着甲床软化和甲床角消失（图 4–1）。杵状指的原因具体如下。

- 肺癌。
- 间皮瘤。
- 特发性肺纤维化。
- 肺石棉沉着病。
- 支气管扩张。
- 肺脓肿。
- 脓胸。
- 囊性纤维化。
- 肥厚性肺骨关节病。

护士应牢记，杵状指可能是一种先天现象，询问患者杵状指症状持续多久。导致杵状指的

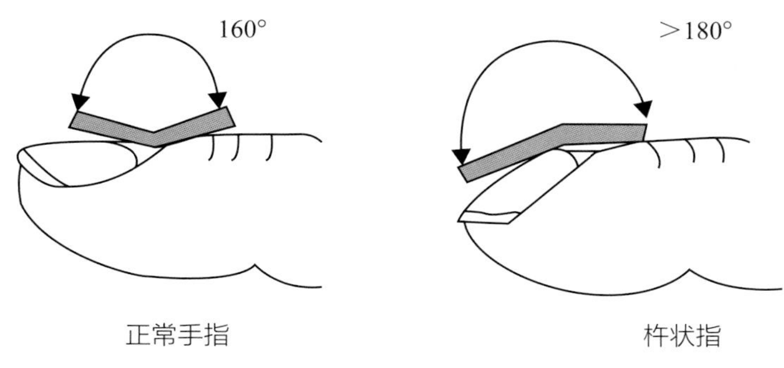

▲ 图 4-1 杵状指

其他非呼吸原因包括慢性肝病、炎症性肠病和先天性心脏病。

（二）检查脉搏

正常的静息脉搏为每分钟 60～100 次。脉搏>100 次 / 分称为心动过速，脉搏<60 次 / 分称为心动过缓。应至少 5s 对脉搏进行计数，并将速率乘 4 得出每分钟的脉搏。心动过速的原因具体如下。

- 疼痛。
- 休克。
- 感染。
- 结节病。
- 肺栓塞。
- 沙丁胺醇等药物（➔ 第 15 章的“短效和长效吸入 β_2 受体激动药”）。

脉搏应该是规律的。不规则的脉搏可能是心律失常（如心房颤动）的征兆。洪脉是二氧化碳潴留、贫血和发热的征兆。

（三）震颤

检查者应要求患者将双手伸出。护士应在与患者视线同一水平观察双手。如果将一张纸放在手指上，则可能更容易观察到细微的颤抖。如果注意到轻微震颤，则可能是由支气管扩张药物引起，如 β 受体激动药的沙丁胺醇（➔ 第 15 章的“短效和长效吸入 β_2 受体激动药”）。然后要求患者将手臂伸向前方，手掌朝下，完全向上弯曲双手，持续 30s，观察手部是否从手腕开始出现的扑动性震颤。这种震颤本质上往往是不规则的，是二氧化碳潴留的标志。这也可能是肝衰竭的征兆。

（四）四肢检查

检查者用指压患者足踝几秒钟检查是否有水肿。如果存在水肿，就会看到皮肤点状凹陷。肺心病患者可见双侧凹陷性水肿（➔ 第 9 章的“COPD 的并发症”）。

十五、检查头部和颈部

（一）眼睛

检查者要求患者抬头，轻轻拉下眼睑，注意黏膜的颜色。黏膜苍白可能表明贫血，这可能是呼吸困难的原因。贫血只能通过测量血红蛋白水平确定。

（二）舌头

检查者要求患者张开嘴并伸出舌头，护士应观察舌头下方的颜色。正常为粉红色，如果呈蓝色，可能是中心性发绀的征兆。

（三）颈部

测量颈静脉压。颈静脉压（jugular venous pressure，JVP）和波形特征为护士提供有关身体液体平衡（中心静脉压）的重要信息，同时提示右心房的压力。

为了测量 JVP，患者应以 45° 定位，头部转向左侧并得到充分支撑。患者应尽量放松，如果胸锁乳突肌紧张，则无法评估 JVP。护士应寻找颈内静脉波形，一旦找到，确定其是否异常或静脉压是否升高。用垂直延伸至胸骨角上方的尺子测量时，静脉搏动不应高于 4cm（图 4–2）。如果患者平躺时无法看到 JVP，则提示低血容量。如果将 JVP 提高到耳垂的水平，则可能很容易看到。这常见于任何导致右心房压力升高、液体超负荷或充血性心力衰竭的病症引起的。表 4–11 列出了 JVP 升高的原因。

触诊患者颈部是否有淋巴结肿大。应要求患者坐直，护士应站在患者身后，用双手触摸肿大的淋巴结，注意不要引起患者任何不适。触诊的区域包括耳前和耳后（耳朵）、颏下、颌下、颈前和颈后、锁骨上。

出现淋巴结肿大可能表明感染、癌症、结核病、结节病。

十六、触诊

（一）胸部扩张度

呼吸检查中触诊的主要目的是确定肺部扩张的程度。这可能会受到单侧或双侧疾病的影响。

触诊应在患者前方和后方进行。护士应将双手对称地放在胸骨上两侧，拇指位于中线。拇指应稍微抬离胸部，以便随呼吸自由移动（图 4–3）。嘱患者深吸气和深呼气，两只手的相对

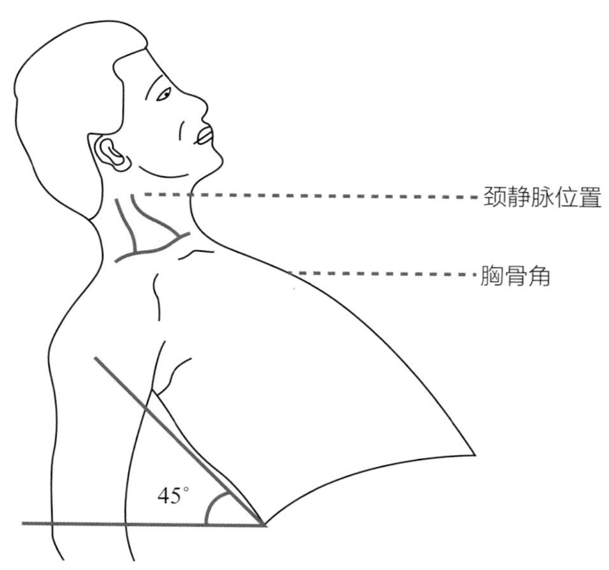

▲ 图 4–2　颈静脉的位置

表 4-11　JVP 升高的原因

体　征	常见的原因
JVP 升高	• 张力性气胸 • 哮喘或慢性阻塞性肺疾病引起的严重过度通气
非搏动性 JVP 升高	• 上腔静脉阻塞通常由右支气管恶性肿大引起
搏动性 JVP 升高	• 肺心病 • 气管旁淋巴结
JVP 下降	• 休克 • 脱水 • 严重感染

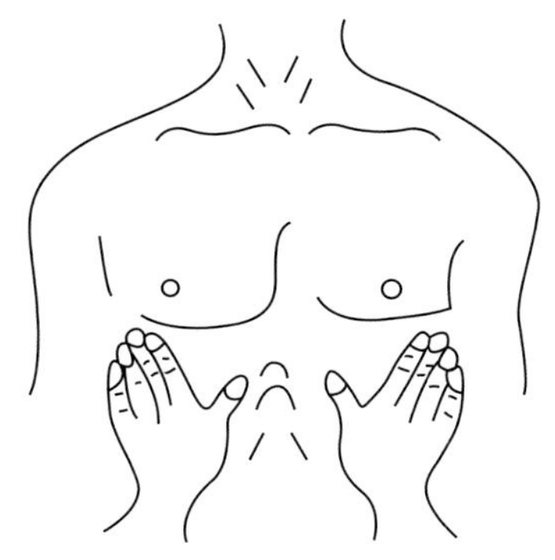

吸气时胸部扩张：拇指分开

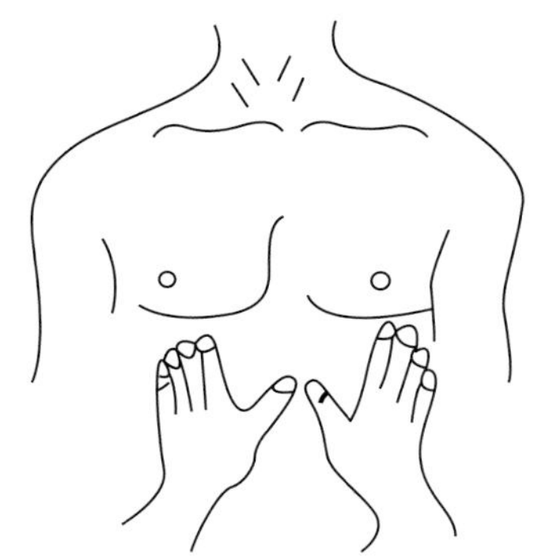

吸气时扩胸：拇指向后移动

▲ 图 4-3　胸廓扩张度评估

运动和拇指的分离反映了胸部的整体运动和两侧之间的不对称（图 4-3）。

在评估扩张时，护士还应该感觉自己的手在胸壁上的起伏和移动，并判断拇指移动的距离。如果发现任何异常情况，护士应确定胸廓扩张度是对称减弱还是单侧减弱，以及减弱的程度，患者吸气时胸廓扩张＜1.5cm 表示扩张减弱。

导致对称性扩张减弱的慢性呼吸系统疾病包括慢性阻塞性肺疾病、肺纤维化、神经肌肉疾病。

导致单侧或不对称扩张减弱的局部呼吸系统疾病包括胸腔积液、气胸，继发于肿瘤、异物或痰栓的一个或多个肺叶塌陷。

（二）语音震颤

语音震颤是指触诊声音在大气道中产生的振动并将其传递到胸壁的能力。检查者将手的边缘紧贴胸壁放置，并要求患者发“yi”的声音。检查者感受到的振动是描述体征的关键。如果声波到达检查者手的距离较长，则震颤会减少或消失。例如，如果胸膜腔充满空气或液体，如气胸或胸腔积液。语音震颤减弱的其他原因包括肺纤维化和肺炎。

十七、叩诊

叩诊是一种叩击胸部发出声音的技术，以此判断胸部内部结构是否充满空气、液体或固体。可以听到四种常见类型的叩击声。

- 清音：叩击正常充满空气的肺部时发出的声音。
- 浊音：在肺实变区域发现异常沉闷（肺炎）。
- 实音：当胸膜腔中有大量液体、脓液或血液时发出的声音（胸腔积液、脓胸、血胸）。
- 鼓音或过清音：大的充满空气的空间，如气胸或肺气肿（➔第 9 章的“病理生理学”），可能会产生鼓音或过清音。

叩诊技巧

- 将非优势手放在胸壁上。
- 分开手指并用力向下压中指。
- 用优势手的中指指尖在胸壁处敲击非优势手的中指中节指骨。
- 叩击发力应来自优势手的手腕，而不是肘部或上臂。

护士应对称地叩击前胸壁和后胸壁的多个区域（图 4–4）。叩击的区域包括肺尖、肿中和肺底。各个区域都要叩击，特别要注意两侧的比较。在健康的肺部中，声音应该是对称分布的。

十八、听诊

听诊是通过听诊器听呼吸音的过程。听诊器包含隔膜和听诊件。听诊时应使用听诊器的隔膜，因为它对大多数呼吸音所特有的较低频率的声音更敏感。听诊器的耳塞应紧密贴合耳道，并朝向鼻子，与耳道的角度一致，以阻挡外界噪音。

（一）听诊技巧

听诊胸部时保持环境安静尤为重要，因为某些呼吸音的频率人耳很难听到。闭上眼睛聆听有助于注意力集中在声音上。听诊器应放置在胸壁上，位置与叩诊时相同（图 4–4）。每个位

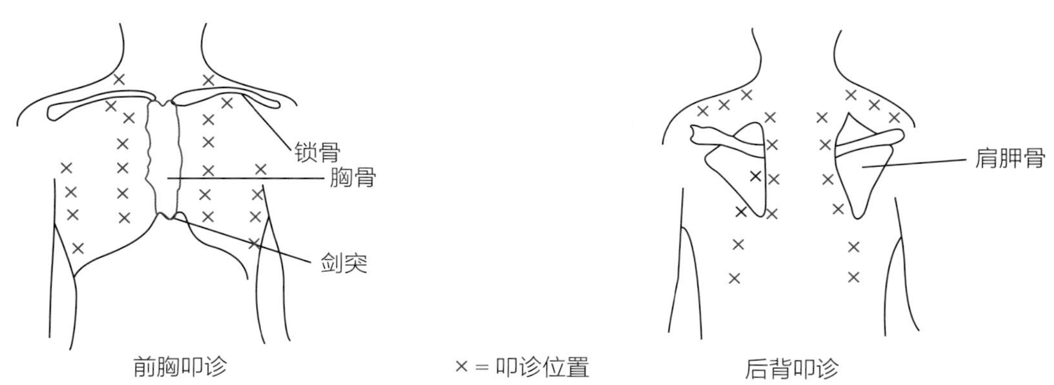

▲ 图 4–4 肺部叩诊在胸部的重要位置标记

置与对侧的相同位置对称匹配。检查时应注意以下内容。

- 向患者解释该操作。
- 捂热听诊器末端。
- 要求患者深呼吸，用嘴吸气和呼气。
- 听双肺每个位置的完整呼吸周期。
- 如果呼吸音微弱，要求患者深呼吸。
- 注意吸气和呼气声音的音调、强度和持续时间。
- 确保听诊器管不接触任何衣服，否则可能会听到额外的声音。
- 不要隔着衣服听，因为呼吸音会被掩盖。

（二）声音震颤

声音震颤相当于触诊语音震颤的听诊方法，并且已在很大程度上取代了它。医生再次用听诊器在同一区域听，但要求患者发“yi”的声音。当存在肺实变时，震颤会增强（固体比液体或空气更好地传导声音），如果胸膜腔被液体（胸腔积液）或空气（气胸）占据，震颤会减弱。

十九、异常呼吸音

正常的呼吸音可分为气管呼吸音、支气管呼吸音、支气管肺泡呼吸音和肺泡呼吸音。当空气通过支气管时，它会产生声波，传播到胸壁。呼吸音是空气从大的气道流动到小的气道时，呼吸发生改变。当空气穿过液体、黏液和狭窄阻塞的气道时，呼吸音也会发生变化。呼吸音的特性（音量、频率、音调）因肺部和呼吸道疾病不同而发生改变。因此，某些情况下，听诊器可以听到呼吸音的变化。

（一）喘息

喘息是一种主要在呼气时听到的乐鸣声。它是由空气通过狭窄的气道引起的，导致它振动，产生特有的高音。喘息被分为单音（只有一个音调）或复音（许多不同的音调）。单声喘息表明单个气道部分阻塞，在广泛性气流阻塞的患者中经常听到复音喘息。引起喘息的情况有哮喘、COPD、感染、心力衰竭、肿瘤、异物。

当患者出现喘息时，应该询问他们。如果在早晨气喘加重，原因可能是COPD。如果在夜间或运动时喘息加重，原因可能是哮喘。

（二）喘鸣

喘鸣是一种吸气时可听到的高音调声音。它是上呼吸道或大气道(如喉、气管和主支气管）部分梗阻的标志。引起喘鸣的情况有肿瘤、吸入异物、喉痉挛。

任何喘鸣患者都需要紧急检查以确定病因。

（三）湿啰音

湿啰音是一种间歇性、非音乐的声音。湿啰音由陷闭或充满液体的肺泡突然破裂引起。湿啰音分为细湿啰音和粗湿啰音两种。

1. 细湿啰音

- 在患者吸气末时出现。
- 通常在肺的底部听到。
- 声音听起来像撕开尼龙袖带时发出的声音。

细湿啰音往往发生在以下疾病中，如间质性肺疾病、石棉肺、矽肺、肺不张、心力衰竭、肺炎。

2. 粗湿啰音

- 出现在患者开始吸气时，有时出现在患者呼气时。
- 通过肺部和口腔听到。
- 当空气在大气道的分泌物中流动时，听起来像水泡音或咯咯声。

粗湿啰音往往发生在以下疾病中，如 COPD、支气管扩张、肺水肿、无法咳嗽的危重症患者。

（四）胸膜摩擦音

胸膜摩擦音是由胸膜的两个表面（脏层和壁层）接触引起的。声音类似于皮革摩擦音，这是由胸膜异常炎症引起的。在吸气和呼气时都能听到胸膜摩擦音，并且在咳嗽时不会改变。任何引起胸膜炎症的疾病均可引起，主要包括肺栓塞、肺炎、结缔组织病。

二十、完成呼吸系统评估

在完成病史和体格检查后，护士应通过下面几方面来完成评估，包括核对一般观察指标，检查患者产生的痰液，并了解患者已经完成的检查，如血液检查、胸部 X 线检查或动脉血气分析。然后，护士应该整合病史和检查的结果，并给予初步的诊断。所有的发现都应记录在患者的记录中。

有经验的临床医生在体检时很少孤立地检查呼吸系统，即使高度怀疑存在肺部疾病。呼吸系统的全面评估需要对全科医学有良好的理解。这种评估包括完整的病史，以及呼吸和一般系统检查，然后再进行下一步检查，这在大多数情况下，可能最后仅证实是护士的怀疑。

第5章 呼吸系统检查

Respiratory investigations

朱顺芳 黄志群 冯振亭 译 赵海金 孙 诚 赖钰虹 校

在呼吸医学方面有许多的检查项目，从基本的测试到更具侵入性的检查。呼吸检查是帮助呼吸护士和执业护士进行诊断的最后一步。

许多护士不在呼吸专科工作，因而无法进行最复杂的检查。然而，所有的呼吸科护士都应了解现在哪些测试可以做，测试是如何进行的，以及熟知测试前后所需的任何准备工作，以便向患者解释这些检查。

一、呼气峰值流量

呼气峰值流量（peak expiratory flow rate，PEF）是患者从充分吸气后可以从肺部排出的最大空气流量，临床使用峰流速仪测量 PEF，在呼气 1/10s 后达到。峰流速仪提供一种廉价的方法来测量气流阻塞，并可以凭处方购买。

大多数成年人和 6 岁以上的儿童都可以使用峰流速仪。6 岁以下的儿童通常不做此检查，因为他们可能会混淆获取峰值流量读数的吹气与平时吸入药物的吸气动作。

患者尽力地往峰流速仪中吹气，空气流量以 L/min 为单位，PEF 最常用于以下情况。

- 哮喘的诊断。
- 评估哮喘的严重程度或稳定性。
- 评估哮喘治疗反应性。

患者所能达到的最大流速取决于以下情况。

- 气道阻力。
- 患者的努力程度。
- 患者的积极性。
- 正确的方法。
- 胸壁所受的限制。

最大 PEF 还取决于患者的年龄、性别、身高和种族，已有多组预测值（图 5-1）。峰值流量读数因人而异，因此很难准确说出一个人峰值流量预测值应该是多少。询问患者“最佳”峰

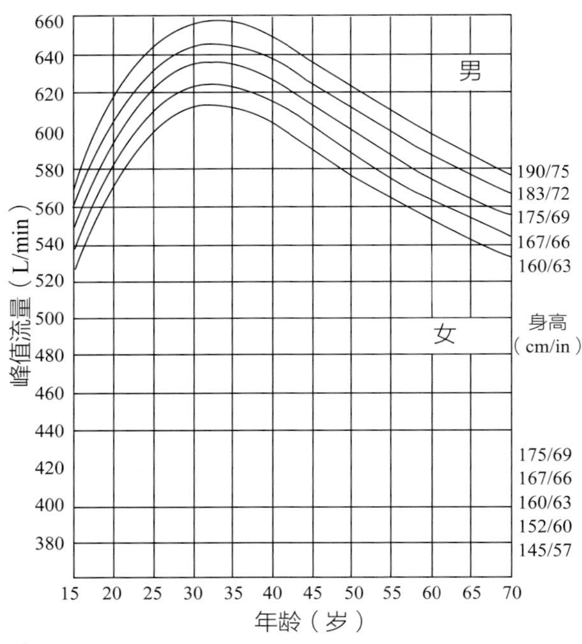

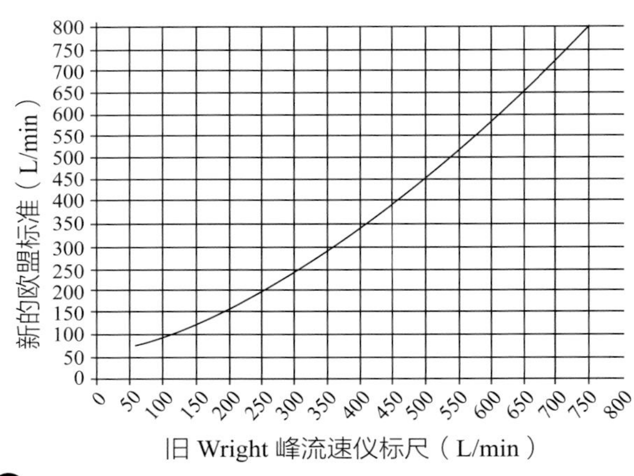

▲ 图 5-1 **A. 与金标准的测量值相比，峰值流量参考范围，Wright 峰流速仪在中档范围内（约 300L/min）略微超限（约 50L/min）。从 2004 年 10 月开始，新的峰流速仪将有一个校正的比例尺（用黄色来识别它们）。如果新旧峰流速仪不加选择地混合使用，这将带来一些混淆；B. 是一种转换图，用于重写管理计划，基于峰值流量测量，患者从旧 Wright 峰流速仪转换为新仪表**

经 Oxford University Press 许可转载，引自 Chapman，S, Robinson, G, Stradling, J, and West, S, Oxford Handbook of Respiratory Medicine Ranges, 2014 Fig A6.5p.878

值流量很重要，因为这可能比单独查看预测值更有意义。

应该为患者提供他们自己的测量仪。有几种不同类型的峰值仪可提供。建议患者带自己的测量仪到诊所预约，以便可以获得具有可比性测量值。

二、PEF 测试

PEF 是一个快速而简单的测试。但它也很容易在检查时出现错误。

- 确保仪表上的指针设置为零。
- 站立或直立坐着，每次都保持在相同的位置重复测量。
- 深吸气到最大吸气位。
- 把嘴唇包住咬口并紧紧含住，使其密封良好。
- 水平位手持峰流速仪。
- 尽可能快的用最大力气和最快速度吹气（爆发力不应持续超过 1s）。
- 记录峰流速仪的读数，并将游标归零。
- 重复测量 2 次。
- 记下这三个读数中的最高值。

PEF 检测可能有显著的变异性，这称为“日变异率”。在正常的健康状况下，中午的 PEF 比午夜增加 5%。哮喘是一种可逆性疾病（➲ 第 7 章），当患者控制良好时，这种变化很小，但早晨和晚上可能出现＞10% 的差异（图 5-2）。

BTS/SIGN 哮喘指南建议，在连续 2 周内，每周 3 天或 3 天以上的日变异率＞20% 可以诊断哮喘。

拓展阅读

[1] British Thoracic Society/Scottish Intercollegiate Guideline Network 2019
[2] https://www.brit.thoracic.org.uk

三、肺功能测定

肺功能测定是一种评估肺功能的方法，通过测量患者在最大吸气后可以从肺中排出的空气量。它还测量流速，提供比 PEF 更多的信息。

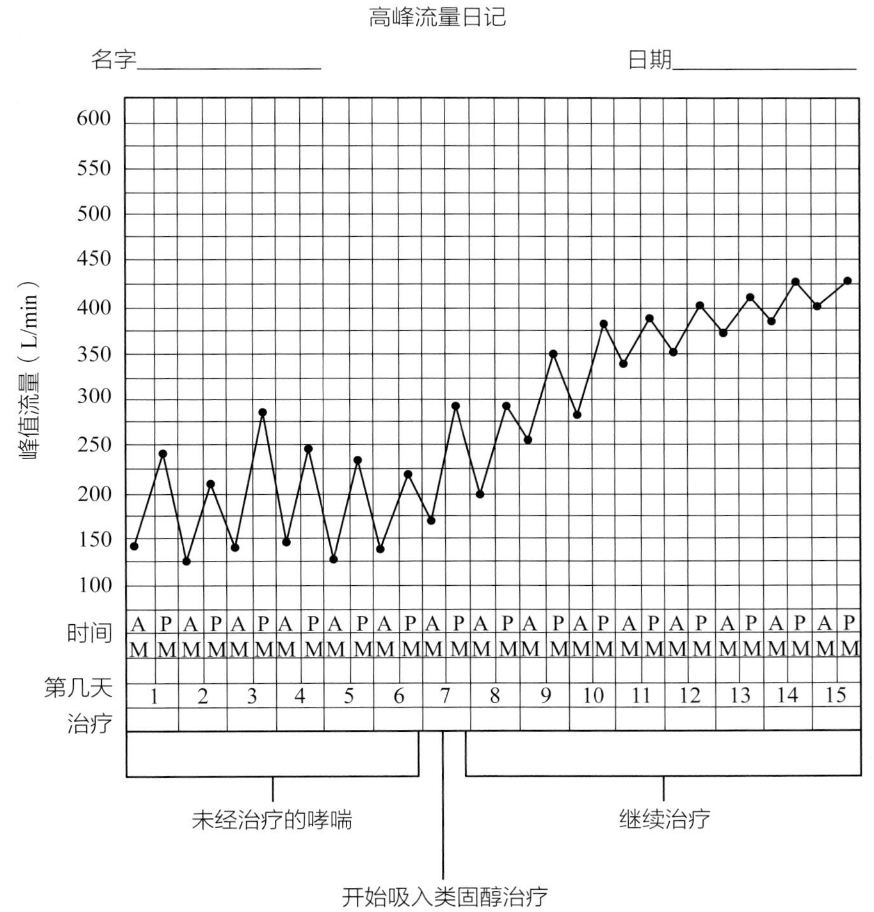

▲ **图 5-2　吸入性类固醇治疗前后峰值流量日记示例**

如果怀疑患有肺部疾病，应进行肺功能测定。它是协助诊断和监测呼吸系统疾病患者的一个重要工具，特别是当与其他检查一起使用时。肺功能测定法可以识别和区分阻塞性和限制性肺疾病。如有持续喘息、呼吸困难和咳痰症状，应考虑进行肺量计测定，因为这些都是慢性阻塞性肺疾病（COPD）的症状。此外，NICE COPD 指南（2019 版）[1] 建议，35 岁以上的长期重度吸烟者应该进行肺功能测定，以便疾病早期诊断。

进行肺功能测定的其他原因如下所述。

- 评估呼吸系统疾病的严重程度或进展情况。
- 评估呼吸系统药物（如支气管扩张药或类固醇）的治疗效果。
- 评估手术的风险。
- 评估对过敏原的反应。
- 评估职业性接触呼吸道刺激物（如灰尘和烟雾）的影响（➔第 7 章的“触发哮喘的吸入性过敏原”）。

肺功能测定中最常用的指标是肺活量（vital capacity，VC），包括静态肺活量（relaxed vital capacity，RVC）和用力肺活量（forced vital capacity，FVC），以及第 1 秒用力呼气容积（forced expiratory volume in one second，FEV_1）。大多数肺量计仪都包含计算机软件来计算预测值和患者实测值占预计值的百分比。预测值由以下患者特征决定：年龄、身高、性别、种族。

实测值比预测值高或低 20% 被认为在正常范围内，健康个体应至少达到 FEV_1 和 FVC 预测值的 80%。

参考文献

[1] Chronic obstructive pulmonary disease in over 16s: diagnosis and management. Available at https://www.nice.org.uk

四、肺活量测定

肺活量是指在最大吸气之后能从肺部呼出的最大空气量。它是衡量肺功能大小的一种方法，可以通过两种方式来测量。

- 静态肺活量（RVC）或慢肺活量（slow vital capacity，SVC）是指以放松或缓慢的方式呼出空气。由于呼出空气的速度很慢，因此从狭窄的气道或受损的肺部流出的限制较少。
- 用力肺活量是指从完全吸气到完全呼气时迅速呼出的空气。当空气被用力吹出肺部时，胸腔内部的正压会导致较小的气道过早关闭。这可能会导致空气“滞留”在肺泡中。如果 FVC 的测量值小于 SVC，就会看到这一点。

健康人的 SVC 和 FVC 通常相差不到 200ml，但在患有阻塞性肺病（如哮喘和慢性阻塞性肺疾病）的患者中，气道过早关闭可能导致更大的差异。如果怀疑有阻塞性肺病，建议两者都进行测量。

（一）FEV_1

这是用力呼气时，用最大的力气在第 1 秒内呼出的空气量。多个因素影响 FEV_1，包括肺的弹性、肺的大小、气道的直径和塌陷度。

FEV_1 和 VC 以绝对值、L/min 和预测值的百分比表示。

（二）1 秒率

这是 FEV_1 与 SVC 或 FVC（以最大者为准）的比值。它是一个很好的衡量气流受限的指标，可以区分阻塞性和限制性肺疾病。

$$\frac{FEV_1 \times 100}{FVC\text{ 或 }VC} = FEV_1/VC\text{ 比值}$$

正常成人的 FEV_1/VC 比值测量范围为 0.75～0.85。任何低于 0.7 的情况都可能表明有阻塞性疾病，因为呼出空气需要更长的时间。在限制性肺疾病由于空气的流量没有减少，所以 FEV_1/VC 比值为正常或增高（表 5–1）。

呼出的空气体积绘制在容积 / 时间曲线上（图 5–3）。体积以升为单位以 y 轴表示，时间以秒为单位以 x 轴表示。在图 5–3 中可以看到，绝大部分气体在第 1 秒内从肺部排出。这是因为气道没有阻塞，空气以正常的速度呼出。

五、结果的解释

（一）阻塞性肺疾病

任何减小气道直径的因素均会降低吸入或呼出肺部气流的速度。

- COPD。
- 哮喘。
- 支气管扩张。
- 囊性纤维化。
- 闭塞性细支气管炎。
- 气道内有肿瘤或异物。

以下原因会造成阻塞。

- 支气管痉挛。
- 黏液栓。
- 弹性回缩受损。
- 炎症介质的释放。
- 瘢痕。

气道直径减小意味着呼出气速度降低。

表 5–1 肺活量测定的解释

FEV_1%	FVC%	FEV_1/1 秒率	比值解释
＞80	＞80	＞0.7	正常
＞80 或＜80	＞80	＜70	阻塞性
＜80	＜80	＞0.7	限制性
＜80	＜80	＜0.7	混合性

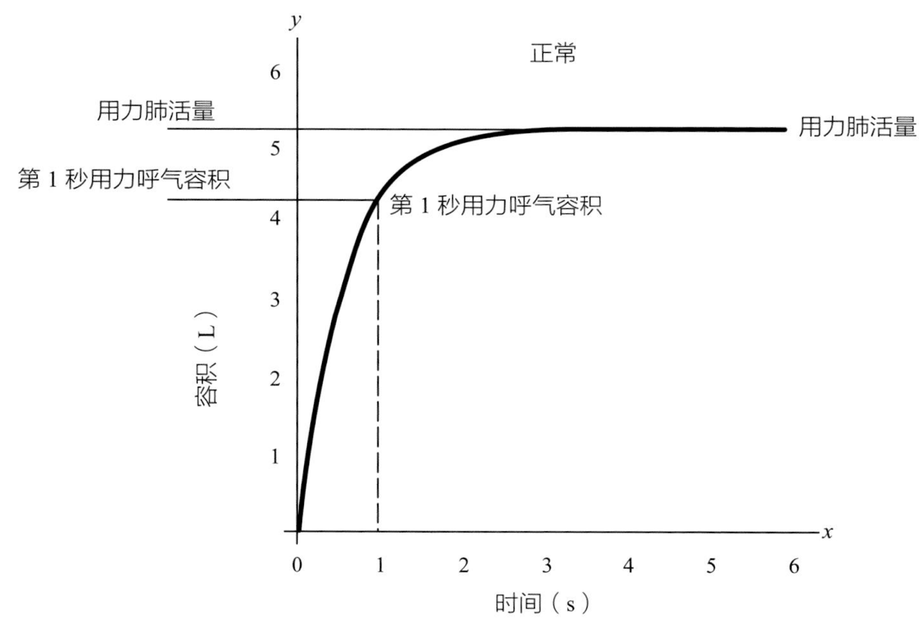

▲ 图 5–3　正常人容积 – 时间曲线图

阻塞性肺功能的定义是 FEV_1/FVC（1 秒率）比值<0.7。FEV_1 通常低于预测值的 80%，但 FVC 可能正常，或稍微减少。图 5–4 显示了有阻塞性疾病患者的容积/时间肺活量测定情况。

（二）限制性肺疾病

- 纤维化肺部疾病，如特发性肺纤维化（➲ 第 11 章的“常见 ILD”）、结节病和尘肺病。
- 脊柱畸形，如后凸或脊柱侧弯。
- 肺水肿（➲ 第 6 章的“病理生理”）。
- 神经肌肉疾病，如肌营养不良。
- 既往手术，如全肺切除术或肺叶切除术。
- 恶性肿瘤。
- 肥胖。

肺容量减少是由于肺扩张受限和膈肌、肋间肌的舒张速度和完整性受损引起。图 5–5 显示了一位有限制性通气功能障碍患者的容积 / 时间肺活量测定情况。限制性肺量计指 VC（肺活量）减少，小于预测值的 80%。FEV_1 也减少了，这不是因为阻塞引起，而是因为 FEV_1 预测值是基于现有呼吸的肺活量。然而，FEV_1/FVC（1 秒率）比率正常或较高。

六、阻塞和限制并存（混合性通气功能障碍）

产生阻塞性合并限制性通气功能障碍的情况如下。

- 晚期 COPD 患者重度气流阻塞。
- 囊性纤维化。
- 重度支气管扩张。

这导致 VC 降低，尤其是 FVC、FEV_1 和 FEV_1/FVC 降低。图 5–6 所示的容积 / 时间肺活

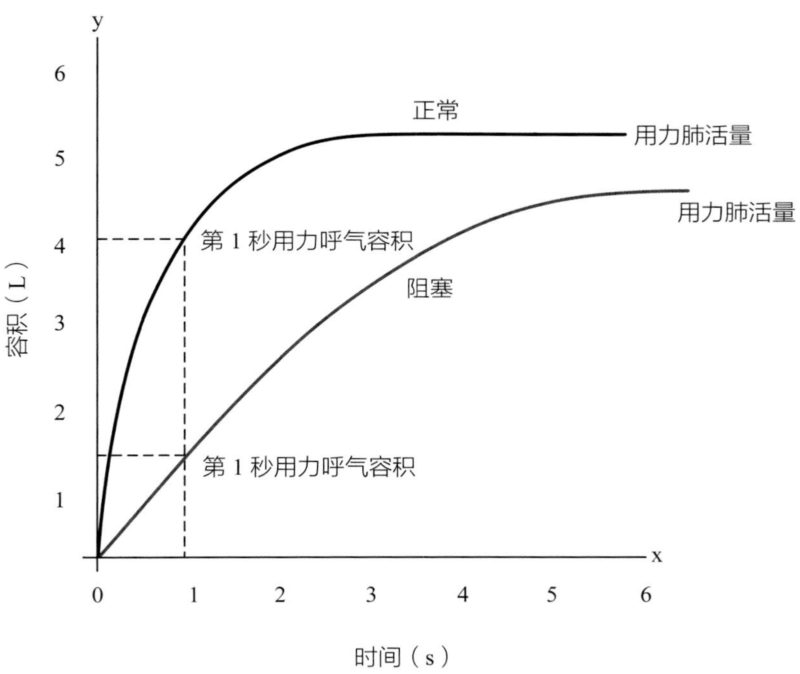

▲ 图 5-4　阻塞性肺通气功能障碍的容积 / 时间曲线图

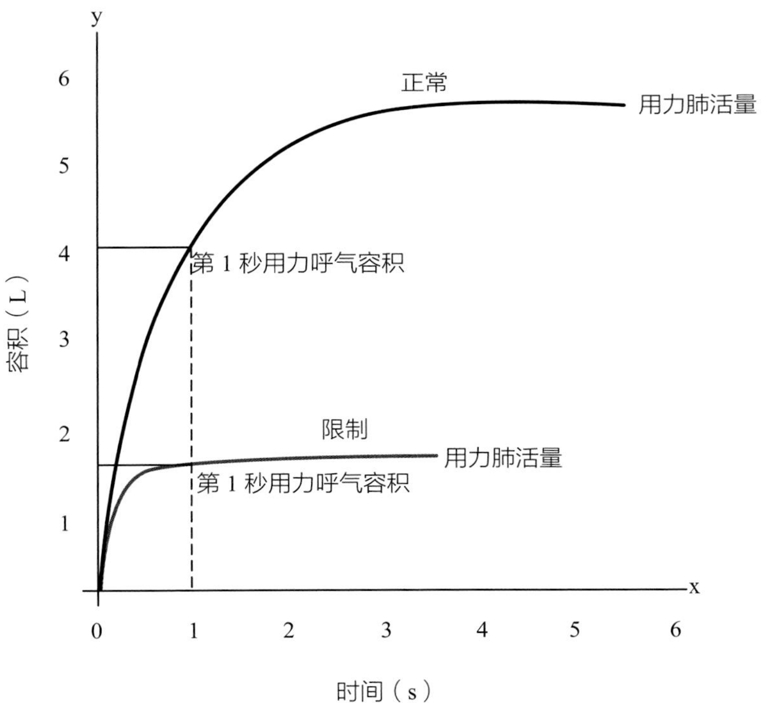

▲ 图 5-5　限制性肺通气功能障碍的容积 / 时间曲线图

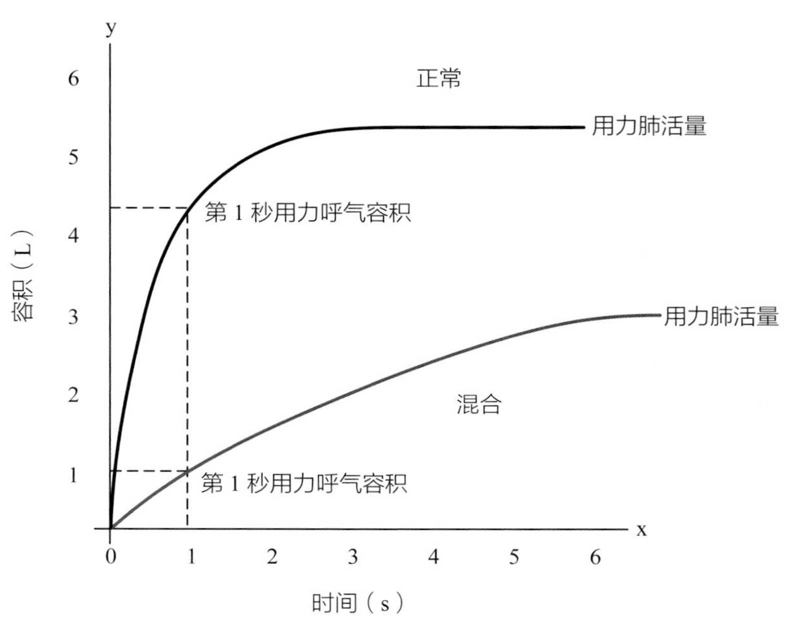

▲ 图 5–6　混合性肺通气功能障碍的容积 / 时间曲线图

量测定图说明了这一点。

七、流量 – 容积图

（一）流量 – 容积曲线

除了容积 / 时间图之外，大多数肺活量计还生成流量与容积的关系。这称为流量 – 容积曲线。*y* 轴表示进出肺部的空气流量，*x* 轴代表最大吸气至最大呼气空气容积流量，容积曲线可以提供气道阻塞性质的信息。

深吸一口气后开始呼气，呼气刚开始时肌肉最强壮，肺容量最大，呼吸道最大开放。这意味着最高流速可能在呼气的开始；曲线斜率为最陡峭的时候，在大约 1/10s 内达到呼气峰值流量，然后流量线性下降，直到呼出肺部气体。如果测量持续到随后的深吸气，则产生一条完整的流量容积曲线。

可以从曲线中获取额外的数据，如呼气中段流量（MEF 25～75）。这是对用力呼气的中间流速情况的测量。虽然人们常说这是一种小气道阻塞指标，MEF 25～75 是非特异性的，许多非阻塞性疾病中可见其下降。当 FEV_1/FVC 比率正常，MEF 25～75 是轻度阻塞性肺病的重要线索。例如，当 COPD 早期和哮喘患者无明显症状时，MEF 25～75 可以表现下降。

（二）流量 – 容积环

流量 – 容积环可以绘制出肺的吸气和呼气流量、最大呼气和吸气动作期间的容积。正如流量曲线，患者从深吸气到呼气末，他们再次进行最大吸气。吸气肌最强，气道最小，因此，流速开始较低，并随着气道的打开而增加。当这种情况发生时，吸气肌正在减弱。这意味着流量再次下降，并给出在吸气曲线上看到的圆形外观流量环（图 5–7）。

流量容积环的最大价值是评估上气道梗阻（如癌症）。如果有固定的上气道狭窄（如气管

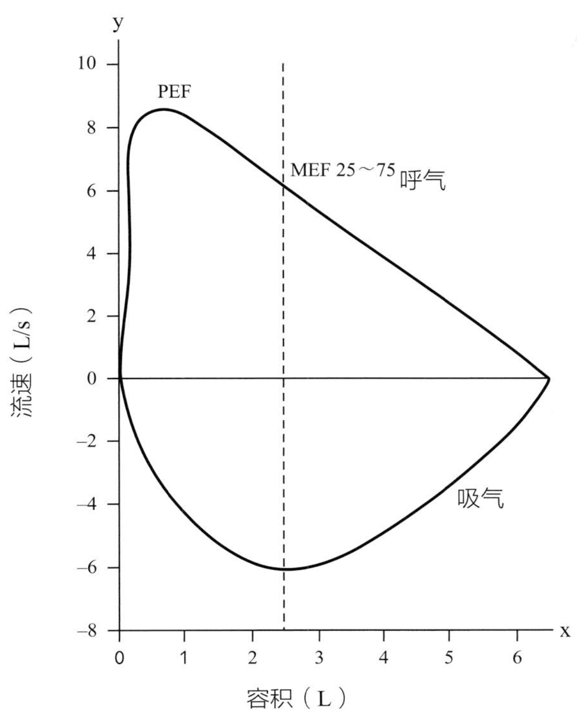

▲ 图 5–7　流量容积环

肿瘤），此部位的气道变得明显狭窄，从而限制了最大流量。

八、可逆性试验

肺功能测定不能单独用于疾病的诊断。假如基础肺功能显示存在气流阻塞，则提示患有支气管哮喘或 COPD。如果阻塞是持续或不可逆的，考虑 COPD，如果阻塞是可逆的，则考虑支气管哮喘。可逆性试验既往常用于鉴别两者。然而，NICE COPD 指南不再提倡使用可逆性试验。

- FEV_1 重复测量中可以显示小的自身引起的波动。
- 在不同场合进行的可逆性试验的结果可能是不稳定或是不可重复的。
- 除非 FEV_1 的改变值设定为＞400ml，否则过度依赖单次检查的结果可能会误导。
- 对支气管扩张药的长期治疗反应不能通过单次可逆性试验中给予的支气管扩张药来确定。

为了帮助解决诊断有疑问的情况，可以进行可逆性试验。可逆性可以通过使用短效支气管扩张药（如沙丁胺醇、特布他林、异丙托溴铵）或口服、吸入激素 1 周至数周（图 5–8）。

试验可以在以下情况下进行。

- 患者临床上稳定和无感染。
- 患者在过去 4h 无服用过短效支气管扩张药、过去 12h 无服用过长效 β_2 受体激动药、过去 24h 无服用过长效抗胆碱能药或茶碱。
- 如果在检查前服用了支气管扩张药，应记录下来。
- 患者应暂停吸烟 24h。

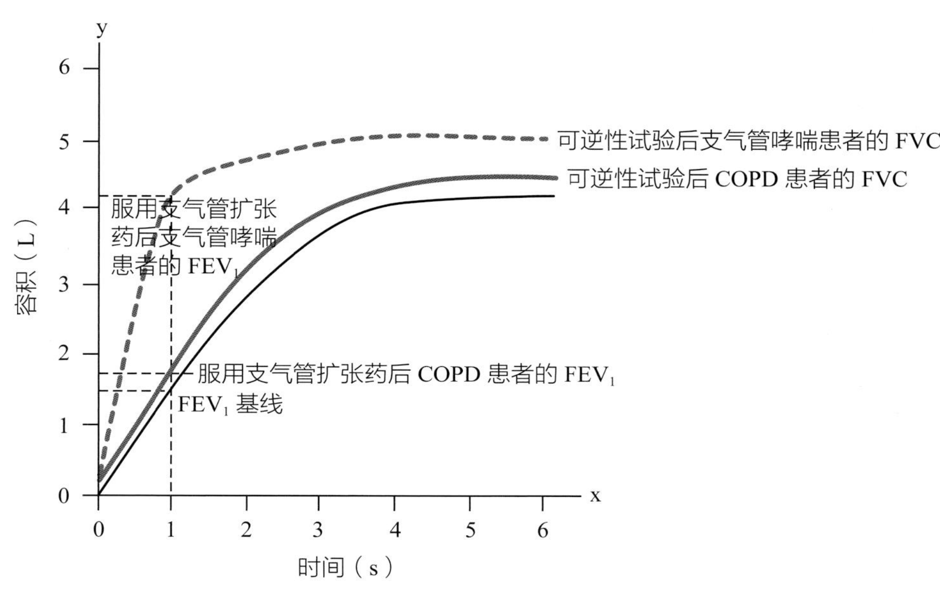

▲ **图 5-8　可逆性测定前后的容积 - 时间曲线**

（一）支气管扩张药的可逆性

如果用短效支气管扩张药评估可逆性，则需要给予高剂量。提供高剂量最方便的方法是使用雾化支气管扩张药。高剂量可通过定量吸入器和储雾装置给予（➲ 第 15 章的“间隔装置”）。合适的剂量如下。

- 沙丁胺醇 2.5～5mg 雾化或 400μg 吸入。
- 特布他林 5～10mg 雾化或 2000μg 吸入。
- 异丙托溴铵 500μg 雾化或 80μg 吸入。
- 或沙丁胺醇和异丙托溴铵的任何组合。

重复肺量计测定应在服用沙丁胺醇和特布他林 15min 后，异丙托溴铵 30min 后进行。

（二）皮质类激素的可逆性

NICE COPD 指南推荐每天口服泼尼松龙 30mg，服用 7～14 天。GOLD 指南建议进行 6～12 周的高剂量吸入类固醇的试验（倍氯米松每天 1000μg 或等值）（➲ 第 15 章的“ICS”）可能是一个更可靠和安全的选择。对糖皮质激素的反应不能预测对吸入型糖皮质激素的反应。

可逆性试验阳性的标准为与基线相比较，FEV_1 升高至少 400ml 或单个患者的 FEV_1 恢复至正常预计值。

九、患者肺量计测定的适应证

肺量计测定法需要患者付出大量努力。尽力不足会影响结果的有效性。用力呼吸时可能会引起部分患者头晕目眩，也可引起一些患者咳嗽。某些条件下可能会影响肺量计测定的可靠性。FVC 的操作可能会加重这些情况，测试应推迟到情况得到解决。

- 不明原因的咯血。
- 气胸（或气胸消退后 2 周以内）。

- 心血管状态不稳定，如近期心肌梗死，不稳定型心绞痛或肺栓塞。
- 胸动脉瘤、腹动脉瘤、脑动脉瘤（胸膜腔内压的升高导致破裂的危险）。
- 近期眼部手术（白内障）。
- 近期胸部或腹部手术。
- 恶心和呕吐。

（一）测试过程

在肺量计测定前，应准确地测量患者的身高（赤足）及体重（室内服装）。假如患者无法站立测量，或有明显的脊柱侧弯，可嘱患者伸出他们的手臂和手，尽可能向两侧伸展，然后进行指尖距离的测量。这样可以得到一个非常接近身高的估计值。标注患者的种族和年龄，同时记录服用任何支气管扩张药的时间和剂量。

在测试之前，患者应避免以下情况。

- 穿紧身的衣服或任何限制胸廓的衣物。
- 剧烈运动：至少 30min。
- 喝酒：至少 4h 和正餐至少 2h。
- 支气管扩张药：如果要进行可逆性试验。
- 24h 内抽烟。

（二）质量控制

由于肺量计测定依赖于患者的配合和努力，因此技师不仅有必要掌握肺功能仪器的运用和保养，还需掌握如何鼓励患者发挥最大潜能的技巧。

为了达到这个目的，试验前仔细地解释流程及试验中鼓励患者都是十分必要的。应告知患者以下内容。

- 试验前排空膀胱。
- 移除松脱的假牙。贴合良好的假牙应保留在原位以便在咬嘴周围形成更好的密封。
- 坐直，坐在有靠背的椅子上。
- 将双足平放在地板上。

（三）测量静态肺活量

应指导患者完成以下操作。

- 保持抬头和肩膀向后。
- 尽可能地深吸气。
- 将嘴唇紧紧地贴在咬嘴器上。
- 尽可能稳定地吹气。
- 给予口头鼓励以继续吹气。

（四）测量用力肺活量

和 RVC 相比，FVC 要求患者吹气时尽可能地用力和快速。

（五）试验的错误

测试时常见错误包括以下情况。

- 未能达到完全吸气和不完全的呼气，导致肺活量下降。
- 患者用鼻子呼气或嘴巴漏气。可能需要采用鼻夹或更换更小的咬嘴。

- 起始犹豫，导致 FEV_1 下降。
- 牙齿或舌头堵塞咬嘴。
- 呼气时咳嗽（图 5–9）。

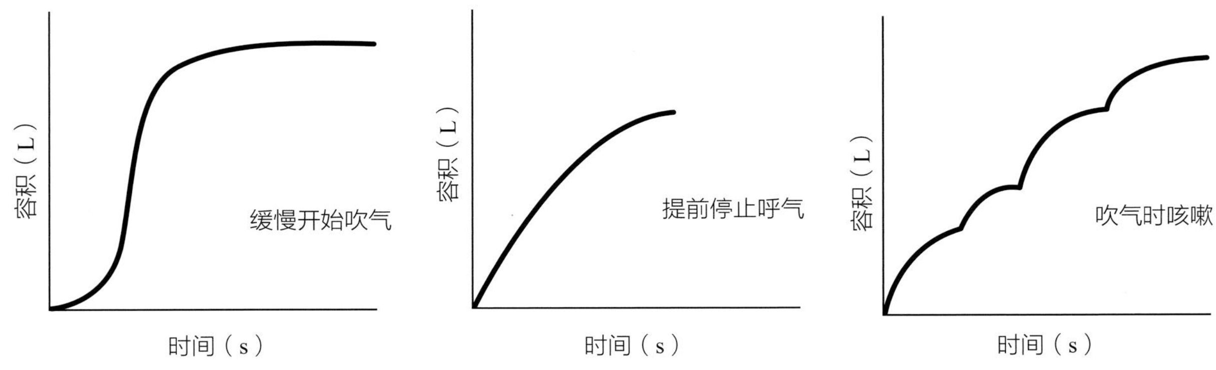

▲ 图 5–9　容积 / 时间图上常见的技术故障

如果发生上述情况，试验应该被停止，纠正患者的动作并重复测试，直到完成至少 3 次技术上满意的指标，其中最佳值和次佳值结果在 5% 以内。试验次数不宜超过 8 次。

十、肺活量计的类型

市面上有许多不同的肺活量计。它们的价格各不相同，但主要有两种类型：容积位移式肺活量计和流量测量肺活量计。

（一）容积位移式肺活量计

最广泛使用的容积位移式肺活量计是干式楔形波纹管（如英国肺功能仪 Vitalograph）。

- 在这个系统中，患者呼气到金属盒中的风箱中。
- 波纹管的膨胀由固定在波纹管上方的板上的笔记录。
- 笔将运动记录到以固定速率水平移动的图表上，记录体积 / 时间测量。
- 该设备仅允许测量呼气动作。

这种类型的设备最常用于不需要四处移动的二级护理设置中。图 5–10 显示了 Vitalograph 牌楔形波纹管肺活量计。

（二）流量测量肺活量计

测量气流并将数值以电子方式转换为容积。

- 对气流的测量值进行积分（以 L/s 为单位），得出容积测量值。
- 通常可以输入年龄、身高、性别和种族，自动计算预测值。
- 这种肺活量计还可以测量流量曲线和环路。
- 流量测量肺活量计的一个例子是旋转叶片肺活量计，如微型医疗的微实验室肺活量计（图 5–11）。

只要设备使用得当，这两种肺活量计的性能是相同的。

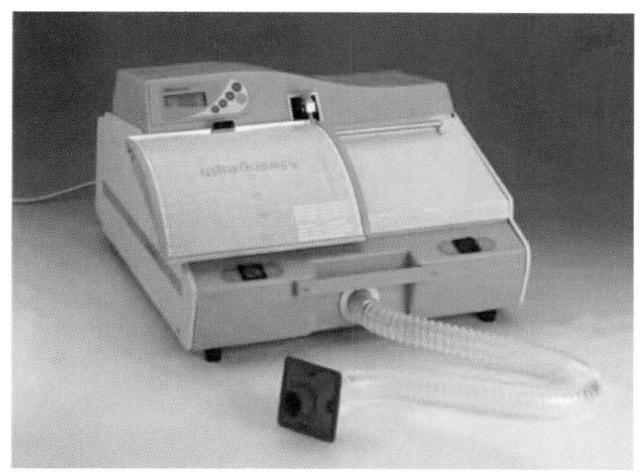

▲ 图 5-10 楔形波纹管肺活量计
经许可转载，引自 Vitalograph

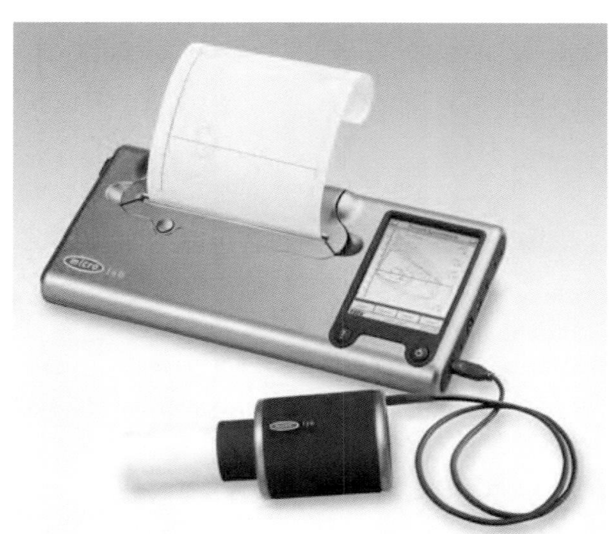

▲ 图 5-11 旋转叶片肺活量计、数字容积传感器肺活量计或涡轮类型
经许可转载，引自 Cardinal Health

（三）肺活量计的基本特征

- 便于使用。
- 可靠耐用。
- 易于清洁（遵循制造商的说明）。
- 遵循 ATS/ERS 肺功能测定仪标准化 2019 版指南。
- 由提供技术支持和协助的公司提供。

十一、标准化

重要的是，无论何时测量患者的肺功能，获得的结果都应该具有尽可能高的准确性和可靠性。在一段时间内重复进行肺活量测定并不罕见，如在类固醇试验前后。重要的是要知道，在这段时间内，FEV 和 FVC 的任何变化是由于所给予的治疗，而不是因为粗糙的肺活量测定技术。获得可靠数据的最重要特征是技术人员的能力。

以下内容对于实现标准化结果很重要。

• 设备性能：机器容量检测下限应为 8L，并具备易于查看的图形显示设备。

• 设备质量控制：设备应按照制造商的指引进行校准、清洁和维修。

• 患者输入：肺活量测定的结果依赖于患者的能力，需要仔细的指导、理解、协调和合作。

• 测量过程：所有测量肺活量的健康从业者都应该有基于公认的国家指南的地方协议，如呼吸技术人员和生理学家协会编写的指南。

• 可接受性：需要通过查看容积 / 时间和流量图来检查 FVC，容积 / 时间图应平滑向上弯曲至平台，流量容积曲线应几乎垂直上升至峰值。拒绝无效吹气。

• 重复性：至少应记录 3 次用力动作，FVC 和 FEV_1 的最佳两个读数差值应在 5% 或 100ml 以内。

• 准确的结果：来自任何曲线的最佳 FEV_1 和 FVC 应报告为患者的值。

FEV_1 和肺活量之间的比值应根据放松状态下的肺活量或用力肺活量计算，通常以较大值为准。

拓展阅读

以下组织提供肺活量测定及其解释方面的培训。

• 呼吸技术和生理学协会（http://www.artp.org. uk）

• 健康教育（https://www.educationforhealth.org）

• 进行肺活量测定的适应证可从 2019 年肺功能测定标准化更新版指南中获得。一份美国胸科学会和欧洲呼吸学会的官方技术声明（https://doi.org/10.1164/rccm.201908-1590ST）

• 肺活量计设备可从以下网址获取。

  – http://www.micromedical.co.uk

  – http://www.vitalograph.co.uk

十二、呼吸功能测试

在二级护理中，在肺功能实验室进行肺功能测试的系统组合。除了肺活量测定法之外，经常进行的两项肺功能测试是肺容积和弥散量的测量。肺部储存的气体被认为是细分或特定的肺容积。所进行的特定测试的定义和描述见表 5–2。

（一）肺容积测量

• 一个重要的肺容积参数，即残气量（residual volume，RV），无法使用简单的肺活量测定法测量，因为每次呼吸结束时气体仍留在肺部。

• 如果在呼气结束时肺部没有空气，肺就会萎陷。

• 需要测量 RV，以便计算功能残气量（functional residual capacity，FRC）和肺总量（total lung capacity，TLC）。

表 5-2 肺活量参数的分类

分 类	缩 写	定 义
潮气量	TV	单次呼吸吸入和排出的空气量（约 0.5L）
吸气储备量	IRV	正常吸气结束时最大吸入的空气量（约 3.3L）
呼气储备量	ERV	在正常呼气结束时最大呼气排出的空气量（约 1.0L）
残气量	RV	最大呼气结束时肺部残留的空气量（约 1.2L）
吸气量	IC	正常呼气结束时最大吸气吸入的空气量（TV+IRV）
功能残气量	FRC	正常呼气结束时肺部残留的空气量（ERV+RV）
肺总量	TLC	最大限度充气时的肺总容积

- 在健康受试者中，RV 约为 TLC 的 30%。
- 在阻塞性肺病中，肺因空气滞留而过度充气，因此 RV 大大增加，RV 与 TLC 比率也增加。

存在三种测量 RV 的方法：氮气冲洗、氦气稀释和体积描记法。

1. 氮气冲洗
- 该测试测量 FRC，可与体积描记术结合使用以确定肺部滞留气体的量。
- 该技术基于以下假设：肺中的氮（N_2）浓度为 75%～80%。
- 它由一个快速响应气体分析仪和一个肺活量计组成，以提供逐次呼吸分析。
- 患者在数分钟内吸入纯氧。
- 这段时间后，N_2 逐渐从肺部呼出。
- N_2 会一直有所残留，这就是为什么要继续进行测试，直到 N_2 的肺泡浓度达到 1%（约 7min）。
- 在存在气流阻塞和空气滞留的情况下，可以延长测试以提高准确性。

2. 氦气稀释
- 氦气是一种惰性气体，可用于间接计算 FRC。
- 干式滚动密封肺活量计充满已知浓度的氦气（约 10%）、室内空气和氧气。
- 在测试之前记录精确浓度的测量值；然后患者重复呼吸，直到循环呼吸环路达到平衡。
- 在此过程中必须控制 CO_2 的水平。
- RV、TLC、ERV 和吸气量（inspiratory capacity，IC）等源自放松状态下的肺活量操作。

（二）体积描记法
- 通过记录压力变化来确定肺容积的变化。
- 患者坐在一个密封的体描箱里，通过吸入器呼吸。
- 在正常呼气结束时，快速关闭吸入器，要求患者用力呼吸。
- 当患者尝试吸气时，箱内压力增加。
- 该方法测量所有胸内气体，包括囊肿和大疱。

（三）如何解读呼吸功能测试

- 应通过气体稀释进行多次 FRC 测量。
- 至少两次试验的结果在平均值 ±10% 范围内波动时方可有效解读结果。
- ERV 测量值应在平均值的 5% 或 60ml 范围内一致，以较大者为准。
- 若结论不能重复，则需如实记录测量变量。
- FRC 随体型、姿势变化、昼夜变化、种族或民族背景而变化。
- FRC＞120% 预测表明存在空气滞留。
- RV 增加表明肺部容量异常增加。
- RV 升高可能发生在急性哮喘发作中，但这通常是可逆的。
- 固定阻塞性肺病，尤其是肺气肿（➲ 第 9 章）导致 RV 和 RV：TLC 比率增加，这是由慢性空气滞留引起的。
- 随着 RV 的增加，需要更大的通气量，并且为了充分的气体交换而增加呼吸功。
- 这与 TV 或呼吸频率或两者结合的增加有关。
- RV 增加也与Ⅰ型或Ⅱ型呼吸衰竭有关（➲ 第 21 章的“呼吸衰竭”）。
- 在严重的肺气肿中，TLC 会显著增加。
- 限制性肺病与 FRC、RV 和 TLC 的降低有关。
- 见图 5-12 肺容量示意。

（四）扩散能力测试

- 这用于测量肺的扩散膜容量。
- 它是通过肺部气体交换机制估计一氧化碳的吸收来进行。
- CO 很容易与血红蛋白结合，是一种快速测量肺弥散功能的方法。

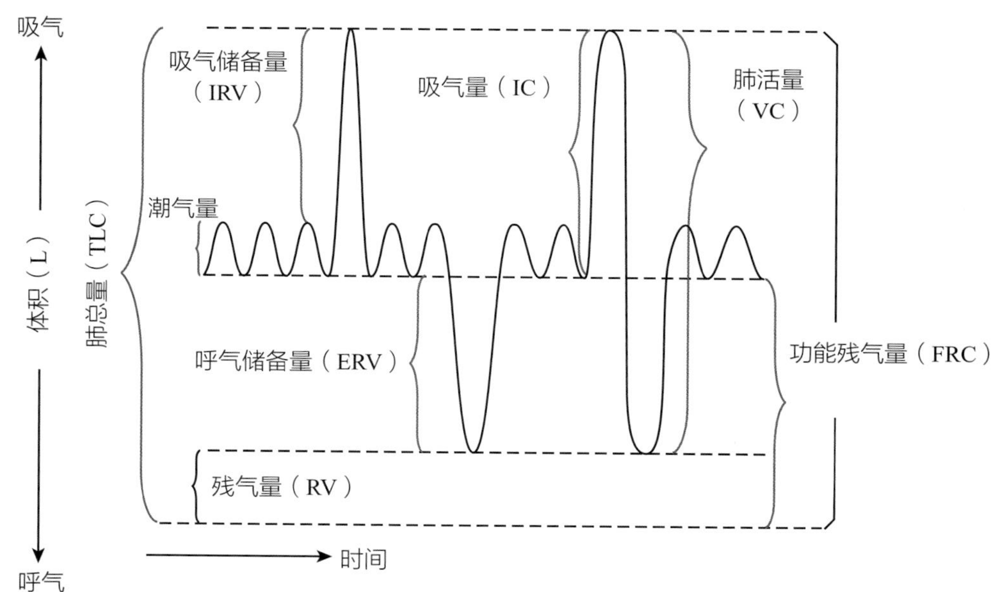

▲ 图 5-12　肺容量示意

• 最常用的方法是单次呼吸 一氧化碳扩散能力（CO diffusing capacity，DLCO）。

• DLCO 测量每分钟通过肺泡毛细血管膜扩散的 CO 毫升数。

• 该测试可以帮助识别阻塞性和限制性肺病的损害。

• 扩散能力测试可能需要患者屏住呼吸 10s，这对呼吸困难的患者来说可能并不适宜。

（五）测试的适应证和解释

• 特发性肺纤维化的评估和随访。在间质性肺疾病（➡ 第 11 章“检查”）中，DLCO 由于肺毛细血管丢失而受损。

• 肺气肿患者的评估，其特征是肺泡膜的破坏。气体交换能力受损，DLCO 将降低（➡ 第 11 章的“检查”）。

• 评估与吸入粉尘相关的其他疾病（如石棉肺），由于空气中的石棉颗粒引起弥漫性纤维化，导致低 DLCO。

• 药物相关反应，如心脏相关药物（胺碘酮）和类风湿药物。

• 运动时动脉血氧饱和度下降患者的评估。这在一些患有阻塞性肺病的患者中常见，但在患有限制性疾病的患者中更为严重。DLCO＜50% 通常伴随有临床意义的氧气下降。

• 吸入有毒气体或有机试剂后，这可能会导致炎症（肺泡炎），从而引起肺容量减少，以至于弥散下降。

• 残疾评估。

拓展阅读

[1] https://artp.org.uk

十三、呼出一氧化氮

患有过敏性气道炎症的患者通常呼出的一氧化氮水平高于正常水平。国家和国际呼吸指南现在提倡在诊断不明确时进行呼出一氧化氮（fraction of exhaled nitric oxide，FeNO）检测。

（一）测试适应证

• 许多疾病的症状与哮喘相似。

• 这些疾病包括慢性咳嗽、胃食管反流病（gastro-oesophageal reflux disease，GORD）、声带功能障碍、嗜酸性粒细胞性支气管炎和慢性阻塞性肺疾病。

• 在气道炎症期间，支气管壁上皮细胞释放出高于正常水平的一氧化氮。

• 呼出气中的 NO 浓度或 FeNO 有助于识别过敏 / 嗜酸性炎症。

• 当作为其他病史和其他客观测试的一部分时，这可以支持哮喘的诊断。

• FeNO 可以帮助临床医生评估对吸入类固醇的反应，指导患者增加或减少吸入类固醇或停止治疗。

（二）如何测量 NO

• FeNO 设备是一种手持式机器，需要以 60L/min 的速度吹 10s。

• 在尝试进行测试之前，要向患者解释如何进行测试。

- 患者首先向空气中呼气，以确保消除大气中的所有 NO。
- 他们用嘴唇包住机器的一次性吸嘴，深吸一口气，然后再次向机器内吹气。这可以清楚地测量呼出的气体中的 NO。
- 鼓励患者观看 NO 机器上的计算机图形，以确保达到正确的流速。
- 如果有些患者吹得太轻或太用力，没有达到流速，吹气就会失败，此时机器不会提供测量值。
- 完成测试后约 1min 内即可获得结果。

十四、运动测试

呼吸道疾病的主要症状之一是呼吸困难，尤其是在运动时。在评估患者时，测试运动能力将有以下作用。

- 确定残疾的损害程度。
- 制订安全有效的锻炼计划。
- 测试肺康复等疗法对运动能力的影响。
- 通过强调整体评估肺部疾病的程度。
- 协助诊断不明原因的劳累性呼吸困难。

（一）6min 步行测试（six minute walk test，6MWT）

- 鼓励患者按照自己的步调尽可能快地行走 6min。
- 给予标准化鼓励，但需要有，需要做 2～3 轮练习跑。
- 测量步行的总距离。
- 患者配备脉搏血氧计，全程测量血氧饱和度。
- 步行距离与肺功能和扩散能力密切相关，但与步行期间的氧饱和度无关。
- 典型的 COPD 患者 FEV_1 约为 1L 或预测值的 40%，将步行约 400m。
- 有很多个体间的差异性，取决于行动力、情绪状态和期望值。

（二）往返步行试验（shuttle walk test，SWT）

- 患者绕着两个相距 10m 的标记走动。
- 步行的速度由频率增加的音频信号设定。
- 患者继续穿梭直至跟不上为止，行走的距离以米为单位。
- SWT 可以对最大能力进行多次重复测试；6MWT 的可重复性较低，但更接近现实生活中的活动。

（三）6MWT 和 SWT 的护理注意事项

测试应在可以对紧急情况做出快速、适当反应的地点进行。

- 绝对禁忌证是不稳定型心绞痛和 1 个月内有心肌梗死病史。
- 应提供氧气、舌下含服硝酸甘油和沙丁胺醇（定量吸入器或雾化器）（➔ 第 15 章）。
- 应提供电话或其他方式以便求助。
- 如果患者正在接受家庭氧疗，则应以正常速率给氧。

（四）心肺运动试验（cardiopulmonary exercise test，CPEX）

该测试通常用于评估呼吸系统和心脏系统应对工作增加的能力，特别是氧气输送和二氧化碳清除增加的能力。不明原因的呼吸困难、肺功能正常的患者及有运动诱发哮喘症状的患者通常会被建议进行该测试。

- 患者在跑步机上锻炼或在健身车上骑自行车。
- 插入带有传感器的接口以测量呼吸的速率和体积。
- 使用脉搏血氧仪测量血液中的氧气水平，并在呼出的空气中测量 CO_2 水平。
- 通过记录心率、血压和使用心电图来评定心脏功能。

（五）护理注意事项

- 患者需要知道为什么要进行测试。
- 需要让他们放心，他们将受到密切监测；可能需要对所有监测设备进行解释。
- 应提醒患者，他们将进行锻炼，直到他们出现相当程度的呼吸困难。
- 这种劳累可能会对心脏造成压力并引起心绞痛（如果他们患有冠状动脉疾病），应提供硝酸甘油喷雾剂。
- 表 5-3 中涵盖了禁忌证。

十五、呼吸困难等级

呼吸困难是一个主观术语；重要的是，要确定呼吸困难如何影响个人。有几种主观评估的量表（表 5-4）。最常用的如下。

- 医学研究委员会呼吸困难量表（表 5-5）。
- “氧气成本”图（图 5-13）。
- 博格量表。

十六、BMI

衡量营养状况最简单的方法是体重，从中可以计算出体重指数（body mass index，BMI）（表 5-6）。

$$BMI=体重（kg）/身高^2（m）$$

- BMI 的正常范围是 20～25kg/m^2（图 5-14）。

表 5-3　CPEX 的禁忌证

绝对禁忌证	相对禁忌证
近期的急性心脏事件或不稳定型心绞痛	电解质或代谢紊乱
未控制的心力衰竭	室壁瘤
完全性心脏传导阻滞	心肌病
严重的主动脉瓣狭窄	慢性感染性疾病
近期肺栓塞	神经肌肉或肌肉骨骼问题
急性感染	妊娠

表 5-4 呼吸困难评估工具

试 验	描 述
MRC 呼吸困难量表	患者根据引起呼吸困难的活动给 0～5 打分
氧气成本图	这张图表列出了沿着 10cm 线的活动，患者在他们呼吸困难的地方标记了一条线，分数是直线沿线的距离
博格量表	这个量表用于测量在特定任务中呼吸困难强度的短期变化，为了正确使用量表，必须遵循 Borg 给出的精确设计和说明

表 5-5 MRC 呼吸困难评分

等 级	与活动有关的呼吸困难的程度
1	剧烈运动时出现呼吸困难
2	平地快步行走或爬坡时，出现呼吸困难
3	由于呼吸困难，平地行走比同龄人慢，或在以正常的速度行走时不得不停下来喘气
4	在步行 100m 或在平路上活动几分钟后需停下来休息
5	因严重呼吸困难而不能离开家，或在穿衣或脱衣时出现呼吸困难

经许可转载，引自 Medical Research Council

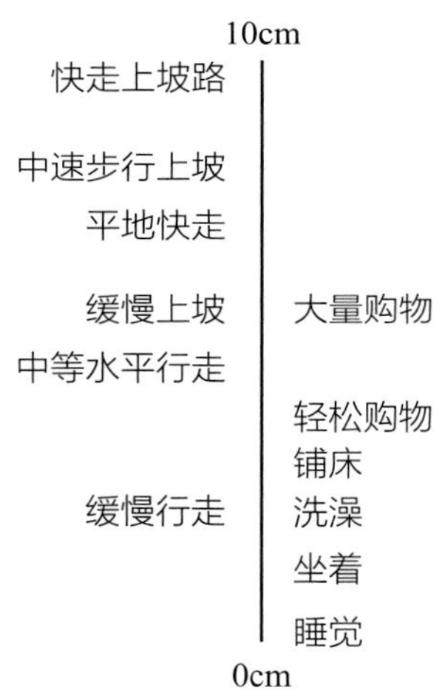

▲ 图 5-13 “氧气成本”图

引自 Borg CR Scales® Folder.Methods for measuring intensity of experience. Hasselby, Sweden. borgperception@ telia.com.

- 低 BMI（$<20kg/m^2$）是呼吸系统疾病患者的不良预后特征，会增加 COPD 患者的死亡风险。
- BMI 低的患者肌肉质量丢失的风险增加。
- 这会导致外周肌肉无力并使锻炼更加困难。

表 5-6　BMI 量表

BMI（kg/m²）	营养状况
＜16	严重营养不良
16～18.5	中度营养不良
18.5～20	有营养不良的危险
20～25	理想体重
25～30	中度肥胖
＞30	严重肥胖

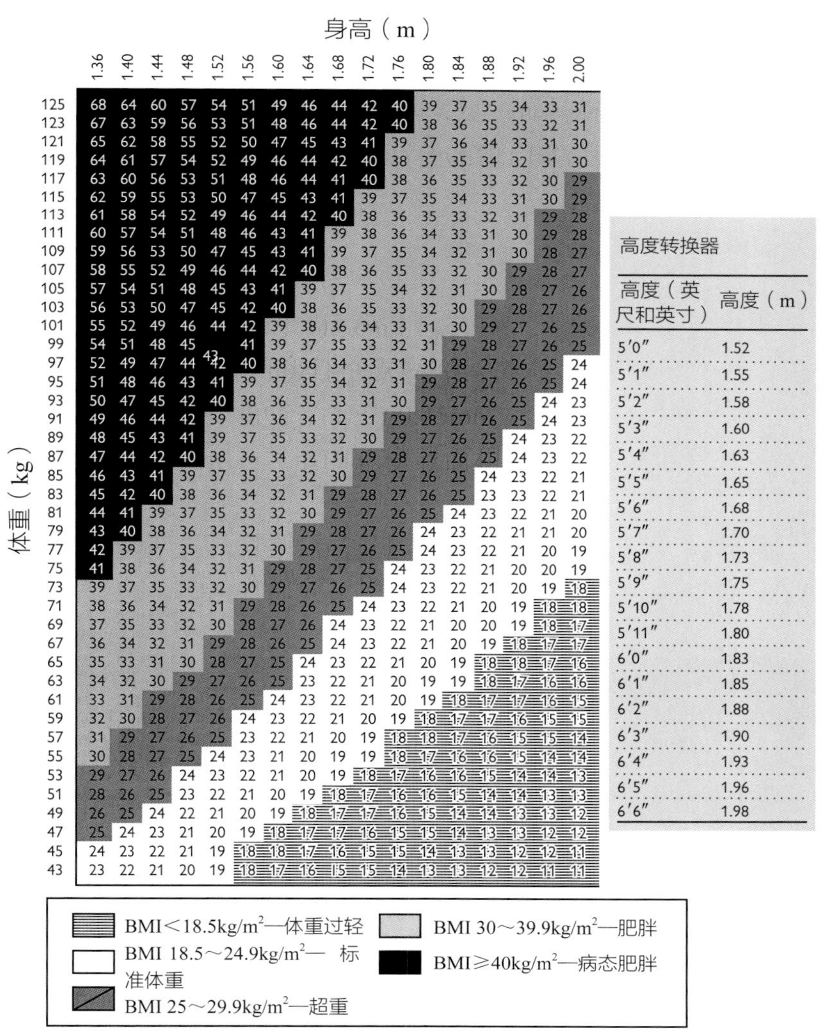

身高（m）　体重（kg）

体重（kg）	1.36	1.40	1.44	1.48	1.52	1.56	1.60	1.64	1.68	1.72	1.76	1.80	1.84	1.88	1.92	1.96	2.00
125	68	64	60	57	54	51	49	46	44	42	40	39	37	35	34	33	31
123	67	63	59	56	53	51	48	46	44	42	40	38	36	35	33	32	31
121	65	62	58	55	52	50	47	45	43	41	39	37	36	34	33	31	30
119	64	61	57	54	52	49	46	44	42	40	38	37	35	34	32	31	30
117	63	60	56	53	51	48	46	44	41	40	38	36	35	33	32	30	29
115	62	59	55	53	50	47	45	43	41	39	37	35	34	33	31	30	29
113	61	58	54	52	49	46	44	42	40	38	36	35	33	32	31	29	28
111	60	57	54	51	48	46	43	41	39	38	36	34	33	31	30	29	28
109	59	56	53	50	47	45	43	41	39	37	35	34	32	31	30	28	27
107	58	55	52	49	46	44	42	40	38	36	35	33	32	30	29	28	27
105	57	54	51	48	45	43	41	39	37	35	34	32	31	30	28	27	26
103	56	53	50	47	45	42	40	38	36	35	33	32	30	29	28	27	26
101	55	52	49	46	44	42	39	38	36	34	33	31	30	29	27	26	25
99	54	51	48	45	43	41	39	37	35	33	32	31	29	28	27	26	25
97	52	49	47	44	42	40	38	36	34	33	31	30	28	27	26	25	24
95	51	48	46	43	41	39	37	35	34	32	31	29	28	27	26	25	24
93	50	47	45	42	40	38	36	35	33	31	30	29	27	26	25	24	23
91	49	46	44	42	39	37	36	34	32	31	29	28	27	26	25	24	23
89	48	45	43	41	39	37	35	33	32	30	29	27	26	25	24	23	22
87	47	44	42	40	38	36	34	32	31	29	28	27	26	25	24	23	22
85	46	43	41	39	37	35	33	32	30	29	27	26	25	24	23	22	21
83	45	42	40	38	36	34	32	31	29	28	27	26	25	23	23	22	21
81	44	41	39	37	35	33	32	30	29	27	26	25	24	23	22	21	20
79	43	40	38	36	34	32	31	29	28	27	26	24	23	22	21	21	20
77	42	39	37	35	33	32	30	29	27	26	25	24	23	22	21	20	19
75	41	38	36	34	32	31	29	28	27	25	24	23	22	21	20	20	19
73	39	37	35	33	32	30	29	27	26	25	24	23	22	21	20	19	18
71	38	36	34	32	31	29	28	26	25	24	23	22	21	20	19	18	18
69	37	35	33	32	30	28	27	26	24	23	22	21	20	20	19	18	17
67	36	34	32	31	29	28	26	25	24	23	22	21	20	19	18	17	17
65	35	33	31	30	28	27	25	24	23	22	21	20	19	18	18	17	16
63	34	32	30	29	27	26	25	23	22	21	20	19	19	18	17	16	16
61	33	31	29	28	26	25	24	23	22	21	20	19	18	17	17	16	15
59	32	30	28	27	26	24	23	22	21	20	19	18	17	17	16	15	15
57	31	29	27	26	25	23	22	21	20	19	18	18	17	16	15	15	14
55	30	28	27	25	24	23	21	20	19	19	18	17	16	16	15	14	14
53	29	27	26	24	23	22	21	20	19	18	17	16	16	15	14	14	13
51	28	26	25	23	22	21	20	19	18	17	16	16	15	14	14	13	13
49	26	25	24	22	21	20	19	18	17	17	16	15	14	14	13	13	12
47	25	24	23	21	20	19	18	17	17	16	15	15	14	13	13	12	12
45	24	23	22	21	19	18	18	17	16	15	15	14	13	13	12	12	11
43	23	22	21	20	19	18	17	16	15	15	14	13	13	12	12	11	11

高度转换器

高度（英尺和英寸）	高度（m）
5′0″	1.52
5′1″	1.55
5′2″	1.58
5′3″	1.60
5′4″	1.63
5′5″	1.65
5′6″	1.68
5′7″	1.70
5′8″	1.73
5′9″	1.75
5′10″	1.78
5′11″	1.80
6′0″	1.83
6′1″	1.85
6′2″	1.88
6′3″	1.90
6′4″	1.93
6′5″	1.96
6′6″	1.98

▲ 图 5-14　**BMI 计算器和身高转换器**

• 呼吸困难会使进食困难。实用的建议，如少食多餐，高热量的食物可以帮助扭转体重减轻的趋势。
• 对简单建议没有反应的低 BMI 患者应转诊以获得饮食建议并鼓励锻炼。
• 与 BMI 正常的患者相比，BMI 高的患者可能会出现更大的活动障碍和呼吸困难。
• 这反过来又会导致患者的运动量减少，生活质量下降。
• 应向患者提供有关如何减肥的建议。

十七、动脉血气

动脉血气（arterial blood gas，ABG）分析通过测量血液的酸碱度、呼吸功能（氧气和二氧化碳）和代谢指标（碳酸氢盐和碱过剩）来评估肺部的气体交换。呼吸系统和代谢系统协同工作，使身体的酸碱平衡保持在正常范围内。

ABG 分析的适应证包括以下情况。
• 诊断和确定呼吸衰竭的严重程度。
• 评估是否需要长期氧疗（➲ 第 14 章的“长期氧疗”）。
• 在重症监护环境中管理患者。
• 监测接受无创通气的患者。
• 评估心脏 / 呼吸停止后患者的状况。
• 术前评估患者基线数据。
• 在心肺运动试验和睡眠研究期间监测患者。

测量的参数如下。
• pH：血液中氢离子（H^+）浓度的指标，pH 表示血液的酸度或碱度。
• 动脉血氧分压：PaO_2 反映人体从肺部摄取氧气的能力。
• 动脉二氧化碳分压：$PaCO_2$ 反映肺通气和二氧化碳清除的充分性。
• 碳酸氢盐：被称为代谢参数，它反映了肾脏保留和排泄 HCO_3 的能力（➲ 第 21 章的“呼吸衰竭”）。
• 碱剩余：一个将由 1L 血液的 pH 变为 7.4 所需的酸或碱的量计算得到的数据。
• 正常值显示在表 5-7 中，定义显示在表 5-8 中。

表 5-7　动脉血气的正常值

参　数	正常值
pH	7.35～7.45
PaO_2	11.5～13.0kPa
$PaCO_2$	4.7～6.0kPa
HCO_3	22～26mmol/L
BE	-2～+2mmol/L
SaO_2	＞93%

表 5-8 ABG 的定义和含义

参数	定义	正常值
pH	pH<7.35，酸中毒 pH>7.5，碱中毒	正常的 pH 意味着血气是正常的，在这种情况下 $PaCO_2$ 和 HCO_3^- 也会正常，或完全代偿，在这种情况下，$PaCO_2$ 存在和 HCO_3^- 将超出正常值，因为一个参数是在代偿另一个参数。可能 PO_2 低而不影响 pH
PaO_2	• PaO_2<11.5kPa，血氧不足（低氧血症） • PaO_2>13kPa，血氧过多	评估该值是正常、高还是低。这应该考虑到患者可能接受的任何方式补充氧气
$PaCO_2$	• $PaCO_2$<4.7kPa，碱中毒 • $PaCO_2$>6.0kPa，酸中毒	$PaCO_2$ 评估呼吸成分。如果 $PaCO_2$ 是紊乱的，检查它是否遵循相同的方向（酸中毒或碱中毒）是很重要的。如果是这样，这是原发性的疾病
HCO_3^-	• <22mmol/L，酸中毒 • >26mmol/L，碱中毒	HCO_3^- 评估代谢成分。如果 HCO_3^- 值为异常，检查它是否遵循与 pH 相同的方向（酸中毒或碱中毒）。如果是这样，这是原发性的疾病
BE	• >+2mmol/L，血液中碱过量 • <−2mmol/L，血液中碱不足	碱过量定义为使 1L 血液恢复到正常 pH 为 7.4 所需的酸量 碱不足定义为将 1L 血液恢复到正常 pH 为 7.4 所需的碱量

在解释 ABG 测试时应遵循系统的方法，并且应结合患者的病史评价结果。如果存在混合的呼吸和非呼吸因素，结果可能会产生误导。

十八、补偿

这是身体试图维持正常的 pH 水平。身体利用呼吸系统和代谢系统相互对抗以维持正常的 pH。包括以下三类补偿类型：失代偿性，部分代偿，完全代偿。

（一）失代偿

pH 异常且 $PaCO_2$ 或 HCO_3^- 异常。结果中没有任何内容表明相反的系统试图纠正另一个系统。当患者严重不适时，通常会看到这种情况。表 5-9 显示了一个失代偿性呼吸性酸中毒的例子。

（二）部分代偿

pH 再次异常，$PaCO_2$ 和 HCO_3^- 也异常。其中一个参数将遵循与 pH 相同的方向。这将提示主要问题（呼吸或代谢）。第三个参数将向相反方向移动，以补偿原发性紊乱，但变化不足以使 pH 正常化。表 5-10 显示了部分代偿性呼吸性酸中毒的一个例子。

（三）完全代偿

pH 正常，但可能处于正常范围的上限或下限。$PaCO_2$ 和 HCO_3^- 将异常并向相反方向移动，一个代偿另一个（表 5-11）。

表 5-9　无代偿性呼吸性酸中毒

pH	7.17	这是低值（酸）
PaO_2	6.6kPa	这是低值（缺氧性呼吸衰竭）
$PaCO_2$	9.4kPa	这是高值，解释了为什么 pH 是酸性
HCO_3^-	25	这是正常的，所以没有补偿的证据

表 5-10　部分代偿性呼吸性酸中毒

pH	7.3	这是低值（酸）
PaO_2	6.8kPa	这是低值（缺氧性呼吸衰竭）
$PaCO_2$	8.6kPa	这是高值，解释了为什么 pH 是酸性
HCO_3^-	30	这是高值，因此有证据表明补偿开始发生

表 5-11　完全代偿性呼吸性酸中毒

pH	7.37	这是正常的，但呈弱酸性
PaO_2	6.9kPa	这是低值（缺氧性呼吸衰竭）
$PaCO_2$	7.3kPa	这是高值，解释了为什么 pH 呈弱酸性，问题出在呼吸系统上
HCO_3^-	29.8	这是高值，肾脏产生了碳酸氢盐，解释了为什么尽管 CO_2 很高，但 pH 仍处于正常范围内

（四）成因

- 见表 5-12。

十九、动脉血样

（一）动脉样本

动脉血样可以通过动脉穿刺或“穿刺”获得，也可以从留置的动脉插管中采集。如果需要频繁采集样本，留置动脉导管可以无痛地采集血液。对于一次性样本，最常用的动脉采样点是桡动脉、肱动脉和股动脉。在这三个部位中，桡动脉（位于拇指旁边的手腕区域）是首选部位，因为容易触及；动脉位置表浅，易于触诊、固定和穿刺；有来自尺动脉的侧支供血。

取样前应进行改良的 Allen 试验。这是检查腕部桡动脉和尺动脉完整性的测试。

表 5-12 异常 ABG 的原因、体征和症状

疾病和 ABG 发现	可能的原因	体征和症状
呼吸性酸中毒	• 降低通气的机制，如 COPD/ 哮喘、气道被肿瘤或异物阻塞、自发性肺塌陷胸壁损伤 • 药物相关性中枢神经系统抑制（吗啡、巴比妥类药物） • 通气不足：肺、心脏、肌肉骨骼或神经肌肉疾病	• 头痛 • 心动过速 • 意识模糊 • 烦躁 • 出汗 • 疲劳 • 抽搐
呼吸性碱中毒	• 换气过度来自焦虑、疼痛、感染导致发热、脑干损伤、药物（阿司匹林） • 通气量增加，由缺氧驱动引起：肺炎、高原弥漫性间质性肺疾病	• 呼吸急促 • 麻木 • 头晕 • 抽搐 • 焦虑 • 恐惧
代谢性酸中毒	• 腹泻导致的 HCO_3^- 消耗 • 肝、肾和内分泌疾病药物 • 中毒引起的消耗	• 深呼吸 • 疲劳 • 头痛 • 嗜睡 • 恶心 / 呕吐 • 腹痛 • 昏迷（如果严重）
代谢性碱中毒	• 长期呕吐导致盐酸流失 • 利尿药或类固醇导致钾流失 • 摄入过多的碱	• 呼吸浅慢 • 抽搐 • 意识模糊 • 烦躁 • 昏迷（如果严重）

- 检查者在手腕处压迫患者的桡动脉和尺动脉。
- 要求患者快速张开和合上手，直到手掌变白。
- 检查者松开桡动脉或尺动脉，寻找手部是否恢复粉红色和循环。
- 重复测试释放另一条动脉。
- 如果通过该动脉的血液循环充足，手应该在 6s 内恢复到粉红色（图 5-15）。

（二）取样

- 动脉穿刺利用一根连接有预装肝素（0.1～0.2ml，1000U/ml）的注射器进行。
- 肝素可防止样本凝固。

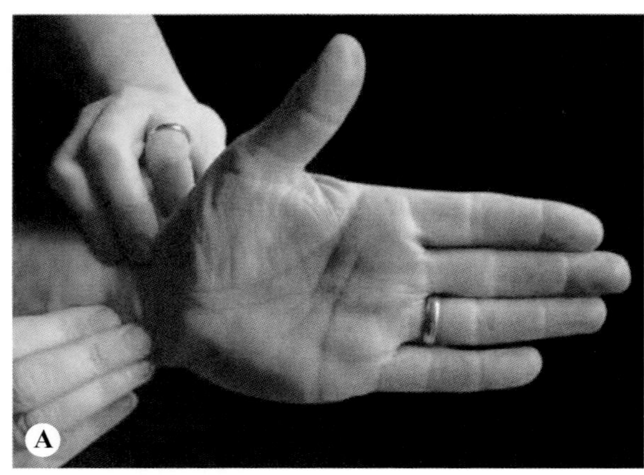
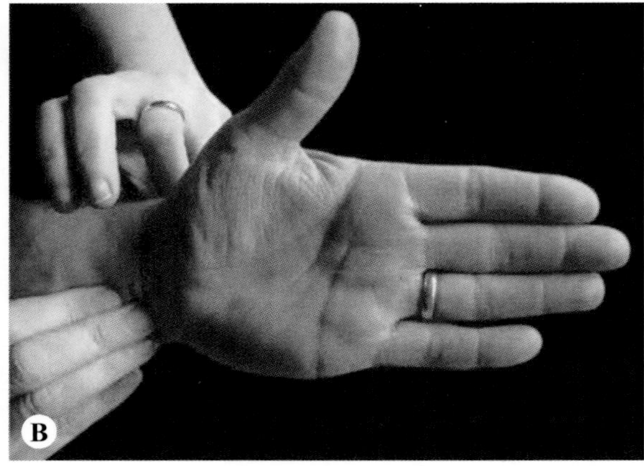

▲ **图 5-15　改良后的 Allen 检验**

A. 同时压闭桡动脉和尺动脉；B. 释放尺动脉

• 针头以 45° 插入，抽血量为 0.5（儿童）至 3ml，具体取决于当地政策和可用的血气分析仪。

• 需要对穿刺部位施加压力 5min，如果患者正在接受抗凝治疗或有出血性疾病，则需要更长的时间。

• 一旦获得样品，应注意消除可见气泡，因为这些气泡会溶解到样品中并导致结果不准确。

• 密封的注射器应立即连接血气分析仪。

• 如果不能立即分析样品，则应将其保存在冰中以减缓可能导致不准确的代谢过程。

• 该机器从注射器中吸出血液，并测量 pH 和氧分压、二氧化碳分压和碳酸氢盐浓度，以及血红蛋白的氧饱和度。

• 结果通常在 5min 内可用，然后可以进行解释。

• 重要的是，记录采集样本时患者是否呼吸空气或吸氧。如果患者吸氧，应记录吸入氧气的百分比。

二十、毛细血管血样

可以从耳垂或手指抽取血液，偶尔进行 ABG 样本，这种技术被认为比动脉穿刺具有更小的侵入性和痛苦。

• 需要毛细血管来收集样品。

• 如果使用耳垂，则需要将其加热并涂抹血管扩张霜。

• 这样可以确保血液快速流过毛细血管。

• 如果使用手指，则无须涂抹血管扩张霜。

• 用尖头手术刀或柳叶刀划出一个小口子，就会渗出一大块血，可以收集在管子里。

• 然后将管子密封并立即带到血气分析仪。

• 需要小心确保样品中不存在气泡。

• $PaCO_2$ 与从动脉样本中获得的那些一致，但 PaO_2 的准确性取决于耳垂或数字动脉化的良好技术。

一般要点

- 应向患者解释该测试；患者有知晓疼痛的权利。
- 建议患者在整个测试过程中正常呼吸；如果患者换气过度，结果可能不准确。
- 某些条件可能会干扰测试结果，例如，样本中的静脉血可能会降低 PaO_2 并升高 $PaCO_2$ 水平。
- 样本中的气泡导致空气和动脉血之间的气体平衡，从而降低 $PaCO_2$ 并增加 PaO_2。
- 在开始、改变或停止氧疗后至少等待 20min 再抽血进行 ABG。
- 记录抽取样本时患者接受的氧气量。
- 如果抽取样本时患者发热，则可能需要调整血气分析仪，因为大多数设置在 37℃以下分析样本。
- 应观察穿刺部位是否有出血迹象或循环障碍，例如，麻木、疼痛、刺痛或肿胀。

二十一、脉搏血氧饱和度监测

氧合指数容易测量，并可以用来估计动脉血氧饱和度（oxygen saturation，SaO_2）的水平。通过放置在指尖或耳垂部位的脉搏血氧仪进行测量。血氧仪用红光和红外光来检测含氧和脱氧血红蛋白的吸收特性。结果用氧合血红蛋白的百分比表示。在吸入室内空气的情况下，正常的血氧饱和度通常为 95%～98%。

脉搏血氧仪可以精确到 ±3%～5%，但在饱和度低于 70% 时测量不可靠。如果患者血液循环不良，如患有周围血管病或雷诺病，也会导致测量不准确。

90% 的 SpO_2 相当于 PaO_2 的 8kPa 左右。如果在空气下，SpO_2<92%，应取动脉血气检查 CO_2 水平。

一般注意事项

- 向患者解释，该检查将测量其血红蛋白中的含氧量。
- 患者应在检查前卸掉指甲油。
- 如果有假指甲，应使用耳用探头。
- 将血氧探头或血氧夹放在手指或耳垂上，使光束和传感器彼此相对。
- 保护传感器不受强光的照射。
- 如果探头要长时间使用，请经常检查探头部位皮肤，并至少每 4 小时更换部位，以避免刺激皮肤。

二十二、血液检查

患者有急性或慢性呼吸疾病时会进行常规许多血液检查。一些血液检查专门为了监测药物浓度（如茶碱）[➔第 15 章的“甲基黄嘌呤（茶碱）”] 或确认诊断（如吸入剂过敏反应中的特异性 IgE 水平）（➔第 7 章的“病理生理学”），但大多数指标都是感染等疾病过程的指标。更常见的检测方法和相关的肺部疾病见表 5–13。

二十三、放射学检查

（一）胸部 X 线检查

胸部 X 线检查呼吸道症状患者的基础筛查性检查（图 5–16），是患者出现慢性问题或急性

表 5-13 常见的血液检查及相关疾病

血液检查	疾 病
白细胞计数	升高见于感染，如肺炎
血红蛋白	• 贫血（低血红蛋白）常出现于慢性肺脓肿 • 红细胞增多症（高红细胞）有时可见于 COPD，提示可能存在低氧血症
C 反应蛋白	• 炎症指数指标，成人升高见于细菌性肺炎、肺脓肿、COPD 感染性加重和哮喘 • 特发性肺纤维化也可升高
红细胞沉降率	• 另一种炎症指数，在感染期间增加 • 特发性肺纤维化也可升高
血液培养	在肺部或其他呼吸道感染期间非常重要，应在使用抗生素之前检查
血清 IgE	• 变应性支气管肺曲菌病患者血清总 IgE 和特异性 IgE 水平升高 • 在哮喘患者中，特异性 IgE 抗体测试（放射过敏原吸附试验）用于确定吸入性过敏原诊断 • 总 IgE 与哮喘患病率呈正相关，但不能用于诊断
血清 α_1- 抗胰蛋白酶测定	• 年轻肺气肿患者应做此检查 • 如果测量值较低，应进一步确定其表型或基因型
血清免疫球蛋白和 IgG 亚型测定	由于免疫球蛋白缺乏是一个相对常见的原因，这些检查应在怀疑有支气管扩张的患者中进行
D- 二聚体	该检查是血管内血栓形成间接但具有提示性的标志物。特异性较低，阳性不仅见于有肺栓塞或深静脉血栓形成的患者，也可见于恶性肿瘤和创伤后
嗜酸性粒细胞水平	嗜酸性粒细胞是白细胞的一个种类。高水平的嗜酸性粒细胞可能引起气道炎症，影响鼻窦和鼻腔通道及下呼吸道。随着嗜酸性粒细胞增高，炎症和其他哮喘症状变得更加严重

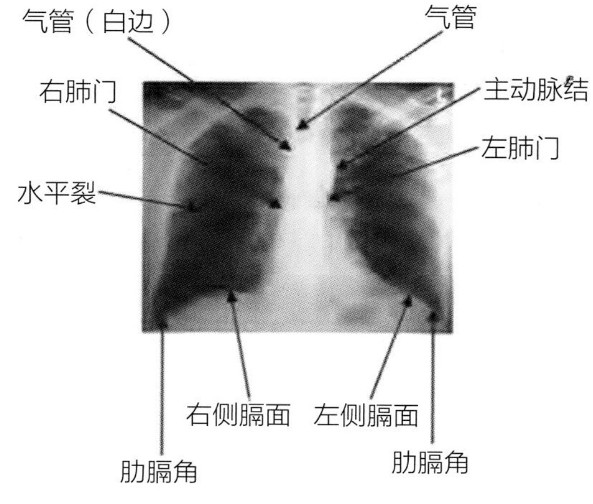

▲ **图 5-16 正常胸部 X 线片**

潜在严重症状的诊断标准。它可以可视化地显示影响肺部的情况。

• 气胸：空气在胸膜腔内积聚。

• 肺部肿块：如肺癌（➔第 12 章的“检查”）。

• 塌陷（肺不张）：任何原因导致的肺、肺叶或肺段容量减少。最常见的原因是因肿瘤、异物或黏液堵塞主支气管。

• 肺结核。

• 肺纤维化。

• 哮喘和 COPD 等疾病导致的气道膨胀过度。

• 肺实变：可见白肺区域，原来通常是气体的位置变为液体或细胞物质。最常见于感染，如肺炎或肺水肿（➔第 6 章的“病因”）。

（二）护理注意事项

• 在检查过程中不会有不适，几乎没有风险。

• 对于育龄女性，除紧急情况外，应在最近一次月经后 10 天内进行 X 线检查。

• 被检查者需去除颈部或胸部的任何金属物品或首饰。

• 被检查者站在一个胸板前，X 线光束放置在其身后 2m 处。

• 被检查者需要充分吸气，然后屏住呼吸。

• X 线束通过患者将一束短的 X 线发射到胸板上。

• 这些 X 线光束在穿过胸部结构时会散射出来。

• 这种扭曲影响了 X 线撞击胸板的模式，使胸部的不同结构能够被识别出来。

• 因病得太重或喘不过气导致不能到放射科站着做 X 线检查的患者可以做便携式 X 线检查。

• 通过便携式 X 线检查获得的图片质量可能低于在放射科做标准 X 线获得的图片。

二十四、胸部 X 线评估

• 始终在读片灯或影像存储与传输系统（picture-archiving communication system，PACS）上查看 X 线。

• 核对 X 线上的姓名和日期。

• 注意 X 线上包含右侧或左侧的标记。

• 如果被检查者充分吸气，应该能够数出横膈前面的六根肋骨。

• 确保胸部 X 线片涵盖整个肺野。

• 将肺部分为上、中、下三个区，并互相进行比较。

• 检查胸腔周围区域是否有肿块、肿胀、空气或异物。

• 观察隔膜：通常右侧看起来高于左侧。隔膜通常向下弯曲（肋膈角），边缘清晰。

• 检查骨结构，查看是否有异常密度或骨折。

• 观察心脏形态、大小是否正常，以及心脏边界是否可见。

• 观察气管，应处于中间，如果气管移动，这表明纵隔有问题或一个肺有病理改变。

• 比较双侧肺野，观察有无足够的肺扩张空间及相似的密度区域。

• 通常看不到胸膜，除非它们异常增厚。

二十五、计算机断层扫描

计算机断层扫描（computed tomography，CT）的应用大大增强了胸部的成像能力，现已成为专科临床实践的常规检查。它可以详细地检查肺野和中央胸部。它还可以通过从不同角度对同一区域进行 X 线检查，获得胸部和胸腔内容物的高质量图像。这些图像被计算机收集并处理为一张图像（图 5-17）。

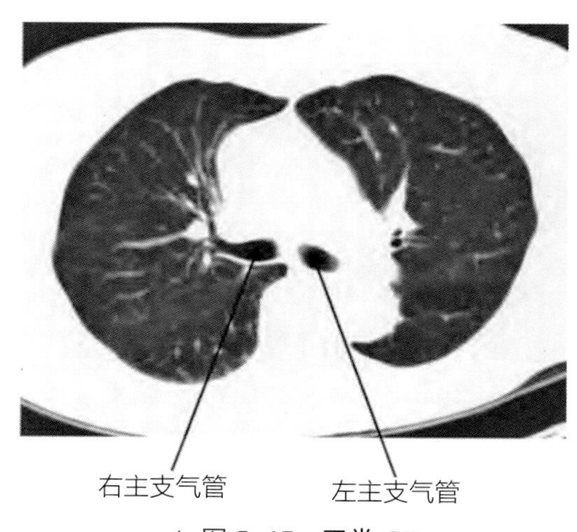

▲ 图 5-17　正常 CT

（一）护理注意事项

- 为什么要做该项检查。
- 该检查涉及暴露于适度大剂量的 X 线材料中，大约是标准胸部 X 线片检查的 100 倍。
- 被检查者可以被注射静脉造影剂。
- 被检查者需要平躺在球管内的床上，保持 15min 不动，这对呼吸困难的患者来说通常很难。
- 被检查者需要能够屏住呼吸 10s。
- 扫描仪拍摄过程中迅速且安静。
- 图片被传送到处理信息的计算机上。

（二）CT 能识别什么

- 肺结节。
- 纵隔肿块。
- 肺癌。
- 胸膜病变。
- 血管病变。

（三）高分辨率计算机断层扫描

高分辨率计算机断层扫描（high-resolution computerized tomography，HRCT）用于弥漫性肺疾病的成像，因为它可以观察到 1～2mm 的薄片，显示更多的肺部细节。

可以识别以下情况。

- 支气管扩张。
- 间质性肺疾病，如结节病、职业性肺病和间质性肺炎。
- 非典型感染，HRCT 用于提供早期诊断，监测疾病情况和对治疗的反应，并且提供疾病活动和破坏的证据。

二十六、MRI

MRI 是一种使用强大的磁铁、无线电波和计算机来帮助诊断呼吸系统疾病的检查。它提供了肺部高分辨率，横断面图像并追踪血流情况。与 CT 相比，MRI 在检查脊柱和一些软组织病理方面有额外的价值。虽然 CT 可提供与 MRI 相似的细节，但 MRI 可识别脊柱和脑转移，对肺癌的分期非常有用（➔第 12 章的“检查”）。

由于使用了磁场，金属物体不能被放置在扫描仪中。

护理注意事项

- 患者需要知道为什么要做检查。
- 让患者摘掉全部珠宝首饰并清空口袋。磁场可以使借记卡和信用卡上的磁条去磁化并让手表无法运行。
- 如果患者体内有心脏起搏器、矫形针、骨科针或人工椎间盘，请告知医生。
- 告诉患者，他/她必须躺在一张检查床上，通过隧道滑进磁场内部。
- 检查过程中建议患者正常呼吸，不要说话或移动，以免影响结果。
- 检查过程可能长达 45min，患者需要一直平躺，对于呼吸困难的患者来说很难。
- 要告知患者机器的噪音很大，声音从持续的砰砰作响到突然的比较大的声响。提供耳塞或播放患者自己选择的音乐。
- 一些患者可能会在幽闭的空间感到恐惧，可以根据需要提供镇静药。

二十七、支气管镜检查

支气管镜检查直接检查气管和较大的支气管。它可以通过刷洗、灌洗或活检来对肺组织进行取样。有两种类型的支气管镜：软性纤维支气管镜和硬质支气管镜。

软支气管镜检查是最常见的类型，因为患者只需要轻微镇静。这可以减少焦虑，抑制咳嗽机制。局部麻醉药（如利多卡因）被用于麻醉咽部和声带。

硬质支气管镜检查相对不常用，有时在需要更好的控制气道出血的其他操作中使用，如冷冻疗法或激光治疗。硬质支气管镜检查需要在全身麻醉下进行。

支气管镜检查的主要指征如下。

- 肺癌伴异常胸部 X 线或咯血。
- 肺癌分期。
- 弥漫性肺疾病。
- 感染。
- 清除异物、黏液栓塞或过量分泌物。

护理注意事项

- 向患者解释检查需要做什么，以及为什么要进行检查。

- 告知患者在检查前 4～6h 不要进食或饮水。
- 告知患者在检查前会给予镇静药，并进行局部麻醉。
- 告知患者需要躺在沙发上，支气管镜将从他们的鼻子或嘴巴插入。
- 告知患者将使用脉搏血氧仪持续监测其血氧水平，如果需要将补充氧气。
- 如患者有喘息、呼吸困难、胸痛或咯血，立即向医生报告。
- 患者呕吐反射恢复前，禁食、禁饮、禁口服药物。

二十八、皮肤点刺试验

皮肤点刺试验可以帮助确定某人是否对某种化合物过敏。该检查的主要功能是确认特应性疾病的诊断（➲第 7 章的“特应性”），确认临床病史，并给予正确的建议和治疗。它最常用于有哮喘和过敏性鼻炎病史的患者。

皮肤点刺试验是一种简单、快速、廉价的检查，可以检测多种过敏原，结果可在 15min 内获得。试验的原理是，如果患者对某种化合物过敏，他们将产生特定的免疫球蛋白（IgE）复合物。这种免疫球蛋白在给药时就会识别该化合物。

皮肤点刺试验应结合患者的临床病史，用来筛选过敏原。在该检查中，少量的过敏原被置入皮肤下。如果患者对过敏原过敏，位于肥大细胞顶部的 IgE 会识别过敏原并导致肥大细胞脱颗粒。肥大细胞脱颗粒致使流向该区域的血流增加，导致其变红、变热和肿胀。

（一）如何进行检查

- 该检查通常是在前臂内侧的皮肤上进行的。
- 手臂预先标记上代表特定过敏原的数字，以及阳性对照（组胺）和阴性对照（盐水）（图 5–18）。

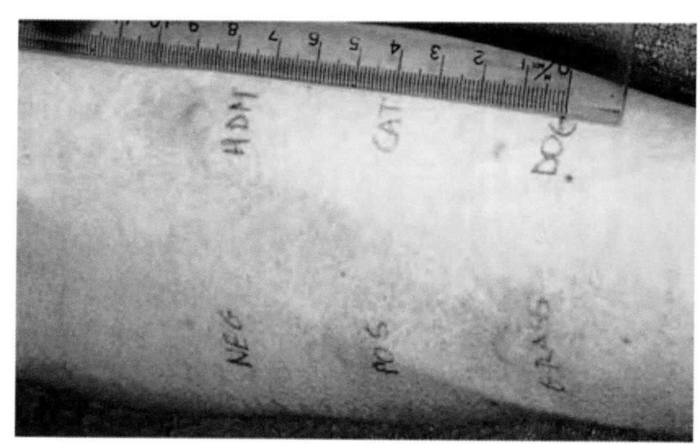

▲ 图 5–18　皮肤点刺试验部位说明

经许可转载，引自 ALK-Abello

- 在皮肤上标签对应部位滴一滴过敏原，用点刺针轻轻刺入皮肤表层。
- 每种过敏原应使用新的点刺针。
- 2min 后，可以用干净的纸巾擦拭该区域。

- 15min 后观察测试部位是否存在红斑（发红）和风团。
- 测量风团的大小，风团直径大于阴性对照 3mm 视为阳性。
- 所有部位出现较大面积风团或包括阳性对照部位在内的所有测试失败，表明需要另一种替代试验，如特异性 IgE。

（二）护理注意事项

- 应建议患者在检查前不要服用抗组胺药，会导致结果不准确。
- 患者在检查期间不应口服大剂量类固醇药物，会导致结果不准确。
- 对于有过敏史或有中重度湿疹的患者，避免皮肤点刺试验更安全。
- 应告知患者，对过敏原的阳性反应可能会导致不适，因为皮肤会肿胀、发热。
- 极少数情况下，患者出现严重反应，如过敏原过敏反应。
- 由于存在这种风险，在进行皮肤点刺试验时，应始终提供复苏设备和训练有素的人员。

主要过敏原检测如下所述。

- 尘螨。
- 猫。
- 狗。
- 草花粉。
- 树花粉。
- 羽毛。

食物过敏原不太可靠，因为高达 5% 的患者出现食物假阳性。该试验也可能导致过敏反应，因此应避免。可以进行特定的放射过敏原吸附试验（radioallergosorbent test，RAST）。

二十九、痰液检查

痰液是咳嗽时从肺部和支气管排出的物质。分析痰液样本有助于诊断呼吸道疾病，确定呼吸道感染的原因，并识别异常的肺细胞。

痰标本在显微镜下检查，有时会根据患者的情况进行培养。痰培养和敏感性测试用于识别特定微生物，以及它对哪种抗生素敏感。痰培养阴性并不总是排除感染，因为感染可能是病毒性的。最常见的致病菌及其治疗建议见表 5-14。

痰液可通过三种方式获得：咳痰、经气管吸痰或支气管镜检查。

（一）获取痰液样本时的护理注意事项

- 向患者解释为什么要进行该检查。
- 鼓励患者在早晨痰液最多时采集痰液样本。
- 为防止样本被污染，请患者在咳痰前不要进食、清洁牙齿或使用漱口水。
- 当患者准备咳痰时，鼓励其做 3 次深呼吸并用力咳嗽。
- 如果患者咳痰困难，可给予盐水雾化，使痰液松动。或可以请一名物理治疗师帮助患者咳痰。
- 应使用无菌标本罐来运输样品。
- 在样本送检前，确保样本是痰液而不是唾液。唾液比痰液稀薄，泡沫或气泡更多。
- 实验室申请单包括患者的详细信息、样本的采集日期和时间、原始诊断、患者可能正在服

表 5-14 最常见的致病菌及相关疗法

细　菌	一线抗菌药物	二线抗菌药物
肺炎链球菌	• 阿莫西林 • 苄基青霉素	• 红霉素 • 克拉霉素 • 头孢呋辛 • 头孢噻肟
流感嗜血杆菌	阿莫西林（复合阿莫西林克拉维酸用于产 β-内酰胺酶的菌株）	• 头孢呋辛 • 头孢噻肟 • 环丙沙星 • 左氧氟沙星
嗜肺军团菌	克拉霉素 + 利福平	• 环丙沙星 • 左氧氟沙星
• 肺炎衣原体 • 肺炎支原体	• 红霉素 • 克拉霉素	• 四环素 • 环丙沙星 • 左氧氟沙星
卡他莫拉菌	复合阿莫西林克拉维酸	• 红霉素 • 四环素

用的任何药物及任何已知的药物过敏。

- 样本采集后应尽快送往实验室。

（二）痰诱导试验

痰诱导是通过雾化吸入无菌溶液（等渗或高渗），然后咳嗽和咳痰。吸入生理盐水可引起支气管收缩。因此，需要吸入沙丁胺醇进行预处理并在过程中监测肺功能。

痰液中嗜酸性粒细胞水平升高可作为气道炎症的标志，并可作为评估哮喘患者严重程度和治疗反应的工具。

第 6 章　急性呼吸窘迫综合征

Acute respiratory distress syndrome (ARDS)

冯振亭　译　　赖钰虹　校

一、定义

急性呼吸窘迫综合征（acute respiratory distress syndrome，ARDS）不是一个独立的疾病，而是指一系列急性肺损伤造成的严重后果，导致非心源性肺毛细血管通透性改变，使液体和蛋白质渗漏到肺泡间隙，从而造成气体交换受损。其特征是由于分流导致的通气与血流灌注比值（VQ）异常造成的快速进行性低氧血症，以及肺部顺应性降低，导致呼吸做功增加和呼吸肌疲劳。

目前，ARDS 使用的是“柏林定义”。根据 2012 ARDS 定义工作组的工作，该定义根据发病时间、肺水肿起因、不同海拔的氧合程度、胸部成像结果来鉴别疾病的严重程度。完整的标准可在 JAMA[1] 中找到。

二、发病率

机械通气的患者中，约 23% 有 ARDS。ARDS 的诊断差异很大；报道显示人群中确诊 ARDS 的情况存在差异，每 100 000 人中为 10～86 例。

三、病因

ARDS 可能是直接或间接原因导致的过度炎症反应的一部分（表 6-1）。

- ARDS 最常见的原因是脓毒症，约 40% 的脓毒症患者会出现 ARDS。
- 80% 的病例在诱发原因 24h 内发病，95% 的病例在 72h 内发病。

四、病理生理

组织学显示中性粒细胞和血小板活化及聚集，由蛋白质渗出物和 ARDS 病理生理过程的

[1] The ARDS Definition Task Force. Acute respiratory distress syndrome: the Berlin definition. JAMA 2002；307:2526–33.

表 6–1　ARDS 的过度炎症反应

	直接肺损伤	间接肺损伤
常见	• 肺炎 • 胃内容物吸入	• 脓毒症 • 严重创伤伴休克 • 多次输血
不太常见	• 肺挫伤 • 脂肪栓塞 • 溺水 • 吸入性损伤 • 再灌注 • 肺水肿	• 药物过量 • 急性胰腺炎 • 输血 • 妊娠相关 ARDS

早期阶段产生的纤维化成分引起的斑片状肺泡内浸润。ARDS 的疾病进展包括呼吸毛细血管内皮和肺细胞的功能障碍。炎症介质［白细胞介素（interleukin，IL）、肿瘤坏死因子（tumor necrosis factor，TNF）、前列腺素、一氧化氮、内皮素等］及炎症细胞因子（白细胞、血小板、成纤维细胞等）都在病理生理学中都起着不同的作用。

经典的 ARDS 分期为由于毛细血管通透性增加、中性粒细胞和血小板的活化与聚集，以及斑片状肺泡渗出的早期渗出期，随后是不同程度的溶解、组织和纤维化的纤维增生期。

五、治疗和综合管理

• 尽可能消除病因。外科感染引流、感染或坏死组织清创术、长骨骨折固定、早期有效的抗生素治疗等。

• 给氧或无创持续气道正压通气（continuous positive airway pressure，CPAP）是一线治疗，然而，在重症监护室（intensive care unit，ICU）通常需要插管和机械通气来维持足够的气体交换，也可能使用其他辅助治疗通气患者的呼吸衰竭，如镇静和麻痹。

• 血流动力学监测和治疗，如静脉输液和血管活性药物，以维持组织供氧。

• 支持其他器官功能（如肾脏替代疗法）。

（一）呼吸支持

对于自主呼吸的患者，最初应通过面罩适当增加给氧来维持血氧饱和度。氧气会导致黏膜和分泌物干燥，应始终保持加温加湿。（➔ 第 14 章）给氧浓度需高于 40%～60% 的患者应接受高流量湿化吸氧。高流量氧气通过高流量发生器以每分钟 4L 以上的流量输送。

可以考虑使用 CPAP 模式来增加那些没有毛细血管分流的肺泡的通气量。

如果患者无法维持氧合或无创呼吸治疗无效，则可能需要转诊 ICU 并进行插管和有创通气。

用于预防 ARDS 患者呼吸机相关肺损伤（ventilator-associated lung injury，VALI），所采用的一种肺保护性通气策略具体如下。

1. 潮气量（tidal volume，Vt）应按理想体重控制在 6～8ml/kg。

2. 平台压尽可能限制在低于 30～35cmH_2O。

3. 在需要使用更高的膨肺压力时，增加呼气末正压（positive end expiratory pressure，PEEP）（高于 20cmH_2O）有助于保护肺部免受进一步的损伤，并改善肺复张。

机械通气的并发症很常见，包括呼吸机相关性肺炎（ventilator-associated pneumonia，VAP）、气道压力过大造成的气压伤和潮气量过大导致的容量伤，这些都可能加重 ARDS。一些患者出现气胸，需要放置胸腔引流管。

连续拍摄胸部 X 线可以确认导管的正确位置并监测肺部变化（➔ 第 5 章的“放射学检查”）。

血气值应以保证生存为目标，不一定要达到正常值。允许性高碳酸血症（高 PCO_2、低 pH、潮气量减少）可减少肺损伤，如果器官功能维持正常，可允许 SaO_2 降至 90% 以下。

（二）体位改变

床头抬高 30°～45° 仰卧位可以降低吸入性肺炎和医院内肺炎的发生率。变换体位或俯卧位可通过改善通气 / 血流灌注来改善氧合。俯卧位可能会带来实践风险，如面部压疮、臂丛神经损伤，以及中心静脉导管或气管内导管移位。

其他治疗

- 通气设置：反比通气 [增加吸气与呼气（I∶E）比率] 可以改善氧合。交替通气模式（如 APRV）有时可以改善患者和呼吸机的同步性。
- 预防或治疗肺不张：通过优化患者体位、物理治疗和引流大量胸腔积液。
- 镇静：许多患者暂时用镇静药物镇静，甚至用肌肉松弛药麻痹，以促进与机械通气的同步，减少呼吸工作。这些药物应该谨慎使用，因为它们伴有精神错乱和危重症患者虚弱等不良反应。
- 液体管理：采用保守液体疗法优化血管内及肺部液体可以改善气体交换。
- 治疗代谢性酸中毒：肾脏替代疗法治疗代谢性酸中毒引起的肾损伤可能有益于降低 ARDS 导致的呼吸性酸中毒的影响。
- 用肌力和其他血管活性药物治疗心血管不稳定可减少心源性肺水肿和代谢性酸中毒。
- 吸入一氧化氮或雾化依前列醇（PGI_2）[2～10ng/（kg・min）] 在高达 60% 的患者中显示出氧合改善，但未显示出对预后有益。
- 对于严重的 ARDS 患者，ICU 可能会考虑转诊到体外膜肺氧合（extracorporeal membrane oxygenation，ECMO）治疗中心，在该中心，患者的血液被泵出体外进行氧合并清除二氧化碳，然后输回体内。这可以让肺部在休息的同时保持充足的氧合及二氧化碳清除。
- 类固醇并不能预防 ARDS。50%～60% 的患者使用类固醇 7～10 天可以改善气体交换。然而，对于合并感染或危重症肌病和神经病变加重的患者，类固醇的使用仍存在争议，甚至可能是有害的。
- 其他治疗方法，包括分侧肺通气、气管内吹气、部分液体通气、高频振荡或喷射通气，没有得到广泛应用，也几乎没有支持性证据。

六、预后

预后取决于以下情况。

- 与某些潜在的诱发因素有关的原发性损伤造成的 ARDS 可能具有良好的预后并迅速逆转

（脂肪栓塞，90% 的生存率），而其他原因（脓毒症）导致的 ARDS 在病情的各个方面可能更严重。

- 损伤程度。
- 患者的年龄和健康状况。
- 其他器官功能障碍的存在和程度。
- 在过去 10 年中，死亡率已从 60%～70% 降至 35% 左右。
- ARDS 患者中约 80% 的死亡是由于脓毒症和（或）多器官衰竭，而非呼吸衰竭。
- 大多数幸存者仍有轻度至中度呼吸障碍，小部分患者严重受损，一些患者呼吸功能恢复正常，但肺功能检查仍存在一些不足。
- 大量患者和家庭成员可能遭受心理创伤，对人际关系、工作能力和个人财务产生重大影响，出院后可能需要支持。

七、护理

普通病房的护理工作旨在识别呼吸功能的早期恶化，并及时处理症状和体征。必须定期观察并记录心率、血压、呼吸频率等基本生理参数（➲ 第 4 章）。

准确记录液体平衡量和总量是管理低血压和肺水肿的关键。使用跟踪触发或预警评分系统也可以帮助资历较浅的医务人员识别病情恶化。

优化氧气输送、开始使用高流量氧气和加湿处理会缓解症状。通过及时和有计划的护理干预来减少氧气需求有助于缓解症状。

患者的体位和安抚也有助于缓解呼吸困难。可减少口腔摄入量并提供口腔护理。需对营养摄入进行监测，并转诊营养师。通常需要静脉输液。还应考虑尽早转诊到更高级别的护理机构。

重症监护室的护理旨在保护器官功能，包括有创通气、血液滤过、正性肌力药和其他系统支持。建议读者选择一本专门的重症监护方向的书籍，以便进一步阅读这方面的内容。

ARDS 患者的护理是在适当环境下提供的最佳支持性护理。疾病严重程度对患者家庭的影响及高死亡率需要谨慎处理。

拓展阅读

[1] Acute Respiratory Distress Syndrome Network. Ventilation with lower tidal volumes as compared with traditional tidal volumes for acute lung injury and the acute respiratory distress syndrome. N Engl J Med 2000;342:1301-1307.

[2] Adam SK. *Oxford Handbook of Critical Care Nursing*. Oxford: Oxford University Press, 2009.

[3] Bellani G, Laffey JG, Pham T, et al. Epidemiology, patterns of care, and mortality for patients with acute respiratory distress syndrome in intensive care units in 50 countries. JAMA 2016;315:788.

[4] Guerin C, Reignier J, Richard J- C, et al. Prone positioning in severe acute respiratory distress syndrome. N Engl J Med 2013;368:2159-2168.

[5] Herridge MS, Moss M, Hough CL, et al. Recovery and outcomes after the acute respiratory distress syndrome (ARrDS) in patients and their family caregivers. Intensive Care Med 2016;42:725-728.

[6] Levy MM, Evans LE, Rhodes A. The Surviving Sepsis Campaign Bundle: 2018 update. Intensive Care Med 2018;44:925-928.

[7] Pham T, Rubenfield G D. The epidemiology of acute respiratory distress syndrome. A 50th birthday review. Am J Resp Crit Care Med 2017;195:860-870.
[8] Singer M, Deutschman CS, Seymour CW, et al. The Third International Consensus Definition for Sepsis and Septic Shock (Sepsis- 3). JAMA 2016;315:801-810.
[9] Slutsky AS, Ranieri VM. Ventilator- induced lung injury. N Engl J Med 2013;369:2126-2136.
[10] The ARDS Definition Task Force. Acute respiratory distress syndrome: the Berlin definition. JAMA 2012;307:2526-2533.
[11] Thompson BT, Chambers RC, Liu KD. Acute respiratory distress syndrome. N Engl J Med 2017;377:562-572.

第 7 章　哮喘与过敏

Asthma and allergies

杨花峰　何文芳　杨　蕊　译　　黎列娥　熊淑云　罗晓芬　校

哮喘是英国的一个重大问题，据报道，大约有 520 万人患有哮喘；有 21% 的儿童和 15% 的成人会发生哮喘。虽然哮喘无法治愈，但如果服用现有药物，多数人的症状可以有效消除。尽管如此，哮喘患者的发病率仍然很高，超过一半的患者经常在夜间因症状醒来，2/3 的患者表示在跑步赶公共汽车或参加运动时会出现呼吸困难。

过敏是哮喘的重要组成部分，大多数哮喘患者对一种或多种常见的空气致敏原敏感。大约 80% 的哮喘患者还患有鼻炎（主要是流鼻涕、鼻塞），这对生活质量有重大影响。

改善哮喘和鼻炎控制的关键因素是准确诊断、适当使用可用的治疗选择、定期复查、良好的设备技术和有效的患者教育。在避免措施已被证明有效且可行的情况下，识别过敏性诱因可能是有用的。至关重要的是，患者及其家人或护理人员参与治疗决策，卫生专业人员与其合作，使他们能够更好地管理自己的病情。

为了改善哮喘的控制并减少症状对个人生活质量的影响，所有与哮喘和过敏性鼻炎患者接触的卫生专业人员都必须熟悉治疗这两种疾病的最新方法，并完全熟悉当前的临床指南。

一、哮喘的定义

多年来，专家们一直在努力为哮喘寻找一个简单的定义。关于哮喘是否应被视为一种单一疾病实体，还是应被视为具有多种不同模式的动态异质性临床综合征，存在着相当大的争议。哮喘的诊断是一种临床诊断，但所有定义的核心是存在以下特征。

- 慢性气道炎症。
- 气道反应性增加。
- 广泛可变的气流阻塞。
- 可逆性气流阻塞。

哮喘有两个明确的特征，即随时间和强度变化的呼吸道症状病史，以及可变的呼气气流限制。哮喘是一种慢性气道炎症性疾病，在易感个体中，炎症症状通常与广泛但可变的气流阻塞及对各种刺激的气道反应性增加有关。阻塞通常是可逆的，或是自发性的，或是经过治疗的。

在易感个体中，这种炎症会导致反复发作的喘息、咳嗽、胸闷和呼吸困难。炎症导致气道对致敏原和刺激物敏感。

二、病理生理学

每个人的气道都会对吸入的刺激物做出反应，例如，在进入烟雾弥漫的房间或吸入面包屑时，大多数人都会咳嗽。虽然他们没有意识到这一点，但作为身体正常保护机制的一部分，他们的支气管平滑肌会收缩，黏液分泌会增加。

在哮喘时，这种反应会变得夸张，哮喘患者的气道对较低水平的刺激和可能不会影响其他人的诱因反应更加迅速。这种反应被称为支气管高反应性（bronchial hyperreactivity，BHR）。虽然 BHR 是哮喘的特征，但它并不是哮喘独有的。长期吸烟者可能会发展出 BHR，有时急性呼吸道感染，如支气管炎或流感，会导致 BHR 暂时升高。

暴露于诱因会引发一系列事件，导致炎症反应。在特应性哮喘中，这是一系列由 IgE 介导的事件，但在非特应性哮喘中，导致炎症的机制尚不清楚。

正是潜在的炎症导致细支气管变窄，其主要机制有三种。

（一）支气管痉挛

支气管痉挛是支气管平滑肌的剧烈收缩，使细支气管变窄及上皮和黏膜下层变形。支气管痉挛通常受到关注，是因为它很容易被出现症状的患者感知到，并且通常可以通过短效 β_2 受体激动药（如沙丁胺醇和特布他林）逆转（➲第 15 章）。

重要的是要记住，支气管收缩是由其他机制引起的，除非得到适当治疗，否则会迅速复发并可能持续存在。

频繁或长时间的支气管痉挛可导致平滑肌生长（肥大），导致肌肉增厚和气道尺寸永久性减少。哮喘控制不佳的人可能继续发展为不可逆气道阻塞，这可能是原因之一。

（二）上皮损伤和水肿

黏膜下层的毛细血管扩张并变得渗漏，导致上皮和黏膜下层因水样液体而肿胀。上皮细胞脱落，导致黏膜下层和基底膜的迷走神经末梢显露。基底膜也可能变厚，持续的炎症可能导致永久性变化。

（三）黏液分泌

黏液腺增大，分泌黏液的细胞倍增，导致黏稠的黄色黏液分泌过多。在严重发作时，可能咳出呈小气道形状的黏液栓，内含脱落的上皮细胞、炎症细胞和血浆渗出物。

上皮损伤、水肿和过量黏液分泌对支气管扩张药无反应，需要使用全身或吸入性糖皮质激素（取决于症状的严重程度）进行控制。

三、致敏原接触：早期和晚期反应

如前所述，很大部分哮喘患者对一种或多种致敏原过敏。这可以通过它们对这些致敏原产生 IgE 的倾向来证明（通过皮肤点刺或血液测试来测量）（➲第 5 章）。然而，哮喘患者的许多肺部损伤并不是由 IgE 介导的机制直接造成的。当某人暴露于致敏的致敏原时，致敏原会与肥大细胞和嗜碱性粒细胞上的 IgE 结合，导致这些细胞释放炎症介质。其中一种是组胺，它会引起许多过敏症状，如鼻炎发作时的症状。然而，在哮喘时，尽管组胺会立即引起肺部支气管收缩，但其他炎症细胞的流入（不仅是对组胺，而且是对肥大细胞和 T 细胞释放的其他介质和细胞因子的反应）是哮喘时肺部主要变化的原因，并触发了过敏原激发后的所谓晚期哮喘反应。

（一）早期哮喘反应

对特定的致敏原过敏后，再次接触该致敏原会导致快速支气管收缩，在几分钟内开始，15min 达到高峰，并在大约 3h 内消失。这被称为早期哮喘反应。早期反应中释放的最重要的介质是组胺、前列腺素和白三烯（图 7–1）。

（二）晚期哮喘反应

接近 50% 的成人过敏者和超过 70% 的哮喘儿童在接触致敏原数小时后会继续发展为晚期哮喘反应。晚期反应持续长达 18～24h。然而，在单次致敏原暴露后，即使在呼气峰流速（peak expiratory flow rate，PEFR）恢复正常后，BHR 仍可能会持续长达 3 周。这种晚期反应是由早期阶段释放的介质招募炎症细胞（如嗜酸性粒细胞、中性粒细胞和淋巴细胞）进入该区域引起。这些细胞释放的介质比肥大细胞释放的介质毒性更强，更持久。它们不仅导致持续的支气管痉挛，还导致毛细血管进一步渗出血浆，以及支气管高反应性和炎症的增加（图 7–1）。

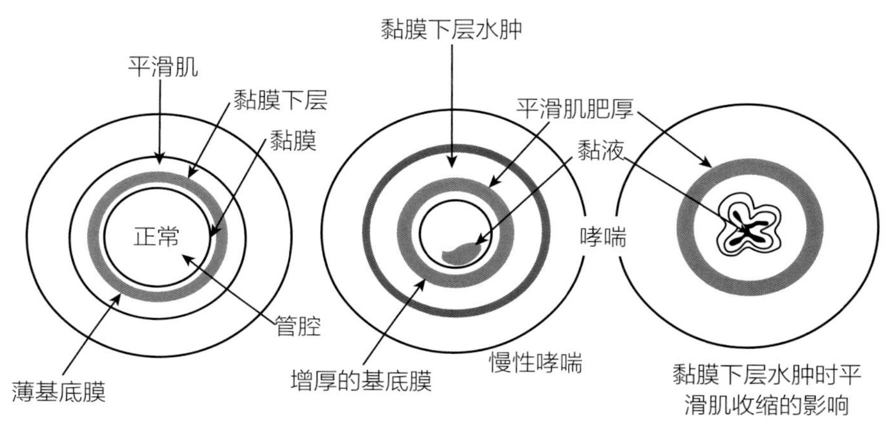

▲ 图 7–1　正常和发炎的气道图示

四、哮喘分类

哮喘可以用不同的方式分类，但重要的是要记住，患者很少能完全符合特定的类别。

（一）特应性哮喘

- 儿童期发病。
- 间歇性症状。
- 皮肤点刺试验阳性。
- 可明确识别的触发因素。
- 过敏家族史。
- 预后良好。

（二）非特应性哮喘

- 成年期发病。

- 持续性症状。
- 皮肤点刺试验阴性。
- 除了感染外的触发因素不明确。
- 可能的哮喘家族史。
- 预后良好。

五、职业性哮喘

对每一位成年哮喘患者都应该询问职业暴露情况，以及脱离工作环境后哮喘是否好转。职业性哮喘的准确发病率难以确定，但据估计，职业原因可能占成人哮喘的 9%～15%。目前，它是世界上最常见的工业性肺病，据报道有 400 多种病因。因此，客观地确认诊断（通常意味着需要专家转诊）并尽快消除暴露非常重要。职业性哮喘可以产生重大影响，许多人不得不更换工作以避免接触致喘物质，更严重的情况下会因为导致重大残疾而提前退休。

（一）工作加重的哮喘

由于在工作场所的灰尘或烟雾等非特定因素使原有哮喘（或巧合的新发哮喘）加重。

（二）职业性哮喘

图 7–2 是由工作场所特定物质过敏而导致的哮喘。职业性哮喘可分为两类。

1. 刺激物诱发的职业性哮喘：症状典型地发生在工作时暴露于高浓度刺激性气体、烟雾或蒸汽的几个小时内。这种职业性哮喘有时被称为反应性气道功能障碍综合征（reactive airway dysfunction syndrome，RADS）。

2. 过敏性职业性哮喘：约 90% 的职业性哮喘是由过敏反应引起的，这也是通常所说的职业性哮喘。在这种过敏反应中，工作时接触呼吸道致敏剂后，在出现症状之前会有一段潜伏期。通过过敏机制诱发工作场所哮喘的因子可大致分为低分子量或高分子量因子。高分子量因子通常是蛋白质，似乎通过 1 型 IgE 相关超敏反应发挥作用。虽然一些低分子量因子也通过 IgE 介导的机制发挥作用，但大多数作用尚不清楚。

所有出现气流阻塞症状的成年人，均应怀疑其为过敏性职业性哮喘。对于从事高风险职业或接触高风险物质的人群，应积极寻找病因。因为早脱离致病因素有助于改善预后，并有最大概率完全康复。诊断后仍从事相同工作，或接触相同物质的工作人员，其症状不可能改善，反而可能恶化。如果不再进一步接触致敏原，则患者得到症状改善或消除的概率最大，这可能会对工人的就业和财务状况产生重大影响，因此建议尽早转诊至职业胸科医生专家。

六、哮喘发展的危险因素

哮喘的单一原因尚未确定，但有几种不同的因素可能与哮喘的发展有关。

（一）遗传影响

毫无疑问，哮喘确实有家族遗传倾向，并与特应性遗传有关，但也可能发生在没有哮喘或特应性家族史的个体中。

据估计，一级亲属患有哮喘或特应性疾病的儿童患哮喘的可能性是没有密切家族史儿童的 2～3 倍。母亲哮喘的遗传风险略高于父亲，如果父母双方都患有哮喘，遗传风险会进一步增加。

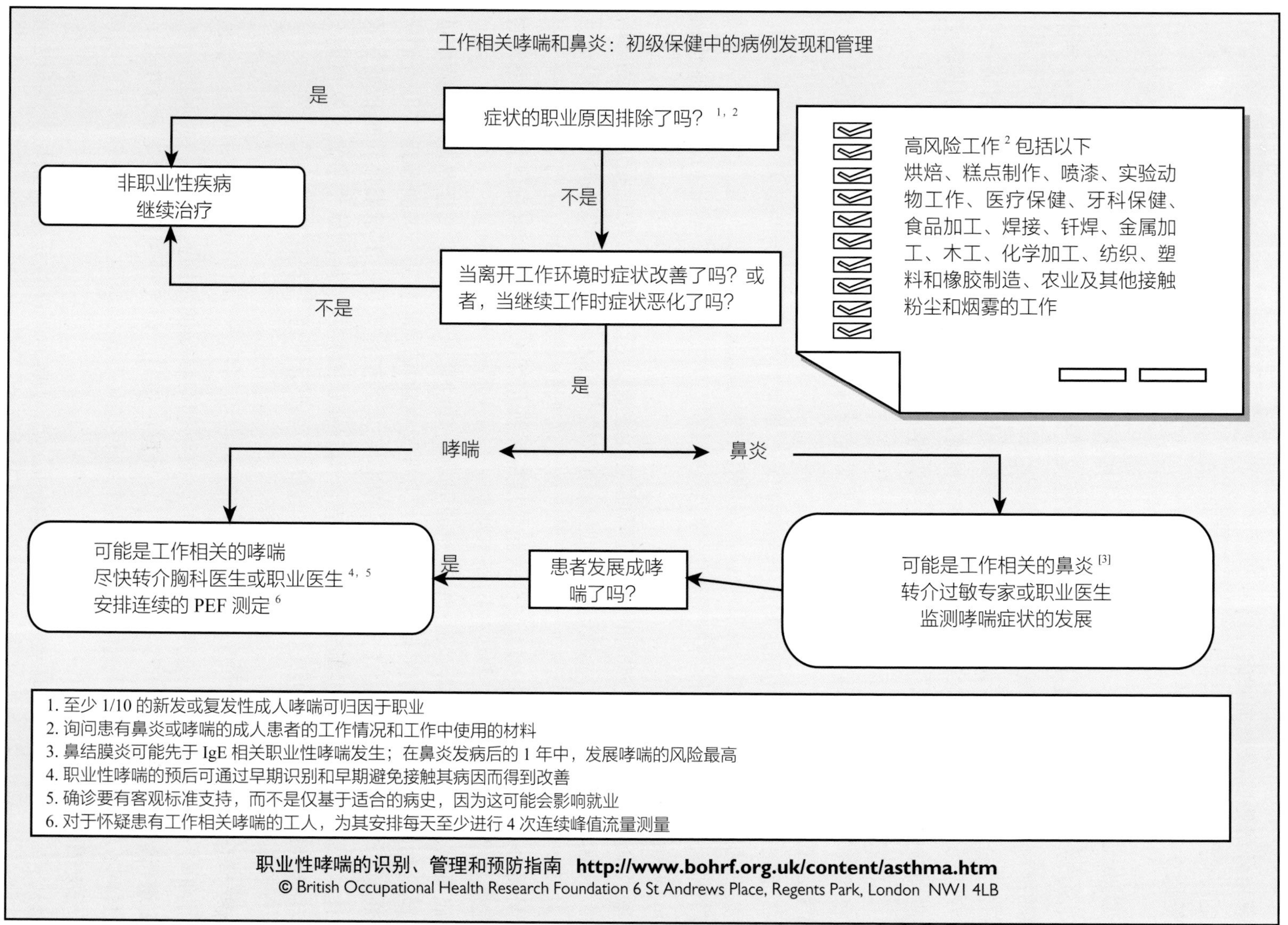

▲ 图 7-2 工作相关哮喘和鼻炎：初级保健中的病例发现和管理

引自 Newman Taylor AJ, Nicholson PJ.(eds).Guidelines for the prevention, identification and management of occupational asthma:Evidence review and recommendations. British Occupational Health Research Foundation.London2004.https://www.bohrf.org.uk/downloads/asthmalg2.pdf

虽然遗传易感性可能是哮喘发展的部分原因，但很明显，其他环境因素的更复杂相互作用也参与了症状发展。例如，当低哮喘患病率地区的儿童迁移到高患病率地区时，他们的哮喘患病率被发现与新居住地相似。尽管可能涉及许多因素，但此类研究普遍表明，哮喘发病率增加似乎与向更现代化、城市化、经济发达社会转型有关。这一点在德国的统一中得到体现，原本患病率较低的东德儿童，在大约 10 年的时间里赶上了西德。

（二）性别

男性性别是青春期前儿童哮喘发展的一个危险因素，男婴在幼儿期患哮喘的可能性大约是女婴的 2 倍。然而，女性性别是儿童哮喘持续到成年的危险因素，男孩比女孩更有可能在青春期摆脱哮喘。

（三）污染

空气污染：各种污染物可增强哮喘患者对吸入致敏原的反应。研究表明，空气污染可能引发急性哮喘发作或加重现有的慢性哮喘，尽管其影响远小于感染或致敏原暴露。

然而，最近的一些研究表明，环境空气污染，特别是长期接触柴油烟雾，可能会成为对常见空气致敏原致敏的辅助因素。这种接触可能被认为与哮喘有因果关系。

研究还表明，室内污染物，如燃气灶或火灾产生的二氧化氮烟雾，也是导致哮喘发展的因素（➔第 25 章）。

（四）接触致敏原

人们对于早期接触潜在致敏原在特应性人群发展为哮喘的过程中可能发挥的作用非常感兴趣。人们认为，接触量（致敏原载量）、致敏原类型和接触时间都是可能影响哮喘发展的因素。对于有哮喘风险的儿童，没有证据表明减少宫诱因或出生早期接触单一致敏原（如室内尘螨、宠物或食物致敏原）可有效减少哮喘，而单一（单方面）干预在减少任何结果方面并不比对照组更有效。

随着现代生活的到来，中央供暖系统、双层玻璃和贴身地毯很可能使人们增加了与室内尘螨等致敏原的接触。

动物致敏原，特别是猫和狗，是哮喘症状的强效诱因；但据报道，移除家中宠物的效果是矛盾的，要么对哮喘没有益处，要么持续接触可能诱导一定程度的耐受性。一些研究表明，早期接触高浓度的致敏原（如猫或狗）可能具有保护作用，而其他研究则将早期接触与更高的致敏性联系起来。因此，很难说早期接触致敏原是否是哮喘的诱因。

（五）母亲吸烟

许多研究表明，孕期母亲吸烟或儿童在早期生活中暴露于二手烟会增加在生命最初几年患哮喘性疾病的风险。以这种方式接触香烟烟雾的儿童患严重呼吸道疾病的可能性是普通儿童的 2 倍，如毛细支气管炎、肺炎或支气管炎，需要医学治疗 / 干预或住院治。

虽然在已确诊哮喘的儿童中，父母吸烟与疾病严重性相关，但父母吸烟作为儿童哮喘致病因素的证据尚不明确。

（六）接触感染 / 微生物接触（卫生学假说）

有证据表明，环境细菌载量减少在一定程度上可能导致致敏原致敏作用增加。有人认为，接触某些感染甚至可能对哮喘发展起保护作用。

“卫生学假说”基于这样一种观点，即未成熟的免疫系统偏向于产生与过敏相关的细胞因子。接触感染时成熟的免疫系统重点在于与过敏无关的反应类型，因此致敏和过敏反应不太突出。一些流行病学研究比较了接触或未接触微生物的大型人群，结果支持了这种卫生学假说。然而，没有足够的证据表明在妊娠期间使用膳食益生菌可以降低儿童哮喘的发病率。

相反，有证据表明，一些病毒感染可能与哮喘的发展有关，如呼吸道合胞病毒（respiratory syncytial virus，RSV）、肺炎衣原体或水痘–带状疱疹病毒。这类特定感染可能会触发免疫反应，进而影响免疫系统对致敏原的反应方式，无论是否致敏。

（七）饮食因素

关于食物与哮喘发展之间联系的证据有限。有人认为，这可能是由于摄入过多的钠和 ω-6 脂肪酸，以及过少的抗氧化剂和 ω-3 脂肪酸所致。关于高鱼油饮食是儿童哮喘发展的保护性因素的证据有限。不建议使用鱼油补充剂，因为没有足够的证据支持其作为哮喘的治疗方法，此外，补充维生素 C、维生素 E 或硒与哮喘患者的临床获益。

尽管证据有限，但研究表明，饮食和减肥干预在超重或肥胖的哮喘成人和儿童中是可行的，并且它们可能改善哮喘控制、肺功能和炎症，虽然可能需要减重 10% 以上才能控制改善。因此，BTS/SIGN 指南指出，建议减重以促进整体健康，并减少哮喘伴发的后续呼吸道症状。还应为肥胖和超重儿童提供减肥计划，以减少出现哮喘呼吸症状的可能性。

（八）母乳喂养

关于哮喘发展与母乳喂养的证据是矛盾的。一些研究表明，母乳喂养对哮喘和其他特应性疾病（尤其是湿疹）的发展有保护作用。其他研究显示，母乳喂养虽然能够预防早期儿童哮喘，但对后期哮喘发展没有任何益处。预防效果在高危婴儿中更为明显，前提是母乳喂养至少 4 个月，但并非所有研究都表明有益。

尽管如此，考虑到母乳喂养的其他健康益处，应始终尽可能推荐母乳喂养。

七、吸入性致敏原作为哮喘的诱因

与哮喘相关的气道高反应性导致对各种吸入致敏原的过度反应，以及在暴露于刺激物、冷空气和运动后，或对过度通气做出反应。

大多数哮喘患者的哮喘症状都有不止一种诱发因素。并非所有哮喘患者都有相同的诱发因素，因此引起一个人哮喘的诱发因素可能不会对另一个人造成问题。

诱发因素可以是致敏原，表现为特异性 IgE 介导的反应（1 型超敏反应），也可以是非特异性刺激物，但仍会引起哮喘恶化，如气溶胶、冷空气、香烟烟雾等。

（一）吸入性致敏原，包括花粉、动物皮屑、室内尘螨

在过敏性哮喘和鼻炎中，虽然偶尔食物过敏能诱发哮喘和（或）鼻炎症状，但致敏原诱因通常是空气传播的。人们发现，最重要的空气致敏原是那些在室内发现的。这是因为大多数人 90% 的时间都在室内度过。随着现代房屋中地毯和软性装饰增加，以及通风减少，室内空气中过敏原的浓度比 30 年前要高得多。然而，哮喘和鼻炎症状可能既有过敏性诱因，也有非过敏性诱因。

（二）季节性过敏性哮喘和鼻炎的原因

- 草花粉（如梯牧草、黑麦草）。
- 树花粉（如白桦、雪松、悬铃木）。

- 杂草花粉（如艾蒿）。
- 霉菌（如烟曲霉、枝孢霉）。

季节性症状通常发生在2月和3月（树木）、5～7月（草）和8月（杂草）、9月（孢子和霉菌）。过敏性鼻炎的诊断通常很简单，并且基于典型的季节性症状的明确病史，包括瘙痒、打喷嚏、鼻塞、水样分泌物（鼻漏）和相关过敏性结膜炎。季节性症状的高峰从英国南部到北部各不相同，后者往往较晚出现。

（三）常年性过敏性哮喘和鼻炎的病因

- 室内尘螨（翼形螨）。
- 猫皮屑（来自唾液、尿液或皮肤鳞屑）。
- 狗皮屑。

由于室内致敏原的持久性，常年性症状很难归因于致敏原接触。主要症状包括鼻塞和水样鼻漏。

（四）季节性鼻炎和常年性鼻炎的症状区别

季节性鼻炎（喷嚏、瘙痒、鼻漏）和常年性鼻炎（鼻塞）症状之间的主要差异可能是间歇性与持续性致敏原接触的结果。在花粉季节，花粉数量有升有降，导致反复但未必持续接触致敏原，而家中尘螨或猫的持续水平会导致长期接触。为了有效管理，重要的是要识别并适当治疗立即（间歇）和持续症状。

（五）避免致敏原

1. 室内尘螨：一项纳入55项研究的Cochrane评价评估了减少室内尘螨接触的不同方法证据，包括化学措施（如杀螨剂）、物理措施（如床垫罩、冷冻和吸尘）和联合措施，显示没有证据表明任何单独或组合治疗对任何结局指标（如晨间PEFR、哮喘症状评分或药物使用）有益处，因此医疗专业人员不应推荐这些干预措施中的任何一项。

2. 动物致敏原：几乎没有证据表明，在继续与猫生活的同时，减少家中猫致敏原是可能或有效的。将动物从家中移走可能是唯一有效的选择，尽管需要长时间和强力清洁才能有效地根除致敏原。然而，对于早期避免宠物来预防随后的致敏或症状，支持证据是相互矛盾的。

3. 花粉：草花粉重量轻，容易在风中长距离传播，因此在夏季的几个月里，城市和农村地区无处不在。没有证据表明避免花粉的措施对减轻症状有效。树花粉更大、更重，往往落地更快；因此，它们在某些地区比其他区域更容易造成问题，理论上也更容易避免。

4. 霉菌：霉菌孢子（而不是霉菌本身）可引起过敏症状。霉菌孢子是在环境变化时释放出来的，比如当潮湿的环境突然变暖或在潮湿的房子里首次进行中央供暖时。在夏末和秋天，在收获季节及当落叶在地面上聚集时，室外霉菌孢子通常更容易繁殖。

八、哮喘的其他诱因

（一）呼吸道感染

病毒性呼吸道感染是哮喘症状最常见的诱因，可导致50%～80%的喘息性疾病和哮喘恶化。幼儿往往更易受到影响，可能是因为他们的气道很小。越来越多的证据表明，病毒诱导的炎症和过敏原诱导的炎症之间存在协同作用。也有人提出，病毒感染导致细胞因子的反应改变，使致敏原更容易通过呼吸道进入血流，从而引发病情恶化。

（二）运动

许多哮喘患者运动后会出现支气管收缩。这不同于任何人在运动时可能经历的正常呼吸困难。如果运动是症状的唯一诱因，那么这种情况被称为“运动诱发的哮喘”（exercise-induced asthma，EIA）。然而，有人认为，由于并不总是涉及气道炎症或高反应性变化，因此“运动诱发的支气管痉挛”这一术语可能更为恰当。

一般认为，运动期间快速吸入空气的干燥和冷却效应可能是支气管痉挛的原因。在更温暖、更潮湿的空气中，似乎问题更少，这可能是某些活动比其他活动出现问题更少的原因。

对于许多哮喘患者来说，运动不会是他们唯一的诱因，运动诱发的症状通常被认为是哮喘控制不佳的标志，事实上，真正的 EIA 非常罕见。

（三）环境诱因

1. 污染：几种不同的室内外污染物会引发哮喘恶化。

- 臭氧（即使在低水平）。
- 二氧化硫。
- 二氧化氮。
- 香烟烟雾。
- 煤气灶 / 火灾产生的烟雾（可能是二氧化氮）。
- 车辆排放物。

2. 冷空气：突然温度降低，如吸入冷空气或将面部暴露在冷空气中，均可导致哮喘和非哮喘患者的支气管突然收缩。对于哮喘患者来说，仅仅是在寒冷的日子出门或在炎热的夏天吃冰淇淋都可能导致哮喘症状。

3. 雷暴：虽然不常见，但是当存在一系列复杂的先决条件时，雷暴引起的哮喘流行并不罕见。这被认为是花粉粒或霉菌孢子被上升的空气带走，然后在云层底部的高湿度下爆裂的结果。

最有可能受影响者的特征如下。

- 以前有胸部症状的花粉热。
- 对现阶段的花粉或真菌孢子过敏。
- 以前可能未被诊断为哮喘。

所涉及的环境因素如下。

- 高浓度的花粉或真菌孢子。
- 至少持续 7 天的高温。
- 正确范围内的湿度（80%～90%）。
- 臭氧（可能）。
- 中等规模的雷暴（大规模、低水平的空气聚集）。

（四）食物和饮料

食物很少是哮喘发作的原因，尽管在过敏反应期间，喘息和支气管收缩可能继发于皮肤症状。

最常见的引起过敏反应食物如下。

- 牛奶。

- 鸡蛋。
- 坚果（特别是花生）。
- 鱼 / 海鲜。

只有大约 2.5% 的哮喘患者会对食物的刺激表现出支气管收缩反应，然而高达 60% 的人认为某些食物是哮喘的诱发因素。英国过敏和临床免疫学会（British Society for Allergy and Clinical Immunology，BSACI）指出，食物过敏影响英国 3%～6% 的儿童，仅有 1%～2% 的成年人受到影响。

引起非过敏性（刺激性）反应的食物如下。

- 酒石酸。
- 酒精。
- 二氧化硫。
- 焦亚硫酸钠。

食物过敏在儿童，特别是哮喘儿童中更为常见和致命，尽管许多儿童在 7 岁左右似乎会失去或摆脱对牛奶和鸡蛋的食物反应，但对花生或坚果则不会。

（五）食物性鼻炎

食用某些食物或饮料后，可能会出现鼻炎（很少见）。这可能是通过神经机制、鼻血管舒张、食物过敏和（或）其他不明确的机制发生的。食物过敏很少引起鼻炎，除非患者也有胃肠道、皮肤或全身症状。进食食物，尤其是辛辣食物后立即发生的大量水样鼻漏综合征被称为“嗅觉性鼻炎”，是通过迷走神经介导的。鼻内抗胆碱能制剂在味觉性鼻炎的治疗方面具有特殊价值。

酒精是鼻塞（以及局部潮红或非瘙痒性荨麻疹）的常见原因，这是由于它的血管舒张作用。这不是过敏反应，不应被解释为过敏反应的前兆。

（六）妊娠和月经

妊娠和月经期间的激素变化会影响哮喘症状。激素影响与哮喘之间的联系尚不清楚，但对于一些女性来说，哮喘症状与她们的月经周期和生殖周期的不同阶段之间存在着明确的关联。

在妊娠期间，大约存在以下情况。

- 1/3 的女性症状有所改善。
- 1/3 的女性发现症状恶化。
- 1/3 的女性发现症状没有变化。

一小部分女性在月经前哮喘症状加重，可能与循环雌激素的量有关。这些哮喘发作最有可能出现在以下两种情况。

- 月经期前的 3 天。
- 月经期的前 4 天。

更年期是女性生殖生命周期的另一个时期，此时激素水平会发生显著波动，并且可能与哮喘症状的变化有关。对于大多数已有哮喘的女性来说，症状没有变化，但一些女性确实在更年期首次出现哮喘。

（七）心理压力

对于一些人来说，压力或其他强烈的心理因素都会引发哮喘症状。对于年幼的孩子来说，生日或圣诞节的兴奋足以引发症状，随后考试、工作面试或工作压力都可能会引发或加重哮喘症状。

压力还可能诱发伴有过度通气的惊恐发作，进而引发哮喘症状。在这些情况下，有时很难区分是伴有过度通气的惊恐发作还是真正的哮喘发作。

（八）药物

某些药物会引发哮喘症状。

1. β 受体拮抗药：如果刺激 β 受体导致支气管扩张，那么很明显，阻断这些相同的受体位点可能导致支气管收缩。重要的是，哮喘患者不要使用 β 受体拮抗药，因为即使是局部作用的该类药物，如用于治疗青光眼的滴眼液，也会产生明显的症状。

对于患有心肌梗死的哮喘患者，必须考虑使用 β 受体拮抗药的风险收益，可以使用更具心脏选择性的 β 受体拮抗药。

2. 阿司匹林和非甾体抗炎药：约 10% 的成人哮喘患者对阿司匹林敏感。除了哮喘症状外，阿司匹林和其他非甾体抗炎药也会引起花粉热样症状、荨麻疹和血管性水肿。由于这些药物都可以作为非处方药（over the counter，OTC）买到，因此一定要提醒哮喘患者注意潜在的风险，并建议他们使用其他药物。

一些成年人使用 ACE 抑制药也会出现咳嗽，因此，询问所有处方药和非处方药的使用情况十分重要。

（九）职业

一些最常报道且风险较高的职业包括喷漆工、面包师和糕点师、护士、化工工人、动物饲养员工、焊工和金属工人、塑料和橡胶工人、食品加工工人、电子生产工人、木材工人、油漆工、清洁工、农场工人、牙科工作者、实验室技术人员、服务员、纺织工人。

（十）常见致病物质

已报告的致病因子有数百种，并且新的病因也在不断被收录。最常报告的原因包括异氰酸酯、面粉和谷物粉尘、树脂和助焊剂、乳胶、动物、醛类、木屑。

九、哮喘的发病率和流行病学

一种疾病的患病率被定义为在任何时间段患有该病的人口数量。很难完全确定哮喘患者的实际百分比或人数，因为哮喘症状多变，可能是自我报告的，也可能是在没有特定诊断的情况下被耐受。哮喘的患病率显然取决于所用条件的定义，如果将喘息史作为疾病标志，则患病率可能高于寻找规律喘息或可变气流阻塞客观证据的研究。该诊断也可能被错误地应用于其他呼吸道疾病，如慢性阻塞性肺疾病（➔ 第 9 章）或过度通气综合征，这些疾病具有相同的症状。

英国哮喘协会的最新数据显示。

- 英国有 520 万人患有哮喘。
- 410 万成年人受到影响。
- 110 万儿童受到影响。
- 16 岁以上的成年人中，每 12 人就有 1 人患有哮喘。
- 2—15 岁的儿童中，每 10 人就有 1 人患有哮喘。

哮喘的发病率是指在规定的时间内发生的新发病例数。目前的发病率测量并不总是将哮喘的首次诊断与哮喘新发病例或急性发作分开。在过去的25年中，全科医学中哮喘的首次或新发病例数稳步上升，尽管现在似乎确实已经达到了一个平台期。目前尚不清楚这是由于哮喘本身发病率下降，还是由于对哮喘的更好更积极地管理导致急性干预需求减少；或者因为有了更好的诊断，尤其是儿童。

据估计，目前每年有超过400万次哮喘全科医生咨询。

哮喘在世界发达地区更为常见如美国、斯堪的纳维亚半岛和西欧，英国的哮喘患病率与这些地区大致相同，占人口总数的4%～8%。

（一）哮喘的自然史

哮喘最常见的发病年龄是儿童期，另一个小高峰出现在30岁年龄组。重要的是要记住，哮喘可以在任何年龄开始发病。

对于一些儿童来说，随着年龄的增长，哮喘症状往往会“消失”，但其中大约一半的儿童以后会再次出现症状。如果没有特应性的证据，且哮喘症状只与病毒感染有关，那么预后较好。哮喘发作越频繁、越严重，就越有可能持续影响以后的生活。然而，很难说一个孩子是否会摆脱哮喘，即使他们看起来确实康复了，也很有可能在成年后复发。

成人哮喘可能具有以下特点。

- 是儿童期哮喘的延续。
- 是静止期儿童哮喘的再激活。
- 在成年后首次出现。
  – 据估计1/3～2/3的成年哮喘患者在其工作期间首次发病，重要的是要记住，9%～15%的成人哮喘可能是由职业引起的。

老年人的哮喘可能诊断不足，尽管一些患有哮喘的老年人自幼就有症状，但是认为大约80%的症状始于成年。确切数字难以确定，但是一般认为，患有哮喘的老年男性可能略多于女性。老年人的可逆性气流阻塞可能难以被察觉，医务人员对其认识不足，且治疗效果不理想。老年人面临的最大挑战往往是区分慢性阻塞性肺疾病、肺水肿和哮喘，所有这些疾病都可能导致气短、喘息和咳嗽症状，这些症状可能同时存在（➔第4章）。

（二）哮喘的经济影响

财务成本是由直接医疗成本（如药品和NHS资源的使用）和间接成本（如生产力损失和福利支出）产生的。对这些成本的分析表明，最大比例的成本与哮喘控制不佳人员的护理有关。哮喘控制不理想意味着人们无法完成许多正常的日常生活任务，包括有偿工作，并导致NHS服务的更频繁使用，包括入院和咨询增加。

英国哮喘协会的研究估计，哮喘每年花费英国约11亿英镑。

- 处方费：6.66亿英镑。
- 医院护理费：1.37亿英镑。
- 全科医生咨询费：1.6亿英镑。
- 伤残索赔费：1.43亿英镑。

因此，改善哮喘控制不仅可以提高个人的生活质量，还可以显著降低整个社会的经济负担。

十、发病率和死亡率

（一）哮喘发病率

尽管近年来哮喘管理取得了重大进展，但仍存在相当高的发病率。哮喘控制不佳的人可能存在以下情况。

- 有休学或中断工作。
- 由于睡眠中断，无法充分发挥潜能。
- 无法参加运动或休闲活动。
- 体验到焦虑和正常生活方式的中断。

2018 年度哮喘护理调查报告显示，3/5 的应答者仍未接受基本的哮喘护理，年轻人群体（18—29 岁）在实现良好哮喘控制方面遇到最大困难。

许多哮喘患者可能会将这些症状视为正常生活的一部分。他们可能对治疗结果的期望较低，并接受生活方式的重大限制。Asthma in Real Life 研究发现以下情况。

- 79% 的哮喘患者报告表示哮喘得到了良好控制或完全控制。
- 然而，79% 的患者中几乎有 3/4 在前一天使用过 2 次或 2 次以上的缓解药物。
- 报告哮喘控制良好的患者中，有 1/3 实际上每周至少出现 1 次症状。

尽管治疗取得了进展，但哮喘发病率仍然持续的原因可能如下。

- 诊断不当。
- 治疗不足。
- 缺乏随访。
- 卫生专业人员和患者对疾病和治疗理解不足。
- 患者教育缺失。

（二）哮喘死亡率

平均而言，一名医疗保健专业人员在其整个职业生涯中可能会看到一例哮喘死亡。

在英国存在以下情况。

- 每年大约有 1400 例哮喘死亡。
- 大约每 7 小时就有 1 人死于哮喘。
- 超过 2/3 的哮喘死亡发生在 65 岁以上的人群中。
- 大多数哮喘死亡发生在患者到达医院之前。

与导致 30 000 人死亡的慢性阻塞性肺疾病和导致 38 000 人死亡的肺癌等呼吸道疾病相比，哮喘死亡率可能显得很低。然而，其意义在于，根据英国皇家医学院（Royal College of Physicians，RCP）2014 年发布的《全国哮喘死亡回顾》（*National Review of Asthma Deaths*，NRAD）报告。

- 大多数哮喘死亡可以通过更好地使用现有管理技术来预防，如果正确遵循指南，则 46% 的哮喘死亡可以避免。
- 可预防哮喘的死亡是哮喘控制不良和管理不善的证据。据 NRAD 称，处方错误普遍存在，表现为缓解型吸入剂过度开方和预防药物开方不足。
- 个人哮喘行动计划（Personal Action Asthma Plans，PAAP）被公认可以改善哮喘护理和疾病结局，但是研究发现只有 23% 的死亡病例获得了该项计划。

有发展成近乎致命或致命哮喘风险的患者存在以下情况。

- 以前患过近乎致命的哮喘 / 以前患过通气不足。
  - 以前因为哮喘住院，特别是上一年。
  - 需要 3 种或 3 种以上的哮喘疗法。
  - 大量使用短效 β_2 受体激动药。
  - 反复就诊于急诊科（emergency department，ED）（尤其是上一年）。
- 以下不良行为或心理社会特征也已被确认。
  - 严重的家庭、婚姻或法律压力。
  - 无家可归或独居。
  - 就业 / 收入问题。
  - 肥胖。
  - 社会孤立。
  - 酒精或药物滥用。
  - 抑郁症或精神病。
  - 自残史。
  - 学习障碍。
  - 治疗依从性差。
  - 未出席预约。
  - 很少找全科医生看诊。
  - 自行离院。

十一、哮喘患者的评估

哮喘的诊断本质上是临床诊断，因为没有明确的确诊性诊断测试。诊断主要依赖于详询问病史，并在可能的情况下，通过肺功能测试（如 PEFR 或肺活量测定）和呼出一氧化氮的增加分数来证明可变气道阻塞（➔第 5 章）。

参见框 7–1，了解 BTS/SIGN 规定的初始评估中需要考虑的因素。

框 7–2 中包含了询问病史时需要询问的关键问题。

十二、哮喘的确诊

- 询问病史（框 7–2）。
- 进行体格检查 [可能没有临床体征，但是医护人员（healthcare professional，HCP）在听诊时听到的喘息会增加哮喘的概率]。
- 如果怀疑哮喘（高概率）：治疗试验 [中等剂量的吸入性糖皮质激素（inhaled corticosteroid，ICS）6 周，通过患者可以使用的吸入器吸入] 和反应 PEFR、哮喘控制试验（asthma control test，ACT）和肺活量测定的客观评估。
- 如果不太确信（中等概率）：如果诊断不确定，则进行 2～4 周的连续峰值流量监测。在成年人中，连续峰值流量记录可能显示有症状的成年人的变异，但应谨慎解释。读数 20% 变

框 7–1　在初始结构化临床评估中需要考虑的因素

1. 发作期症状：在发作期出现喘息、呼吸困难、胸闷和咳嗽等不止一种症状，发作间期无（或轻微）症状。注意，以咳嗽为唯一症状的儿童排除在外。
- 有记录的急性喘息发作史，由病毒感染或致敏原接触诱发，随时间和（或）治疗而发生症状性和客观性改善。
- 反复间歇性发作的症状，由过敏原接触和病毒感染诱发，因为运动、冷空气而恶化，儿童还会因为情绪或大笑导致恶化。
- 成年患者因为服用非甾体抗炎药或 β 受体拮抗药而诱发症状。

与无症状期相比，症状发作期 FEV_1 或 PEF 显著降低，这一病史记录为发作期症状的阻塞本质提供了客观确认。

2. 经专业医护人员听诊确认的喘息：将喘息音与其他呼吸杂音（如喘鸣音或急促呼吸）区分开很重要。当出现症状时，如果重复胸部查体显示正常，则哮喘的可能性降低。
3. 昼夜差异性证据：症状在夜间或清晨更为严重。
4. 特应性病史：特应性疾病（即湿疹或过敏性鼻炎）的个人史或哮喘和（或）特应性疾病的家族史，可能通过以前记录的致敏原特异性 IgE 水平升高、空气致敏原皮肤点刺试验阳性或血液嗜酸性粒细胞增多症得到证实。
5. 如果症状、体征或临床病史缺失，则建议其他诊断（包括但不限于 COPD、呼吸功能障碍、肥胖）。

经许可转载，引自 the British Thoracic Society and Scottish Intercollegiate Guidelines Network (2016) ‘SIGN 153:British guideline on the management of asthma’.The full guideline may be found https://www.brit-thoracic.org.uk/document-library/clinical-information/asthma/btsign-asthma-guideline-2016/

异表明试验阳性。

- 肺活量测定：FEV_1/FVC 比率为 0.7/70% 或低于正常下限（lower limit of normal，LLN）表示阻塞性气道疾病测试阳性。
- 可逆性测试：对于肺活量测定显示阻塞性气道疾病的患者，应进行可逆性测试。FEV_1 提高 12% 或以上，同时肺活量增加 200ml，表示测试阳性。
- FeNO 检测。
- 如果仍然没有定论，考虑支气管激发试验。

国家健康和护理规范研究所（National Institute for Health and Care Excellence，NICE）哮喘指南建议进行类似的诊断测试，但侧重点不同。他们建议将记录病史和体格检查作为一线，如果考虑诊断，则对成年人（＞17 岁）进行 FeNO 测试。40/10 亿（ppb）或以上的结果为阳性，但应认识到，无论是否伴有呼吸道症状，过敏性鼻炎患者的 FeNO 水平均升高，健康个体的鼻病毒导致 FeNO 水平升高，吸烟导致 FeNO 水平降低。如果存在诊断不确定性且阳性检测为 35ppb 或以上，也可考虑对儿童和青少年（5—16 岁）进行 FeNO 检测。

十三、哮喘严重程度

哮喘患者呼吸系统症状的类型、频率和严重程度随时间而变化。在英国指南中，哮喘的严

框 7-2　询问病史时要问的关键问题

1. 当前症状
- 具体症状如喘息、气短、胸闷和流鼻水或鼻塞等鼻部症状。
- 症状的严重程度：它们如何影响正常活动，会导致停学或停工吗？
- 症状频率：多久出现一次？每天、每周或更少频次？
- 症状的可变性：季节性或昼夜变化，尤其留心夜间症状。
- 症状是什么时候开始的？
- 什么使症状恶化？有什么具体的诱因吗？
- 什么使症状好转？
- 这些症状以前出现过吗？
- 非呼吸系统症状，如疲倦、嗜睡、易怒、体重减轻，或儿童发育迟缓或未满足发育指标。

2. 既往病史
- 任何既往胸部问题。
- 任何因呼吸症状入院的情况。
- 心脏疾病：呼吸急促或咳嗽有可能是心脏原因。
- 先天性畸形。
- 鼻炎、湿疹或其他过敏性疾病。

3. 家族史，询问任何直系亲属的以下情况
- 哮喘。
- 湿疹。
- 鼻炎。
- 任何呼吸道或心脏疾病。

4. 社会史和生活方式，询问以下方面
- 与宠物或其他动物的接触。
- 爱好：考虑潜在的诱因，如胶水、焊锡、油漆。
- 运动：症状是由运动诱发的，还是症状限制了运动能力。
- 生活条件：霉菌和潮湿条件或油漆烟雾。
- 吸烟：主动或被动吸烟都可能诱发哮喘，并与患 COPD 高风险有关。
- 娱乐性药物使用：可能引发哮喘或导致其他呼吸问题。

5. 职业
- 过去和现在的职业，找出高风险的职业和接触。

6. 药物
- 考虑非处方药物、辅助药物和处方药物，尤其是以下情况。
- 口服和外用 β 受体拮抗药。
- 阿司匹林和非甾体抗炎药。

重程度没有正式分类，但其与患者所需治疗有关。需要注意的是，哮喘的严重程度是动态变化的，即应根据当前症状的表现和严重程度进行适当的治疗。不论哮喘严重程度如何，不论哮喘严重程度如何，所有哮喘患者都可能急性发作导致住院。

（一）轻度哮喘

患者偶尔有持续数小时的短暂发作，其余时间症状完全缓解。

（二）中度哮喘

持续或反复的轻度症状，偶尔会出现持续数天或数周的病情恶化。

（三）重度哮喘

重度哮喘通常被认为是由持续的哮喘症状和频繁的病情恶化组成。重度或难以控制的哮喘包括两种：一种是尽管使用了最大药物治疗量，包括至少使用了 1500μg 吸入倍氯米松或其他等效药物，呼气峰值流速变异性仍较大的哮喘（有一半以上的时间，日变异率大于 40%）；另一种是哮喘平日里控制良好，但突然发作（以往也被称为脆性哮喘）。新型生物制剂通常用于严重哮喘患者，但并非同时用于这两种人群。

十四、慢性哮喘的治疗和管理

英国哮喘管理指南为哮喘的诊断和治疗提供了临床准则。本章末尾提供了成人和儿童慢性哮喘管理皆适用的有效 BTS/SIGN 指南。除了最温和的间歇性哮喘外，哮喘治疗的主要方法是定期抗感染治疗。总体目标是尽量减少症状并最大限度地提高肺功能。

当哮喘控制不佳时，加强治疗是很重要的；但一旦哮喘得到控制，减少治疗同样重要。总体目标是在保持良好哮喘控制的同时使用最少的药物。由于哮喘的性质多变，根据当前需求调整药物是一个难题；这也是为什么需要哮喘患者有自我监测病情的能力，从而适当调整治疗方案。

（一）进阶治疗

该指南采用逐级递进的方法对慢性哮喘进行药物治疗。对于那些症状非常轻微和罕见（每周少于 3 次发作）的患者，可以单独使用间歇性支气管扩张药进行对症治疗。然而，大多数哮喘患者需要使用常规吸入皮质类固醇（预防剂）来控制气道炎症，并间歇性使用支气管扩张药（缓解剂）以控制突发的严重症状。如果低剂量吸入皮质类固醇控制不佳，则在增加治疗前，医师应检查患者吸入器使用方法是否得当及吸入器使用依从性。只有在使用方法得当且依从性良好的情况下，才能通过添加其他药物来加强治疗。BTS/SIGN 指南表明，长效 β_2 受体激动药（long acting β_2 agonist，LABA）与 ICS 结合使用是首选的附加疗法。而 NICE 哮喘指南建议在低剂量 ICS 给药后加入白三烯受体拮抗药（leukotriene receptor antagonist，LTRA）作为一线药物。

对于病情更严重的患者，可能需要更高剂量的吸入类固醇，同时添加多种其他药物，如长效抗胆碱能拮抗药（long-acting antimuscarinic，LAMA）、抗单克隆抗体治疗、生物制剂，以及考虑定期维持口服类固醇。

对于在低剂量 ICS/LABA（含或不含 LTRA）下仍不受控制的哮喘患者，将患者的维持 ICS/LABA 治疗改为维持和缓解治疗（maintenance and reliever therapy，MART）可能有助于恢复或有效控制哮喘。在当前指南的任何步骤中，短期口服类固醇可以用来治疗急性加重的哮喘并恢复有效控制。

（二）停止治疗

一旦哮喘得到很好的控制就停止治疗是哮喘管理的一个重要但经常被忽视的部分。使用不必要的大剂量药物治疗现象已然泛滥，尽管对许多患者来说，吸入皮质类固醇的剂量可以在病情控制下减少。

当需要停止治疗时，我们并不总是清楚哪一种药物是首先减少的，或减少多少；因此，定期复查至关重要。我们需要综合考虑哮喘的严重程度、治疗的风险 – 效益概况和患者偏好等因素。吸入皮质类固醇的减少最好缓慢进行，因为患者可能会以不同的速度恶化，BTS/SIGN 指南建议每 3 个月减少 25%～50% 的剂量。NICE 指南建议停止或减少药物剂量时，其顺序应考虑首次使用的临床效果、不良反应和个人偏好。两份指南都指出，停止治疗应在患者接受当前维持治疗至少 3 个月的情况下进行，并应与患者本人（或照护者）商定如何监测和复查药物减量的影响，包括自我监测和后续与医护人员沟通、随访。

十五、急性哮喘的评估

大多数严重到需要住院治疗的哮喘急性发作实际上在数小时内发展相对缓慢，甚至需要几天。因此，我们应该可以在发作早期立即采取行动，从而减少需要接受入院治疗的哮喘发作患者。任何呼吸系统症状恶化的哮喘患者都必须知道如何且何时增加用药，以及如何获得医疗建议和帮助。

所有初诊患者都需要意识到，任何患有哮喘或哮喘症状恶化的人都有潜在的风险，都需要进行早期评估。哮喘发作严重程度可分为以下几类。

（一）中度哮喘加重

- 症状增加。
- 呼气峰值流速的最佳值或预测值达 50%～75%。
- 无急性重度哮喘征兆。

（二）急性重度哮喘

- 出现以下任一项。
  - 呼气峰值流速的最佳值或预测值达 33%～50%。
  - 由于喘息或呼吸急促而无法一口气说完一句话。
  - 婴儿由于过度喘息或呼吸困难严重而无法进食。
- 呼吸频率。
  - 成人呼吸＞25 次 / 分。
  - 儿童（5 岁以上）呼吸＞30 次 / 分。
  - 儿童（小于 5 岁）呼吸＞50 次 / 分。
- 脉搏。
  - 成人＞110 次 / 分。
  - 儿童（5 岁以上）＞120 次 / 分。
  - 儿童（5 岁以下）＞130 次 / 分。

（三）危重哮喘

重度哮喘患者出现以下任一症状。

- 呼气峰值流速的最佳值或预测值＜33%。
- SpO_2＜92%，PaO_2＜60mmHg。
- $PaCO_2$ 正常（34.5～60mmHg）。
- 沉默肺（哮鸣音减弱甚至消失）。
- 发绀。

• 呼吸微弱。
• 心动过缓。
• 心律失常。
• 低血压。
• 疲惫。
• 意识模糊。
• 昏迷。

十六、成人急性哮喘发作管理

BTS/SIGN 指南为如何处理急性哮喘发作提供了非常明确的指引。总结如下，并在本章末尾提供了处理流程。

1. 初期管理

(1) 中度恶化（呼气峰值流速：50%～75%）

• 使用吸入器给予高剂量 β_2 受体激动药（间隔 10～20min，重复使用 4～6 次）或氧气雾化吸入（沙丁胺醇 5mg 或特布他林 10mg）。

• 每天予泼尼松龙 40～50mg，持续至少 5 天或直至完全恢复。

(2) 急性重度哮喘（呼气峰值流速：33%～50%）

• 给氧浓度 40%～60%，维持 SpO_2 在 94%～98%。

• 使用吸入器给予大剂量 β_2 受体激动药（间隔 10～20min，重复使用 4～6 次）或氧气雾化吸入（沙丁胺醇 5mg 或特布他林 10mg）。

• 每天予泼尼松龙 40～50mg，持续至少 5 天或直至完全恢复。

• 如果患者症状缓解且呼气峰值流量提高至 50%～75%，则通过吸入器或雾化器重复予沙丁胺醇。

(3) 危重哮喘（呼气峰值流速：＜33%）

• 立即安排住院。

• 给氧浓度 40%～60%。

• 泼尼松龙 40～50mg 口服或静脉注射氢化可的松 100mg。

• 雾化吸入大剂量 β_2 受体激动药和异丙托溴铵（沙丁胺醇 5mg 或特布他林 10mg 加异丙托溴铵 0.5mg）。

2. 医院管理

(1) 院内收治危重或急性重度哮喘（呼气峰值流速：＜50%）

• 持续给氧。

• 持续雾化吸入 β_2 受体激动药 / 异丙托溴铵 4～6h。

• 与高级临床医生和重症监护室团队讨论治疗护理方案。

• 动脉血气分析。

• 考虑使用合适的雾化方式，持续雾化吸入沙丁胺醇每小时 5～10mg。

• 如果初始治疗效果不佳，则考虑使用单剂量硫酸镁。

• 考虑静脉注射 β_2 受体激动药或氨茶碱，或进一步使用间歇性正压通气（intermittent positive pressure ventilation，IPPV）。

- 如果怀疑气胸或肺实变，或患者需要 IPPV，需先进行胸部 X 线检查。

(2) 监测

- 开始治疗 15～30min 后测量 PEFR，此后根据患者反应复测。
- 在住院期间继续监测 PEFR，直到哮喘控制后出院。
- 保持 SpO_2 在 94%～98%。
- 如果存在以下情况，则治疗开始后 2h 检验动脉血气。
  - 初始 PaO_2 低于 60mmHg，除非 SpO_2＞92%。
  - 初始 $PaCO_2$ 正常或升高。
  - 患者病情恶化。
- 监测心率。
- 监测血清钾和血糖。
- 如患者持续使用氨茶碱超过 24h，则需监测血清茶碱浓度。

(3) 转诊至重症监护室的标准

- PEFR 恶化。
- 持续缺氧或缺氧进行性加重。
- 高碳酸血症。
- 动脉血气分析显示 pH 下降或 H^+ 浓度升高。
- 患者活动无耐力。
- 呼吸困难。
- 昏迷或呼吸停止。

(4) 更多相关信息，请参阅本章末尾所附的处理指南

- 住院治疗急性哮喘的 BTS/SIGN 指南（成人）。
- 全科治疗急性哮喘（成人）的 BTS/SIGN 指南。

十七、儿童急性哮喘发作管理

适用于 2 岁以上儿童。

（一）初期（初步）管理

1. 哮喘中度加重

- 使用吸入器或面罩吸入 β_2 受体激动药 2～4 次。
- 滴定给药；每 2 分钟予 2 次 β_2 受体激动药直至给药 10 次。
- 考虑可溶性泼尼松龙。
  - 2—5 岁予 20mg。
  - 5—12 岁予 30～40mg。

(1) 如果疗效良好

- 继续予泼尼松龙 3 天。
- 继续予支气管扩张药 4h。

(2) 如果疗效不佳

- 安排入院。

2. 急性重度哮喘

- 面罩给氧。
- 通过吸入器吸入 4～6 次 $β_2$ 受体激动药（10～20min 间隔重复）或雾化吸入沙丁胺醇。
  – 2—5 岁予沙丁胺醇 2.5mg 或特布他林 5mg。
  – 5—10 岁予沙丁胺醇 2.5mg 或特布他林 5～10mg。
- 可溶性泼尼松龙。
  – 2—5 岁剂量为 20mg。
  – 5—12 岁剂量为 30～40mg。

(1) 如果反应良好

- 继续予泼尼松龙 3 天。
- 继续每 4 小时予支气管扩张药。

(2) 如果反应不佳

- 重复使用支气管扩张药。
- 安排入院。

3. 危重哮喘（呼气峰值流速：＜33%）

- 立即安排入院。
- 面罩吸氧。
- 可溶性泼尼松龙。
  – 2 岁以下：10mg。
  – 2—5 岁：20mg。
  – 5—12 岁：30～40mg。
- 或静脉给予氢化可的松 4mg/kg。
- 高剂量 $β_2$ 受体激动药和异丙托溴铵雾化吸入。
  – 2—5 岁儿童予沙丁胺醇 2.5mg 或特布他林 5mg 加异丙托溴铵 0.25mg。
  – 5—12 岁儿童予沙丁胺醇 5mg 或特布他林 10mg 加异丙托溴铵 0.25mg。

（二）入院标准

- 任何有生命危象者。
- 患者对初始治疗反应甚微或无反应。
- 既往有重度哮喘发作史。
- 近期因哮喘入院。
- 社会环境不良。
- 降低在下午或夜间哮喘发作时的入院标准。

如需了解更多信息，请参阅本章末尾所附的以下处理指南。

- 用于全科急性哮喘（儿童）的 BTS/SIGN 指南。

（三）院内治疗管理

- 每 20～30 分钟继续使用 $β_2$ 受体激动药 / 异丙托溴铵。
- 使用紧密贴合面罩或鼻导管持续给氧，以维持 SpO_2＞94%～98%。
- 与高级临床医生讨论治疗方案。

- 监测心率、呼吸频率和氧饱和度，从而评估疗效。

1. 疗效良好

- 必要时每 1～4 小时使用支气管扩张药。
- 继续予泼尼松龙 3 天。

2. 疗效不佳

- 安排转入高依赖病房或儿科重症监护室。
- 每 20～30 分钟重复使用支气管扩张药，并考虑以下情况。
  - 静脉注射沙丁胺醇 0.015mg/kg，推注时间需要 10min 以上。
  - 持续静脉注射沙丁胺醇 0.001～0.005mg/（kg · min）（0.2mg/ml 溶液）。
  - 20min 内静脉注射氨茶碱 5mg/kg（口服茶碱者省略），然后持续静脉输注 1mg/（kg·h）。
  - 5 岁以上儿童在 20min 内静脉推注硫酸镁 40mg/kg（最大剂量 2g）。
  - 胸部 X 线和血气分析。

有关更多信息，请参阅本章末尾所附的处理指南。

- 住院（儿童）急性哮喘的 BTS/SIGN 指南。

十八、出院规划

有计划地安排患者从住院部或急诊部出院，并充分安排随访是很重要的。患者出院并没有明确的标准，出院时机取决于临床症状改善情况，以及是否有充分的社会支持。我们最好确保患者达到如下条件。

- 呼气峰值流速的最佳值或预测值＞75%。
- 日变化率＜25%。
- 患者在使用少于 4h 的 β_2 受体激动药后，病情可维持稳定达 24h。
- SpO_2＞94%。

BTS 整理了一套哮喘护理出院干预方法，详细内容可从 BTS 网站获取。

出院前，我们需要确保患者有充足的药物储备并对疾病有足够的认识，包括以下要点。

- 何时使用吸入药物和其他药物。
- 如何监测病情。
- 如何及何时寻求医疗帮助。
- 书面的健康指引联合口头宣教有助于减少未来患者再次入院的可能。对成人的研究表明，最佳的哮喘护理包括了自我监测、定期复查和书面 PAAP，这些方法都有助于改善预后。

出院前应安排患者的全科医生（general practitioner，GP）或实习护士进行随访，最好在出院后 2 个工作日内对患者进行复查。出院后 1 个月内，建议患者与医院呼吸专科护士或呼吸科医生进行随访。

当患者没有入院治疗，而完全在初级保健服务中心中接受治疗时，确保患者能够控制病情并充分随访同样重要。即使病情较轻的患者也需要使其了解如何及何时服药，如何监测病情及何时寻求医疗帮助。

急性哮喘发作后的随访

在任何急性哮喘发作发生后应进行彻底回溯审因，从而阻止病情恶化。应利用一切机会加强健康宣教，促进哮喘管理。回溯急性哮喘发作时应涉及的问题具体如下。

- 导致哮喘发作的相关事件。
- 引起发作的任何诱因。
- 使患者或家属能够识别类似急性哮喘发作的潜在报警信号。
- 一旦急性哮喘发作应采取的应急处理。
- 回顾药物的使用。
- 发作时对治疗的反应。
- 当前症状。
- 回顾加强常规药物治疗的必要性。
- 讨论并商定行动计划。

十九、妊娠期哮喘

哮喘是使妊娠变得更加困难的最常见疾病之一。哮喘会影响约 7% 的生育期女性，并且会使得 1%～4% 的妊娠难度上升。妊娠会影响哮喘，但哮喘也会影响妊娠。

（一）妊娠对哮喘的影响

妊娠期哮喘的病程是不可预测的，但一般来说，更严重的哮喘比轻度哮喘更容易恶化。然而，一些患有重度哮喘的女性在妊娠期间症状确实有明显改善，而那些先前患有轻度哮喘的女性也可能出现严重的恶化。

患有哮喘的孕妇其疾病转归一般有如下规律。

- 1/3 患者的哮喘症状有所改善。
- 1/3 患者的哮喘症状恶化。
- 1/3 患者的哮喘症状没有变化。

有证据表明，连续妊娠者的哮喘病程相似。

妊娠期间哮喘严重程度可能发生变化的原因尚不完全清楚，但很可能是多种因素的综合作用。这些因素中多数是与激素水平变化有关，但妊娠期间也有显著的心血管和生理变化，可能会潜在影响哮喘的控制。

（二）可能加重妊娠期哮喘的因素

- 由于孕酮、醛固酮和脱氧皮质酮与糖皮质激素受体竞争性结合，使得皮质类固醇治疗疗效下降。
- 前列腺素 F_2 介导的支气管收缩。
- 肺功能储备能力降低。
- 到达肺的胎盘主要碱性蛋白（major basic protein，MBP）增加。
- 呼吸道对病毒或细菌感染的敏感性增加。
- 胃食管反流增加。
- 精神压力增加。

（三）可能改善妊娠期哮喘的因素

- 孕酮介导的支气管扩张。
- 因雌激素、孕激素或游离皮质醇水平升高而导致 β_2 受体更加敏感。

- 血浆组胺下降而使得支气管收缩减少。
- 前列腺素 E 介导的支气管扩张。
- 前列环素（prostaglandin I2，PGI_2）介导的支气管稳定。

（四）激素变化

妊娠期激素的相互作用机制是复杂的，并且对哮喘的影响尚不完全清楚。游离皮质醇水平的升高可能会改善哮喘症状，但这可能会被孕酮、醛固酮和脱氧皮质酮水平的升高所抵消。

在症状改善的患者中，这种平衡在于游离皮质醇（的升高），而在症状恶化的患者中则相反。这在一定程度上得到了以下事实的支持：哮喘在妊娠的最后 4 周趋于改善，在分娩期间很少出现问题，此时游离皮质醇处于最高水平。

（五）心血管系统变化

由于呼吸循环系统的变化，无论是否患有哮喘，大多数孕妇都会出现一些呼吸短促的症状。孕酮水平升高促进了呼吸深度增加和相对通气过度。孕期耗氧量增加了 20% 且代谢率增加了 15%，从而影响呼吸速率和深度。

（六）生理改变

随着胎儿生长，孕妇腹压增加，膈肌上抬，对肺功能造成限制性影响，晚期妊娠常见因生理性通气过度而引起的呼吸困难，数据统计显示 75% 的妊娠女性都会经历这种情况。

（七）哮喘对妊娠的影响

如果哮喘在整个妊娠期都得到很好的控制，那么哮喘对母亲或胎儿几乎没有风险。与治疗不良反应相比，哮喘控制不佳对胎儿的风险更大。因此，不要以妊娠为由拒绝适当的治疗。对胎儿发育造成的最大风险可能是由于哮喘加重导致的胎儿缺氧。

胎儿缺氧可导致以下情况。

- 宫内生长不良。
- 早产。
- 低出生体重风险增加。
- 剖腹产风险增加。

哮喘控制不佳的女性早产的风险是没有哮喘女性的 2～3 倍。与哮喘控制不良相关的孕妇的并发症包括以下情况。

- 剧烈呕吐。
- 高血压。
- 先兆子痫。
- 阴道大出血。

与哮喘控制不良相关的胎儿的并发症包括以下情况。

- 死产。
- 早产。
- 新生儿低氧血症。
- 新生儿评估分值低。
- 围产期死亡率增加。

二十、妊娠期哮喘管理

妊娠期哮喘管理的主要目标如下。

- 优化哮喘治疗方案。
- 提高肺功能。
- 降低急性加重的风险。
- 降低胎儿缺氧的风险。

妊娠期哮喘应根据通用的管理指南进行管理和治疗。密切监测和保持良好的哮喘控制是非常必要的，可以避免急性加重和潜在的胎儿缺氧。患者如果属于急性哮喘或难以控制哮喘的情况，可降低转诊或入院的标准。难以控制哮喘的孕妇应该由产科和呼吸科专家共同管理。

（一）妊娠期哮喘药物使用

总体而言，用于治疗哮喘的药物在妊娠期间是安全的，哮喘治疗不足对胎儿的潜在危害超过了药物使用的风险。

因此，所有属于哮喘常规使用的药物都可以应用于妊娠期女性。唯一例外的是，由于缺乏相关使用数据，不建议在妊娠期间使用白三烯受体拮抗药（➔ 第 15 章）。然而，如果需要 LTRA 来充分控制哮喘，仍可以考虑在妊娠期使用。

与任何哮喘管理一样，妊娠期哮喘药物使用原则是仔细监测哮喘症状，并根据当前的需要滴定给药，从而使用最少的药物达到最优的哮喘控制。

（二）急性加重的处理

- 予常规药物治疗。
- 予高流量吸氧以保持血氧饱和度在 94%～98%。
- 妊娠期急性重度哮喘属于紧急医疗事件，妊娠女性需要在医院进行持续的胎儿监护和治疗。

（三）分娩期的管理

由于内源性皮质类固醇水平高，分娩期间哮喘急性发作非常罕见。在整个分娩过程中继续使用所有常用的哮喘药物是安全的。

对于在分娩前 2 周内每天口服皮质类固醇剂量超过 7.5mg 的女性，理论上存在下丘脑 - 垂体 - 肾上腺轴抑制的风险。对于这些女性，建议产程中应每 6～8 小时静脉注射氢化可的松 100mg。

对于患有哮喘的女性来说，在哮喘期间使用所有常见的疼痛缓解方法都是安全的。

（四）经前期哮喘的治疗

由于月经周期性激素变化而引发哮喘的女性，应该对哮喘的总体管理方案进行优化。如果月经期间仍有症状出现，那么可以尝试一些不同的策略，尽管支持这些策略的证据有限。

部分女性报告说，在经期前 1 周增加吸入类固醇的剂量是有帮助的，但没有强有力的证据支持这一点。这有可能是因为药物依从性的提高导致症状的改善。

研究发现，仅使用黄体酮或联合口服避孕药有助于减轻部分女性的症状。避孕药可以减少激素水平的波动，这可能是症状减少的原因。现有研究规模很小，并且部分研究报道了矛盾的证据，如口服避孕药的女性在哮喘控制方面有了更大的问题。但如果哮喘症状严重干扰了正常生活，这仍然是一个值得尝试的选择。

二十一、健康宣教

大多数患者在与健康专家进行咨询的时候，健康教育也是其中一部分。在某些地区，患者也可能有机会参加更正式的哮喘健康教育项目，其中可能包括会议的模式。几乎没有证据表明哪种宣教方法优于另一种；关键是确保利用每一个与患者合作的机会，增长其知识和提高其干预能力，以促进良好的哮喘控制。与此同时，为了进一步了解自身的病情，患者还可以从其他来源获取信息，如病友会、慈善机构、互联网、大众媒体、朋友和家人等。

哮喘控制不会仅因为知识的增加而改善，哮喘教育也不是一个在调查问卷表上打勾的单一事件，而是一个持续的过程。随着时间的推移，对关键问题和关注点的回顾将使哮喘患者发展必备的技能，以识别病情的变化，并能够对这些变化采取适当的行动。

每次咨询可以提供如下讨论点。

- 回顾哮喘控制过程。
- 与患者探讨其问题和担忧。
- 强调有关哮喘的重要信息。
- 回顾治疗策略。
- 协商在哮喘恶化时采取的适当措施。

以下的信息也可以通过哮喘健康教育来涵盖。

- 治疗的类型及如何治疗。
- 如何落实治疗。
- 识别患者的忧虑。
- 识别患者哮喘管理的目标和预期效果。
- 指导并提高患者自我评估的技能。
- 根据患者的目标协商哮喘管理方案。
- 识别和治疗急性哮喘发作。
- 适当回避过敏原和诱因。

至关重要的是，传达信息的方式应根据患者的具体情况进行调整。教育的目的是使患者和（或）其护理者能够在自己的能力范围内，在他们感到舒适和自信的水平上更有效地进行自我管理。需要充分考虑患者的年龄、社会环境、个人支持网络、情绪状态、智力、文化、语言和疾病状态等因素。

二十二、PAAP

哮喘健康教育的目的是向患者提供知识和技能，使他们能够控制哮喘。书面的 PAAP 已被证明，在作为健康教育的一部分时，其可以改善患者预后。

当前指南建议如下。

- 哮喘患者应接受以个人需求为重点的、关于自我管理的健康教育，并以书面形式形成行动指南。
- 出院前，住院患者应收到经过哮喘管理培训的临床医生所制订的个性化哮喘行动计划。

患者需要参与制订自己的行动计划，以确保符合其个人情况。行动计划的级别和复杂性取决于以下方面。

- 患者控制哮喘的意愿。
- 使他们感到舒适的控制水平。
- 患者遵循计划的能力。

尽管哮喘行动计划有助于给患者一种控制哮喘的感觉，但重要的是，要确保患者对医师赋予他们的责任水平感到满意。在协商行动计划时我们必须承认，不同的患者对于何种程度上积极参与治疗或决策的意愿是不同的。

要使行动计划有效，必须根据不断变化的情况定期审查和修订。哮喘是一种动态而多变的疾病，我们需要及时更新行动计划以应对这一点。

哮喘行动计划应按照约定的时间进行审查，更重要的是，必须在急性加重后立即对其进行审查。我们必须考虑出了什么问题，以及如何修改行动计划以避免未来发生类似事件。这要求我们考虑如何收集更多信息来发现病情恶化，或调整加大治疗和寻求医疗建议的标准；如果不审查和修改行动计划，那么相同的问题可能会在未来继续出现。

PAAP 是自我健康管理教育的重要组成部分。一项系统回顾研究确定了与良好预后有关的特点。

- 健康教育应该包括识别哮喘控制不佳的具体建议，即同时评估症状和峰值流量。年龄较小的儿童使用基于症状的书面计划可有效减少急诊哮喘。
- 如果哮喘恶化，应采取 2～3 项行动，其中包括寻求紧急医疗帮助。
- 开始口服皮质类固醇（因此需要为患者 / 家长提供储备用的口服类固醇）。

我们应根据临床严重程度重新启用或临时增加 ICS。在过去，许多指南都倾向于在出现恶化迹象时将吸入类固醇的剂量“加倍”，然而，最新的 BTS/SIGN 指南建议，根据临床严重程度重新开始使用 ICS 或暂时增加 4 倍剂量 ICS（而不是 2 倍）。

基于症状的计划

对于许多哮喘患者来说，这将是最简单的监测控制效果的方法。该计划应概述患者的常用药物，然后提供明确的指导来说明症状加重时应采取的措施。

采取行动的指标具体如下。

- 夜间醒来时咳嗽或喘息。
- 运动症状增加。
- 需要更频繁地使用支气管扩张药。
- 支气管扩张药的有效性降低。

对于症状加重的患者来说，定期使用支气管扩张药治疗，并在仔细监测的同时继续使用其常规剂量的吸入类固醇就足够了。

在哮喘继续恶化的情况下，如果有口服类固醇的储备，他们可以自行开始服用，否则他们需要在此时寻求紧急医疗救助。

通常情况下，需要采取行动的临床症状水平和治疗是否有效都将反映患者的既往病史。从而我们可以得知，在怎样的程度的症状下，患者需要口服类固醇进行紧急治疗，并将其纳入未来的行动计划。

基于呼气峰值流速的行动计划，见表 7-1。

表 7-1　呼气峰值流速水平

行动计划的组成部分	预　后	实际的考量
基于个人最佳的呼气峰值流速水平	持续有效	一旦治疗已经最优化且峰值流量稳定，应评估个人最佳状态。成人的最佳峰值流量应每隔几年更新一次，如果使用峰值流量，则在成长中的儿童中更频繁
基于预测的呼气峰值流速水平	时好时坏	

引自 Gibson PG and Powell H (2004) ‘Written action plans for asthma:an evidence- based review of the key components’. Thorax 59:94-99.

二十三、依从性、一致性性和坚持性

在哮喘的语境下，“依从性”一词通常指患者遵医嘱接受预防性治疗的程度。患者未能做到足够的预防性治疗是哮喘控制不佳的常见原因。因此，医师加强治疗之前，需要考量患者的依从性。依从性或坚持性的概念有不允许协商的意味，也不允许有共享决策（或责任）的倾向。因此，现在更流行一致性的概念，即患者和医疗专业人员在商定适当的治疗或管理计划时具有同等的地位。

患者不按照建议进行治疗的原因很复杂，但大致可分为三大类。

（一）不确定性导致的“不依从”

这可能是人们不遵守治疗方案的最常见原因。患者知道他们应该吃什么，以及什么时候吃，但其生活方式因素阻碍了治疗进行。人们需要为各式各样的需求而竞争，这可能意味着他们只是忘记了治疗一事。即使是那些通常会遵循治疗方案的人，如果他们的日常生活出现变动，如处于假期或社会动荡时期，也会“忘了”治疗方案。

（二）无意导致的“不依从”

在这种情况下，患者可能并没有理解他们应该如何及为什么服用药物。因此，他们可能认为自己已经在遵循治疗方案，并且不会意识到有问题存在。例如，一些患者定期使用支气管扩张药，并且仅在需要缓解症状时使用，他们相信这是正确的。

（三）有意导致的“不依从”

患者有意识地决定不遵循治疗方案。他们可能会停止预防性药物、减少剂量、改变吃药时间，或根本不开始治疗。在考量如何解决这个问题之前，应先找出患者做出这个决定的原因。

（四）评估治疗依从性

评估治疗方案的依从性并不容易，也没有典型的“不依从”患者。通过计算处方数量能一定程度上推测依从性，但仍然无法评估患者实际服用了多少药物。最好的方法可能是与没有按照建议服药的患者进行开放且真诚的沟通。这可能有助于以下操作。

- 询问患者忘记服药的频率。
- 评估其症状程度和治疗方案的使用情况。

- 询问患者是否觉得自己的治疗方案带来了好处。
- 讨论能够遵循治疗方案的实际改进之处。
- 讨论关于药物的任何想法、担忧或期望。

（五）提高治疗依从性

改善沟通并采取以患者为中心的咨询方式，确保患者的观点和感受与医疗专业人员同等重要，这对于患者提高药物依从性至关重要。

以下方法可能有助于提高依从性。

- 确保患者选择符合其意愿且能够使用的合适设备。
- 通过减少吸入器的数量或服药剂量，尽可能简化治疗方案。
- 关注患者的生活方式，并找出最佳治疗方案。
- 将吸入器的使用与其他日常生活（如刷牙、观看喜爱的电视节目、泡茶等）联系起来。
- 提供支持信息、书面指南或哮喘行动计划书。

二十四、健康信念

哮喘健康教育和行动计划已被证明有助于改善哮喘的控制，但它们并不一定能使患者改变他们的行为。仍有许多患者尽管知晓许多哮喘健康知识，但却以次优的方式控制病情。

健康信念模型被用来解释为什么患者不按照建议进行治疗，甚至存在有害健康的行为。健康信念的基本原则是：健康行为是由个体对面临健康威胁所产生的感觉决定的。

主要有以下三个信念。

- 一般健康动机。
- 对特定疾病“危险”程度的感知。
- 对特定行为在降低“危险”方面的有效性的感知。

个体感知危险程度有两个主要影响因素。

- 他们患病的可能性（疾病易感性）。
- 疾病对他们的生活有多大影响（严重程度）。

即使当一个人感到非常虚弱时，他们仍然可能不会采取行动。他们受到预期价值和障碍的影响。

- 预期价值：如果我采取行动，会有什么改善。
- 障碍：这一行动可能会带来什么问题。

此外，还有其他的驱动因素。

- 年龄。
- 种族。
- 性别。
- 性格。
- 社会经济地位。

最后，也可能会是一个特定的事件或压力，作为行动的推动力。

- 特定症状。
- 同龄人的影响。

- 家庭成员的担忧。
- 媒体对疾病的报道。

关于哮喘的健康信念将影响患者的健康行为，不仅体现在药物依从性方面，而且在其他方面（如按时复诊）也会有影响。如果一个人不认为哮喘是一种严重的健康问题，或不相信自己患有哮喘，那么他们服药依从性差或不参与复诊也就不足为奇了（图 7–3）。

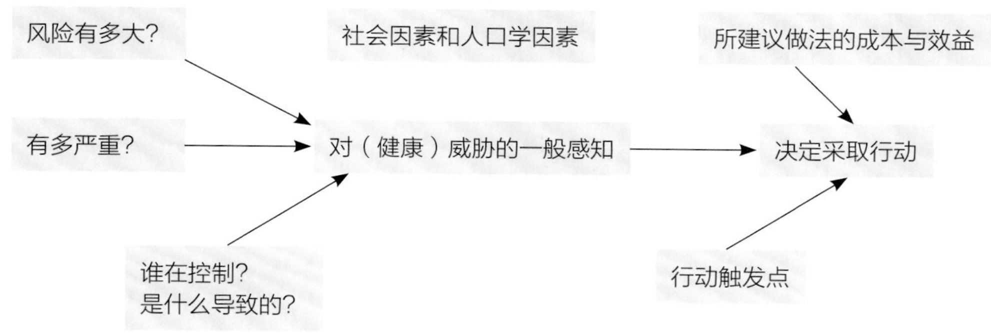

▲ 图 7–3 健康信念模型图

二十五、以患者为中心的医疗咨询

为了实现一致性原则，当医疗专业人员和患者的观点不同时，双方需要接受两者的观点都是同等有效的。医疗专业人员是医学知识的专家，但患者是他们自己生活、偏好和经验的“专家”。

在以患者为中心的医疗咨询中，医疗专业人员不是为了指导患者特定的行动方案，而是允许他们探索自己的观点和目标，以寻找到适合他们自己的行动方案。

为了促进患者与医疗专业人员互动，医疗专业人员可以通过以下方法，使患者产生平易近人和友好的感觉。

- 合理安排房间布局，使患者产生平等的感觉（例如，医疗专业人员不要坐在大桌子后面）。
- 珍惜咨询时间，确保没有干扰（例如，电话）。
- 开放友好的肢体语言（例如，坐在前面倾听，看着患者而不是电脑显示器）。

为了引出和理解患者的观点，并向患者提供适当的信息，以便进行共同做出决策，这需要咨询师掌握一些关键的技能。

（一）询问

着重使用开放式问题，避免一系列只需要简短回答的问题。多加使用“为什么”、“如何”或“请告诉我更多”之类的话来进一步询问患者的观点。考虑遣词造句以确保患者理解正确含义，避免使用术语。语调和语速也会影响患者对这次语言互动的感知。

（二）倾听

医疗专业人员需要集中注意力倾听患者的话语，不要因为自己的一些想法打断患者。同样，医疗专业人员应向患者反馈他们所听到的内容，以确保双方对于问题的理解是一致的。肯定患者为解决问题所做的任何努力都将促进咨询的支持性气氛。定期总结谈话内容也能让患者感觉到他们的行动受到了重视。

（三）指导

即使在这种以患者为中心的咨询中，医疗专业人员也可以适当地提供信息，以便患者可以根据现有相关事件做出决定。提供信息的目的不是给出特定的行动方案，而是提供足够的信息，从而达到知情讨论。

患者对哮喘及其治疗的看法可能与医疗专业人士的看法有很大不同，因此了解患者的观点很重要。在了解患者视角时，对话如何调整取决于患者。不应该由医疗专业人员占据大部分的谈话时间。他们的作用是引导患者讲述自己的故事。

探讨患者视角时可能涉及的问题如下。

- 对哮喘的看法和态度。
- 对疾病过程的了解。
- 对哮喘的担忧。
- 对哮喘预后的担忧。
- 对治疗需求的理解。
- 对治疗不良反应的担忧。
- 既往就医经历。
- 对治疗结果的期望。
- 文化方面。
- 经济能力、就业、家庭等实际问题。
- 自理能力。

理解患者的观点为进一步交谈打下基础，也为医疗专业人员提供更多患者背景信息。医疗专业人员应该以清晰易懂的方式提供信息。所有治疗方案（包括“不治疗”）都应该被提及，并分析各自利弊。医疗专业人员可以使用专业知识和临床经验为咨询者提供他们认为最佳且最合理的选择。尽管并非所有患者都一致希望参与治疗决策，但是给他们决策的机会仍至关重要。

有时患者会面临两难抉择：一个是医疗专业人员认为的最佳的方案，另一个则是最适合自己的方案。这是一个较难解决的问题，专业人员需要以有迹可循的方式解决这一冲突。这需要进行大量的商讨，以试图找到双方都能接受的方案，但医疗专业人员必须认识到患者拥有最终决定权。一旦患者离开诊室，他们就会做自己想做的，因此强制执行治疗方案不太可行。双方对于治疗方案最好是保持开放，而不是一方不断向另一方隐瞒。

一旦决策确定下来，医疗专业人员需要将其与决策依据一起记录在案，然后可以制订一项行动计划，这概述了已经商定的治疗方案和已经做出的后续安排。

（四）以患者为中心的咨询的关键步骤

- 建立融洽的关系。
- 引出患者的想法、担忧和期望。
- 确定患者的健康知识需求。
- 探讨治疗方案的利弊。
- 根据患者的个人情况做好评估。

- 了解患者希望在多大程度上参与决策。
- 解决意见相左之处并达成共识。
- 商定行动计划并做出后续安排。

二十六、吸入器装置和输送系统

大多数哮喘药物都是通过吸入给药的，因此，所选药物的最佳肺部给药对于哮喘治疗的成功至关重要(➔第 15 章)。如果吸入器的使用不正确，可能导致药物浪费和产生不必要的费用，既造成财务成本增加，也间接造成生活质量损失和残疾增加。虽然控制不良的哮喘可能表明需要增加治疗，但同样重要的是要记住，它可能是由吸入器工艺不佳导致药物使用不当造成的。

由压缩空气或氧气驱动的雾化器可用于输送高剂量的药物，而无须患者进行任何吸气操作，但在常规哮喘管理中很少需要。大多数哮喘患者可以学会充分使用某种类型的吸入器装置，在开始常规雾化治疗之前，需要转介给专家进行评估。

虽然喷雾器在治疗急性哮喘发作方面一直很受欢迎，但现在有充分的证据表明，在除危及生命的发作外，压力定量吸入器加间隔器至少与喷雾器一样有效。

有各种各样的吸入器装置可供选择，包括压力定量吸入器（pressurized meter dose inhaler，pMDI）、大容量和小容量间隔器（带或不带面罩）、干粉吸入器、软雾吸入器和呼吸激活气溶胶吸入器。这可能会令人困惑，并使卫生专业人员难以熟悉所有单个吸入器的特性和可用的药物配方。

为个别患者选择合适的吸入器装置需要卫生专业人员与患者和（或）护理人员之间的协作。如果患者对他们的设备不满意，或对使用它感到尴尬，那么他们可能更不愿意继续常规治疗。只有在患者接受了设备的使用指导并表现出令人满意的技术后才开吸入器。

在选择吸入器时，卫生专业人员应了解以下情况。

- 所需药物。
- 可用疗法的范围。
- 可用吸入器设备的范围。
- 各种吸入器如何工作。
- 当地药物处方。
- 成本 – 效益。

（一）装置的选择可以由药物的选择决定

在选择吸入器装置时，还需要考虑患者的一系列因素。

- 患者偏好。
- 患者过去使用吸入器的经验。
- 患者对治疗和吸入器装置的期望。
- 患者使用不同吸入器装置的能力。
- 对诊断或治疗的任何恐惧或误解。
- 同辈压力的影响。
- 年龄。
- 身体和智力。

- 生活方式特征。

关键是吸入疗法要有效，哮喘患者必须有一个他们可以并且愿意使用的装置。

（二）选择吸入器装置时的实际考虑因素

- 易用性：考虑手的灵活性和理解水平。
- 教如何使用是否快速和容易。
- 使用情况：吸入器是否仅在家中使用？还是患者经常旅行？它是需要在活动期间使用还是需要承受运动更衣室的湿度？
- 急性发作时需要使用该设备吗？如果是，将需要考虑深吸气能力的潜在下降，以及在紧张情况下复杂的指导可能难以遵循。
- 患者是否需要确保已成功施用剂量？
- 患者或护理人员能够知道服用了多少剂量有多重要？
- 患者或护理人员能否轻松判断设备是否即将耗尽？
- 患者区分不同的吸入器有多容易？一些设备有盲文指示器，以帮助视力差的人。

二十七、过敏

过敏是呼吸道症状的常见而重要的原因，尤其是在儿童和年轻人中。特异性，定义为对常见的空气过敏原有一个或多个的皮肤针刺或特异性 IgE 血液测试阳性，是发展哮喘和鼻炎的一个危险因素。食物过敏，特别是婴儿时期的鸡蛋过敏，也是日后呼吸道症状的预测因素。

在特应性个体中，过敏症状通常始于儿童时期，伴湿疹，并随着年龄的增长而进展，鼻炎和哮喘是最常见的表现。重要的是要记住，过敏是一种全身性疾病，因此，可以在几个不同的器官系统中表现出来，往往在同一时间。具有重要过敏成分的条件包括以下情况。

- 哮喘。
- 鼻炎。
- 急性（但不是慢性，即持续时间超过 6 周）荨麻疹和（或）血管性水肿。
- 结膜炎。
- 食物过敏。
- 过敏反应。
- 湿疹（在较轻的程度上）。

这里列出的所有这些情况也可以由非过敏机制驱动，区分两者在避免和治疗方面有意义，但不太重要。

由于过敏症状通常与接触过敏原有关，因此可以通过良好的过敏史来诊断。虽然诊断测试对于确保过敏诊断至关重要，但必须考虑到时间和成本问题。有充分的证据表明，大多数在初级保健中出现疑似过敏性疾病的患者可以在没有正式确定特定过敏原触发的情况下进行管理。这是三个因素的作用。

- 如果提出适当的临床问题，测试前正确诊断或排除过敏性疾病的可能性很高。
- 现有的治疗方案管理过敏问题是相对安全的。
- 随机对照试验没有足够的证据支持当前试图避免空气过敏原暴露的方法。

对于少数对食物、药物和毒液暴露有严重的可能危及生命的全身过敏反应的患者来说，情况更为复杂。在这种情况下，为了避免过敏，有必要知道过敏原是什么（如花生过敏）。

二十八、过敏和过敏反应

过敏是一种全身性疾病，可在同一患者的多个器官系统出现症状。过敏反应是Ⅰ型超敏反应的典型例子，其特征是过敏原之间（如草花粉、花生）和肥大细胞（在外周血和组织中普遍存在的细胞，其中含有颗粒，而这些颗粒又含有组胺，即一种强效化学物质，由于刺激神经末梢而引起瘙痒，由于血管扩张而引起发红，由于血管渗透性增加而引起肿胀）通过抗体的相互作用，后来被命名为IgE。

吸入（通过鼻子或嘴）、摄入或注射过敏原会导致一个经典的事件序列：过敏原迅速在两种过敏原特异性IgE抗体分子和肥大细胞之间形成桥梁，然后它们脱颗粒（破裂）并释放其内容物。组胺和其他化学物质[如白三烯、前列腺素、肝素和血小板活化因子（platelet activating factor，PAF）]被释放到局部和全身循环中，在一个或多个器官系统中引起过敏的特征性症状。过敏的典型症状是瘙痒、发红和肿胀，其典型的时间过程（立即出现症状，通常在接触后15min内出现）是过敏诊断的基础，在一个简单的水平上，允许人们快速区分过敏和非过敏症状。

（一）过敏（IgE介导）症状的诱因

- 花粉（草、树、杂草）。
- 室内尘螨。
- 毛茸茸的动物（猫、狗、马）。
- 食物（坚果、花生、鸡蛋、牛奶、贝类、水果和蔬菜）。
- 药物（抗生素、肌肉松弛药）。
- 昆虫毒液（黄蜂、蜜蜂、大黄蜂）。

（二）非过敏性诱因

- 感染。
- 冷空气。
- 压力/创伤。
- 药物。
- 香烟烟雾。
- 激素。
- 情绪/压力。

二十九、特应性

“特应性”被描述为发展过敏症状的遗传倾向，临床定义为对一种或多种常见空气过敏原（在英国，这包括室内尘螨、猫、狗或草花粉）的皮肤刺痛试验或特异性IgE血液测试阳性。特异反应是致敏的结果，简单地描述了接触过敏原后出现症状的可能性。对过敏原致敏性的鉴定（通过皮刺试验或血液试验）并不能预测接触后的症状，因此重要的是要记住，对特定过敏原皮刺试验/血液试验呈阳性的患者在接触该过敏原时可能没有症状，因此不能仅通过皮刺试验/血液试验的结果来证明因果触发。因此，重要的是结合确诊史来解释IgE测试的光阳性测试。

有特应性家族史的个体发生 IgE 致敏的风险增加，特应性体质也是发生过敏性疾病（如过敏性哮喘、鼻炎或特应性皮炎）的主要危险因素。遗传因素对 IgE 致敏性发展和 IgE 介导疾病家族史的贡献为 70%～80%。某一特定器官发生过敏性疾病的风险与该器官相关疾病的家族史有关。

过敏性疾病的早期症状，特别是婴儿期的特应性皮炎，以及吸入过敏原特异性 IgE 抗体的存在，是后期呼吸道过敏的重要危险因素。

三十、过敏诊断

准确的过敏诊断取决于病史和过敏原特异性 IgE 抗体的客观测量结果之间的一致性（或缺乏一致性）。准确的病史记录对确定过敏的作用至关重要，密切询问患者也很重要。

（一）症状是否符合组胺释放模式，即症状是否包括发红、瘙痒或肿胀

重要的是，要注意组胺在不同器官系统中的释放表现；例如，组胺引起的神经刺激表现为鼻子打喷嚏，皮肤瘙痒，肺部喘息；血管通透性增加在皮肤上表现为与荨麻疹外观相似的风团，在鼻子上表现为鼻塞，全身性表现为低血压（由于主要血管突然过多渗漏）。

（二）过敏原暴露和症状之间有什么关系

如前所述，典型的 IgE 介导的过敏症状发生在约 5min 内的过敏原暴露。当试图解释可能与食物有关的症状史时，记住这一点是有帮助的：与食物有关的过敏反应的早期迹象包括在摄入食物后立即发生组胺诱导的全身性瘙痒皮疹；饭后 6～8h 发生的腹痛、胀气和全身不适（无瘙痒、红肿迹象）更有可能是食物不耐受的结果。

（三）是否涉及一个以上的器官系统

由于肥大细胞存在于全身许多不同的部位，IgE 介导的过敏往往发生在一个以上的器官系统。因此，当患者靠近猫时发出哮鸣音，也可能出现流鼻涕和打喷嚏，如果青霉素引起的皮疹伴有其他器官系统的症状，如气喘、呕吐或腹泻，则更有可能是 IgE 介导的。过敏是一种全身性疾病，因此患者一生中可能出现多个器官系统的症状。患有食物相关湿疹的婴儿通常在儿童时期有哮喘，然后在青少年时期有花粉热，在随后的咨询中注意过敏症状的新表现是很重要的。通常被称为“过敏行军”。

（四）有明显的过敏诱因吗

在病史指向明显过敏触发的情况下，可能不需要进行特定 IgE 的客观测试。对于暴露与症状之间的关系尚不明确的患者，皮肤点刺试验或血液测试可能是有帮助的，但重要的是要记住，特定 IgE 的证据并不意味着因果关系。在哮喘和鼻炎管理指南中，避免过敏原是基础，除非建立了因果关系，否则不能自信给出建议。

（五）有过敏史吗

真正（IgE 介导）的食物或药物过敏更可能发生在季节性或常年花粉热的患者（例外是黄蜂或蜂毒过敏，在特应性和非特应性患者中发生相似的情况）。

- 其他问题应包括家族史（过敏在有特应性父母的孩子中更常见）、环境史（接触毛茸茸的动物、室内尘螨）和职业 / 爱好。

客观诊断测试的需要取决于怀疑的过敏原是否可能是可以避免的，以及是否有过敏原特异性治疗可用。

（六）过敏性鼻炎和哮喘的诊断

鼻炎是过敏性疾病最常见的表现之一，治疗很少针对过敏原，最有效的治疗方法是联合使用抗组胺药和局部抗炎药物。如果症状是由动物或花粉引起的，或患者有个人或家族过敏史，那么鼻炎症状在本质上是过敏性的可能性会显著增加。因此，诊断测试的必要性应取决于过敏原触发因素的识别是否会影响治疗决策。鉴于避免接触这些过敏原的挑战，大多数个体中，识别潜在的过敏原触发几乎没有什么价值。因此，对于有过敏史的鼻炎患者，经验性治疗是合理的第一步。

相反，如果避免过敏原是有效和可能的（在食物或药物过敏的情况下），或正在考虑对过敏原进行特异性治疗，如免疫疗法，那么确定特定的过敏原触发是必要的，尽管准确的病史记录在确定过敏的作用和解释测试结果方面是至关重要的。

三十一、过敏性鼻炎 1

过敏性鼻炎的症状：瘙痒，打喷嚏，水样鼻（流鼻涕），鼻塞。

鼻炎是非常常见的，根据年龄的不同，其患病率为 5%～30%，在幼儿和青少年中是一个特别的问题，其症状可能导致睡眠障碍、实际问题、活动限制和情绪问题。引发因素包括草花粉、树花粉、房屋尘螨和霉菌，其中大多数在英国无处不在，基本上不可避免。通过进行皮肤点刺试验 /sIgE 试验可以准确地识别触发过敏原的原因，尽管考虑到成功的药物治疗不依赖过敏原，这可能不是必要的。治疗取决于避免（在可能的情况下）和定期给予适当的药物治疗。

过敏性鼻炎的处理

避免过敏原：虽然在花粉高峰期（通常是 6 月的最后 2 周）到国外或海边度假（那里的花粉数量可能较低）可能会有帮助，但避免花粉是很困难的。花粉因国家和气候而异，寻求低花粉接触的患者应该瞄准更热更干燥的气候，如南欧。房屋尘螨的避免也很困难；策略集中在使用坚不可摧的床垫套、枕套和羽绒被套，但缺乏确凿证据表明这些措施可以减轻哮喘或鼻炎症状，因此不应推荐。

过敏性鼻炎的治疗依赖于诊断、教育和采用循序渐进的药物治疗。护士可以通过提供以下服务在提供这种治疗方面发挥关键作用。

- 过敏性鼻炎的诊断（阳性病史和阳性皮肤刺痛试验 /sIgE 试验）如前所述，但阳性病史通常无须确认 IgE 测试就足够了。
- 并发症的诊断，如哮喘。
- 避免过敏原的建议。
- 药物治疗的可用性和使用培训，以确保最佳反应。
- 持续性鼻炎和严重间歇性鼻炎患者的随访。
- 转诊到专科中心进行治疗对治疗无反应的患者。

治疗选择和患者管理应取决于治疗的有效性、安全性和依从性，然后由患者偏好指导。

以下建议基于英国变态反应和临床免疫学学会的指南，并强调了对鼻炎治疗至关重要的关键问题。

1. 轻微的间歇性症状：药物治疗应包括根据需要服用非镇静性抗组胺药以控制症状。第一代抗组胺药（如氯苯那明）可导致约 50% 的人镇静，应避免使用，特别是儿童，因为已证明氯苯那明会损害儿童的学习能力。如果症状局限于眼睛或鼻子，局部应用抗组胺药（如氮䓬斯汀）或聚糖酸钠可能足以控制症状。

2. 持续性症状（中度 / 重度）：对于持续性、中度或重度症状，药物治疗的选择应基于主要症状，尽管联合治疗可能达到最佳症状控制。

(1) 鼻塞：虽然根据需要单独服用非镇静性抗组胺药通常足以控制轻度、间歇性症状，但中度或重度症状需要联合治疗（局部鼻用类固醇和非镇静性抗组胺药），应至少在症状出现前 2 周开始，以达到最大效果。患者应该了解定期类固醇治疗的必要性，并被告知疗效可能不会立即显现。还应向他们展示如何使用适当的鼻喷雾器。在使用含水喷雾剂时，重要的建议如下。

- 站起来，将眼睛固定在地板上约 1m 远的地方。
- 用右手捂住左鼻孔，反之亦然，尽量把喷雾剂的尖端插入到舒适的地方。
- 根据说明使用所需的喷雾剂数量。
- 不要闻（闻可能导致药物进入胃而不是鼻子，这可能是治疗失败的最大原因）。

(2) 流涕、鼻痒、打喷嚏：这些症状通常对每天局部鼻用类固醇和非镇静性抗组胺药的联合治疗反应最好。同样，如果症状无反应，尝试另一种抗组胺药，检查依从性和鼻喷雾技术。考虑增加鼻腔类固醇的剂量，或尝试另一种鼻腔类固醇，另一种选择是添加异丙托溴铵，这可能有助于控制水样鼻漏的症状。

三十二、过敏性鼻炎 2

症状未控制

如果症状仍未控制，短期口服泼尼松龙（20mg/d，持续 5 天）可缓解急性症状，尽管支持这种干预的证据有限。在英国不再推荐 Depot 曲安奈德，因为担心与它的使用相关的不良事件。草花粉免疫疗法可有效减轻对治疗无反应的季节性变应性鼻炎症状患者的症状和药物评分，可从专科中心获得（http://www.bsac.org）。

三十三、过敏反应

过敏反应是一种可能危及生命的急性疾病，通常是由于对过敏原（如食物、药物或昆虫叮咬）的全身过敏反应引起的，发病迅速，过敏反应的发病率正在增加。据报道，英国因过敏反应住院的人数从每年每 100 000 人口中的 1 例增加至 7 例，估计每年有 20 例死亡，其中许多是可以预防的。

重要的是，过敏反应不仅是急性发作，而且是一种需要长期随访和详细健康教育的慢性疾病。

（一）临床特征

有效管理的关键是快速和准确的诊断，并能够识别不良结果风险最大的患者。许多器官系统都可能受到影响，其中最重要的是呼吸系统和心血管系统。过敏反应的早期症状（通常被忽视或误解）包括潮红和全身荨麻疹。死亡通常是由于心血管衰竭或呼吸停止（特别是年幼的儿童）。治疗可能因未识别早期症状而延迟，肾上腺素的延迟给药与死亡率增加有关。

症状通常在接触后几分钟内开始，根据经验，症状开始得越快，临床反应就可能越严重。

乳胶引起的过敏反应发展较慢，通常在 30min 左右。过敏反应的主要临床特征见表 7–2，鉴别诊断见表 7–3。

表 7–2 过敏反应的临床特征

器官	症状和体征
皮肤	瘙痒、潮红、荨麻疹、血管性水肿
呼吸系统	• 上呼吸道炎症和水肿的特征为鼻炎、打喷嚏、喘鸣、声音嘶哑 • 下呼吸道梗阻引起咳嗽、喘息、呼吸困难。如不及时治疗，可能会出现发绀和窒息
心血管系统	血管扩张、心动过速、低血压、循环衰竭，导致休克和组织梗死
消化系统	嘴唇和舌头刺痛和肿胀，腭部发痒，恶心，呕吐，腹部痉挛和腹泻
神经系统	焦虑，头痛，抽搐和意识丧失

表 7–3 过敏反应的鉴别诊断

症状	评价
血管迷走神经性发作	• 心动过缓、无心动过速 • 无荨麻疹、瘙痒、血管性水肿、上呼吸道梗阻 • 面色苍白而非潮红恶心，无腹痛
血清疾病	• 起病较慢（超过数天而非数分钟） • 无上呼吸道阻塞，支气管痉挛或低血压
肥大细胞增多症	• 无上呼吸道阻塞 • 起病较慢 • 发作间的慢性低水平症状
血管性水肿和 C1 酯酶抑制药缺乏	• 无潮红，瘙痒，荨麻疹，支气管痉挛，低血压 • C1 酯酶抑制药缺乏史
癔球症	• 无上呼吸道梗阻临床证据 • 无潮红、瘙痒、荨麻疹、血管性水肿、支气管痉挛、低血压
急性或慢性荨麻疹	• 全身性皮疹，无呼吸道症状或低血压

（二）诊断

诊断可以使用皮肤刺痛试验（出于安全考虑，初级保健中不建议使用）或测量血液中特定的 IgE 抗体来诊断特定的触发因素。可通过当地实验室安排测量血液中的特定 IgE；总 IgE 的测量与特异性 IgE 无关，因此对诊断没有帮助。然而，在非 IgE 介导的反应中，没有能够识别特定触发因素的测试，必须从详细的反应史中做出诊断。

在出现急性过敏反应的患者中，约 50% 的患者可以观察到血清胰蛋白酶水平升高，如果在反应发生时测量，可能有助于提供组胺释放的证据。结果应谨慎解释，因为胰酶水平升高已在无呼吸、心血管或腹部体征的患者中被发现。

三十四、过敏反应的急性和长期护理

过敏反应的治疗可以分为两个阶段：立即治疗和长期护理。在初级护理中，立即治疗包括以下方面。

- 基本和高级生命支持（如有需要）。
- 恢复血压（使患者平躺，抬高双足）。
- 肌肉注射肾上腺素：成人应给予肾上腺素剂量为 1∶1000 的 0.5ml，但儿童因年龄和体重而有所不同。
- 给予高流量氧气（如果有）（➲ 第 14 章）。
- 安排紧急入院。

肾上腺素的剂量可以根据血压和脉搏，每隔 10min 重复一次直到出现改善。对于那些奄奄一息的患者，如果对血液循环的充足性有疑问，可能需要通过静脉注射稀释的肾上腺素溶液（1∶10 000）。静脉给药应给予同时进行心脏监测，因为心律失常的风险。及时给予肾上腺素是很重要的，因为延迟给药与死亡风险增加有关。

对于无反应的患者，应考虑采取其他治疗措施，包括氯苯那敏 10～20mg 缓慢静脉注射和氢化可的松 200mg 静脉注射。对耐药病例可能有价值的其他治疗方法包括静脉输液、肾上腺素雾化和（或）沙丁胺醇和血管升压药。

长期治疗应包括识别触发因素，建议避免，并指示立即处理进一步的发作。对于那些可能出现过敏反应的个体，患者和护理人员应学会使用肾上腺素自动注射器，如 EpiPen® 或 Jext®，以迅速治疗症状，并转诊到专科中心。识别最可能引起不同年龄组过敏反应的触发因素可能通过避免过敏原来预防未来的反应。过敏反应管理计划已被证明可以改善和减少花生或坚果过敏儿童的反应数量和严重程度，此类计划应根据个别患者的使用制订和定制。

过敏反应的诱因

1. 食物

常见的受影响食物有以下内容。

- 乳制品（鸡蛋、牛奶和奶酪）。
- 坚果（磨碎的坚果和树坚果）。
- 豆类。
- 水果（如草莓和猕猴桃）。
- 海鲜。

2. 药物

- 抗生素（青霉素和头孢菌素）（注意，重要的是要正式确定真正的 IgE 介导的抗生素过敏，终身避免通常是必要的。大多数发生在抗生素治疗期间的皮疹不是由 IgE 介导的，并且在随后的接触中不会复发）。
- 麻醉药（特别是肌肉松弛药）。
- 肽激素（如胰岛素和抗利尿激素）。
- 酶（如链激酶）。

- 阿司匹林和其他非甾体抗炎药。
- 阿片类镇痛药。
- 免疫接种。

3. 昆虫毒液

- 蜜蜂和黄蜂毒液。
- 乳胶。

4. 其他过敏原

血液、血浆、免疫球蛋白，以及在极少数情况下精液暴露（交媾期间），已被确定为过敏反应的触发因素。不太常见的原因包括身体刺激，如运动和暴露在寒冷的天气。特发性过敏反应也会发生，但应将肥大细胞增多症和类癌综合征排除为隐匿性原因。

三十五、免疫疗法

免疫疗法通过使患者对过敏原脱敏来治疗过敏反应，通常是通过注射一个疗程来改变免疫反应。舌下免疫疗法可能对许多患者有效，尽管其效果被认为不如注射有效。

除减轻过敏性疾病的症状外，脱敏治疗可预防鼻炎患者哮喘的发作，并可减少对其他过敏原的新敏感。由于过敏反应的风险，皮下免疫治疗只能在专科过敏中心使用（http://www.bsaci.org），舌下免疫治疗可以用于初级保健，这是非常罕见的。

单克隆抗体

奥马珠单抗形式的抗 IgE 是一种人源化抗 IgE 抗体，在选定的患者中可减轻哮喘症状和恶化，并减少吸入类固醇的负荷。它按个人规定的剂量皮下注射。美国 NICE 建议在患有严重、持续性过敏性哮喘的儿童（6 岁及以上）和成人中使用奥马珠单抗。只有当患者符合严重不稳定过敏性哮喘的标准时，才应该开始治疗。

- 过敏（IgE 介导）哮喘的临床证实。
- 在过去 1 年内，2 次或 2 次以上严重哮喘加重需要住院，或在过去 1 年内，3 次或 3 次以上严重哮喘加重，其中至少 1 次需要住院，另外 2 次需要在事故和急诊病房进行超出患者常规方案的治疗或监测。

除了白三烯受体拮抗药、茶碱、口服皮质类固醇和 β_2 受体激动药，以及在合适的情况下戒烟外，还对吸入性高剂量皮质类固醇和长效 β_2 受体激动药进行全面试验和记录。

抗 IL5 单克隆抗体（美泊利珠单抗）被许可用于治疗严重难治性嗜酸性粒细胞性哮喘，作为优化标准治疗的补充治疗，适用于以下患者。

- 在过去 2 个月内血液嗜酸性粒细胞计数为 300 个细胞 /μl。
- 在过去 2 个月内有 4 次或更多的恶化。
- 在过去 6 个月内连续使用至少相当于泼尼松龙 5mg/d 的皮质类固醇。

拓展阅读

[1] Asthma UK. Available at: https:// www.asthma.org.uk/
[2] British Thoracic Society, Scottish Intercollegiate Guidelines Network. *British Guideline on the Management of Asthma.*

Revised edition 2019. Available at: https:// www.brit- thoracic.org.uk/ quality- improvement/ guidelines/ asthma/

[3] BSACI. Allergic and non- allergic rhinitis guidelines. Available at: https:// www.bsaci.org/ guidelines/ allergic- non-allergic- rhinitis

[4] GINA Global Initiative for Asthma. Available at: https:// ginasthma.org/ 2018

[5] NICE. Anaphylaxis (Clinical guideline 134). 2011. Available at: https:// www.nice.org.uk/ guidance/ cg134/ evidence/ anaphylaxis- full- guideline- pdf- 184946941

[6] NICE. Asthma: diagnosis, monitoring and chronic asthma management (Clinical guideline 10143). Updated 2020. Available at: https:// www.nice.org.uk/ guidance/ indevelopment/ gid- ng10143

[7] Resuscitation Council (UK). Anaphylaxis. Available at: https:// www.resus.org.uk/ anaphylaxis/ emergency- treatment- of-anaphylactic- reactions/

第 8 章　支气管扩张

Bronchiectasis

杨　蕊　黄敬烨　译　　罗晓芬　张会锦　校

支气管扩张是指不可逆的支气管壁扩张和增厚。临床上可表现为反复肺部感染、咳嗽、慢性咳痰、呼吸短促、胸膜炎性胸痛、疲劳和不适。它可能是由原发性感染、儿童期至成年后期的任何时候发生的毒性损伤、免疫缺陷、一些炎症症状和一些遗传性疾病（如原发性睫状体运动障碍和囊性纤维化）引起的，但大约 50% 的病例中没有发现根本原因。

英国 2013 年的数据显示，女性的患病率为 566/100 000，男性为 486/100 000。

一、支气管扩张的原因

支气管扩张有许多不同的原因和潜在条件（表 8–1）。原发性损伤引起支气管壁炎症和破坏，导致纤毛功能障碍和黏液清除障碍；这可能导致感染变成慢性或复发，进而导致进一步的支气管壁炎症和破坏。这样就形成了损伤和感染的恶性循环。

二、临床特征 1

（一）病史

根据潜在病因和疾病严重程度，每个患者的病史不同，可在一生中的任何时间出现。通常有咳嗽产生化脓性痰和（或）复发性肺部感染的病史，这些病史可能对常规抗生素治疗反应缓慢。慢性不适往往是一个突出的特征，特别是在严重的病例中。

详细的儿童和成人健康史对于获得对这种多方面疾病的临床见解至关重要。部分患者可能有儿童肺炎或百日咳病史，随后出现反复感染。成年期严重肺炎可导致受影响肺叶分布的支气管扩张。应始终寻求结核病的治疗史。无明显起始事件的复发性肺部感染史可能反映了一个潜在的原因，如免疫缺陷。在那些有已知诊断或提示症状的患者中，应考虑潜在的炎症疾病，如结缔组织疾病或炎症性肠病。

（二）支气管扩张的症状

支气管扩张的症状包括：咳嗽，咳痰（通常每天都有，可为化脓性），胸膜炎性胸痛（通常与感染相关），间歇性咯血，呼吸短促，嗜睡和乏力，反复发生肺部感染，上呼吸道症状。

表 8-1　支气管扩张病因

病因类型	举　例
发育缺陷	• 结构性：气管支气管肿大 • 生化：α_1– 抗胰蛋白酶缺乏症
黏液纤毛清除缺陷	• 原发性纤毛运动障碍 • 杨氏综合征 • 囊性纤维化
免疫缺陷	• 原发性 • 低 γ 球蛋白血症 • 特异性抗体缺乏症 • 继发性 • 恶性肿瘤：慢性淋巴细胞白血病 • HIV 感染
过度免疫反应	• 过敏性支气管肺曲霉 • 肺移植术后
中毒损伤	• 胃 – 食管反流 / 吸入 • 有毒气体或化学物质
机械性梗阻	• 内源性：肿瘤或异物 • 外源性：结核性淋巴结
感染后	• 百日咳 • 麻疹 • 肺结核 • 非结核分枝杆菌
相关疾病	• 慢性鼻窦炎 • 类风湿关节炎 • 溃疡性结肠炎 • 结缔组织疾病和血管炎
特发性	

咳痰是支气管扩张的常见特征。在疾病的早期阶段，患者只有在病情加重时才会产生痰液。然而，随着病情的发展，患者通常每天都有痰液产生，在病情加重时，黏液样痰会化脓。病毒性上呼吸道感染可使本病加重，常表现为痰量和脓量增加、发热、不适加重、胸膜炎性胸痛、呼吸困难加重伴或不伴喘息，偶有咯血。在疾病的后期，患者可能每天咳出大量化脓性痰（➔第 4 章的“咳痰”）。

除了与肺部相关的症状外，鼻窦炎在支气管扩张中也很常见，但似乎英国胸科学会

（British Thoracic Society，BTS）指南中只有一项研究评估了慢性鼻窦炎中支气管扩张患者的患病率，发现 60 例患者中有 3 例（5%）。

（三）检查

在疾病早期出现的患者，临床检查可能完全正常。在肺支气管扩张区可听到粗糙的噼啪声。广泛性疾病患者可出现广泛的粗裂纹和手指杵状突起（➔ 第 4 章的"检查肢体"）。一些患者可能有呼气喘息，提示高反应性和（或）与气道内感染相关的炎症。潜在疾病的迹象可能存在，如风湿性关节炎的关节疾病。

体征如下。

- 吸气时粗音 +/– 呼气时粗音。
- 根据疾病严重程度，手指呈现杵状。
- 气流阻塞和 +/– 喘息。

（四）调查

调查的目的是确定支气管扩张的诊断，记录疾病的分布和严重程度，尽可能确定根本原因，监测患者的疾病进展和并发症的发展。

如果临床怀疑有支气管扩张，应适当作影像学检查。胸部 X 线片敏感性有限，常为正常或非诊断性检查；在更严重的情况下，囊腔可能是明显的，气道扩大，非锥形，呈现有轨电车线的外观（图 8–1）（➔ 第 5 章的"胸部 X 线评估"）。

在大多数情况下，高分辨率计算机断层扫描诊断支气管扩张（➔ 第 5 章的"计算机断层扫描"）。支气管壁增厚，可见黏液嵌塞。HRCT 记录支气管扩张的程度和严重程度，并可能提供重要线索，提示潜在原因；例如，食管扩张伴双基底支气管扩张可能提示误吸是可能的病因。

三、临床特征 2

- 见图 8–1 至图 8–4，以及表 8–2。

四、支气管扩张的管理

（一）一般管理原则

- 治疗潜在或诱发疾病（如类风湿关节炎、免疫缺陷、胃食管反流）。
- 物理治疗和运动。

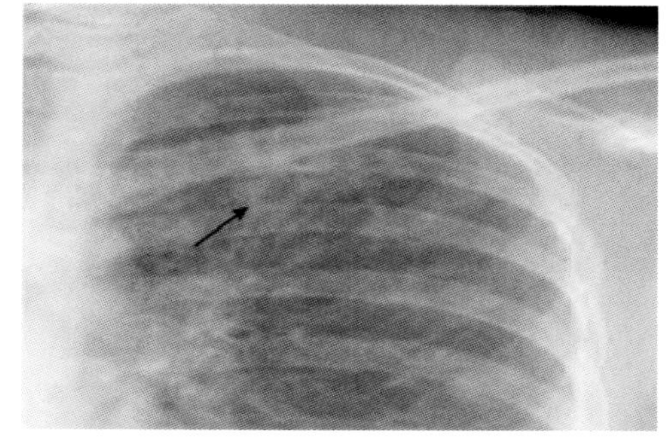

▲ 图 8–1　胸部 X 线

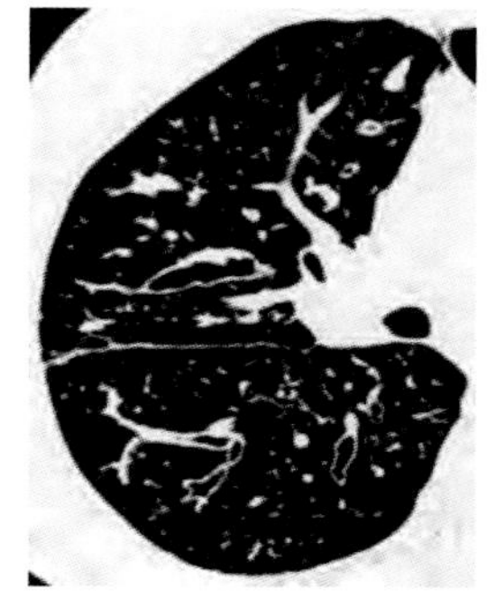

▲ 图 8–2　CT 囊性病变

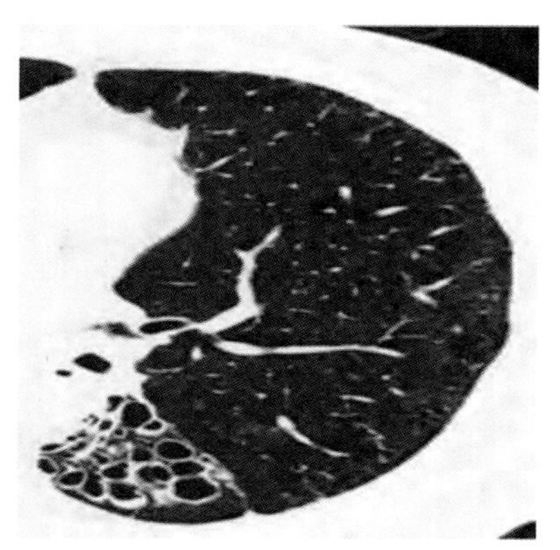

▲ 图 8–3　左下叶严重囊性支气管扩张

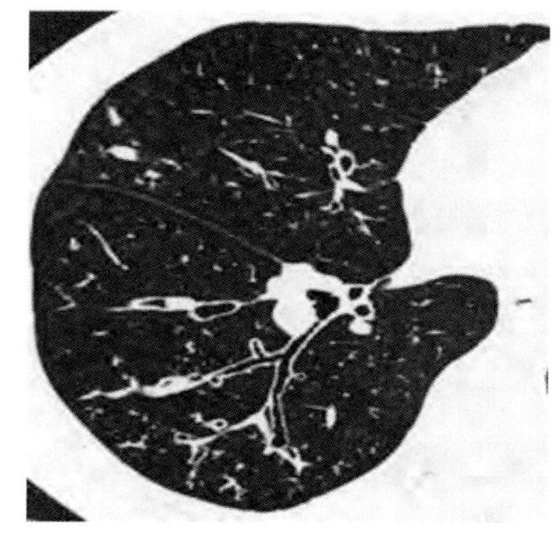

▲ 图 8–4　右下叶轻度柱状支气管扩张伴逐渐变细消失和轻度扩张

表 8–2　支气管扩张的根本原因调查

潜在原因	调　查
特发性（40%～45%）	排除诊断
误吸：反流或慢性误吸；可能是隐匿的	• HRCT 表现（下肺叶支气管扩张分布，食管扩张） • 食管测压 • 胃镜检查
机械性阻塞	HRCT+/– 支气管镜检查排除异物 / 机械性阻塞
过敏性支气管肺曲霉菌病	曲霉 RAST、总 IgE、曲霉菌皮肤点刺试验、嗜酸性粒细胞计数、真菌培养(痰)
• 免疫缺陷 • 常见变异免疫缺陷 • 特异性抗体缺乏 • 其他免疫缺陷	• IgG、IgA 和 IgM 水平 • 对疫苗的抗体反应（如肺炎球菌疫苗、破伤风类毒素及乙型流感嗜血杆菌） • 中性粒细胞和淋巴细胞功能研究
α_1– 抗胰蛋白酶缺乏症	α_1– 抗胰蛋白酶水平
结缔组织病，血管炎	抗核抗体、抗核胞质抗体、心房利钠因子和类风湿因子
结核后	影像学表现，抗酸杆菌的痰培养
原发性纤毛运动障碍	鼻腔刷检 / 活检，电子显微镜检查，鼻用一氧化氮
囊性纤维化	汗液检测，基因检测，粪便弹性蛋白酶，精子计数

经 Oxford University Press 许可转载，改编自 Bilton D, Warrell DA, Cox JD, Firth JD, Benz EJ, Oxford Textbook of Medicine, 2010, Chapter18.9, Bronchiectasis, Volume 2:5th edition.

• 上呼吸道管理。
• 优化营养。
• 患者的健康教育：自我管理计划。

- 根据痰培养结果选择适当的抗生素治疗（➲第 4 章的“咳痰”）。
- 肺部病情恶化的早期治疗，预防频繁或严重恶化。
- 治疗气道阻塞及定期监测肺功能。
- 持续监测临床状态、痰培养、炎症指标和放射学参数，以确定患者尽管采取了上述措施，但疾病仍在恶化。这类患者可能需要重新评估和（或）更积极的治疗。

（二）物理治疗、气道廓清和运动

胸部物理治疗旨在提高分泌物的清除率，使患者在日常活动中更自由地呼吸。清除分泌物可以减少患者在公共场合咳嗽的需要（通常是工作场所或社交场合的问题），并防止睡眠障碍。

这里有一些技巧。

- 主动循环呼吸技术和自主引流
- 机械辅助装置：正压呼气技术（positive expiratory pressure，PEP）、震荡呼气正压技术。
- 体位引流 / 定位：偶尔与呼吸技术或机械辅助设备结合使用。可以添加手动技术。

如果痰清除有问题，而且物理治疗技术已经优化，可以雾化生理盐水或高渗盐水。没有证据表明使用羧甲司坦治疗支气管扩张，但可以进行 6 个月的试验治疗，如果显示临床获益，可以继续使用试验治疗。

（三）运动

- 有助于清除分泌物，尤其是在胸部物理治疗前进行。
- 不应取代气道廓清技术。
- 增加肌肉力量、灵活性和血液循环。
- 提高与健康相关的生活质量和自信心。
- 可以减少呼吸困难的感觉和恐惧。
- 有充分的证据表明，运动耐受性受损的患者从正规的肺康复中获益（➲第 24 章）。

（四）教育

如果已经知道的话，患者应该清楚地了解他们的疾病和潜在的原因。他们应该参与制订管理计划。特别是，所有患者都应该有关于什么构成感染恶化的明确指导，以及当他们经历感染恶化时应该采取什么行动。

为了提高依从性，患者需要了解帮助控制其疾病的多种因素。

- 了解疾病、潜在原因及其对患者健康的长期影响。
- 体育锻炼和胸部物理治疗在主动呼吸循环和（或）体位治疗方面的潜在好处。
- 患者对疾病加重的易感性和普通感冒 / 病毒性疾病的影响。
- 在病情恶化时如何获得医疗服务。
- 了解病情恶化的症状，如痰液颜色和量的变化，伴随呼吸困难、咳嗽、喘息或全身不适。
- 送痰标本进行培养和药敏测试，以帮助选择适当、有效的抗生素。
- 在病情加重的治疗过程中使用储备抗生素（在某些情况下使用吸入器，甚至使用皮质类固醇），了解如果患者对治疗没有反应，何时获得进一步的建议。
- 支持小组的教育和帮助。
- 定期检查和监测该疾病。

- 接种流感疫苗，在某些情况下接种肺炎球菌疫苗。
- 出国旅行：适合乘坐飞机，提供定期和储备药物，充足的保险（➔ 第 28 章）。

五、支气管扩张的抗生素管理 1

一般原则

在确定潜在病因的同时，重要的是确定患者痰中存在的微生物，并确定其每天痰量。其目的是最大限度地提高临床疗效，并将痰液减少到最小体积和黏液状态。患者通常会像往常一样出现脓痰和不适，但经过适当的高剂量靶向抗生素治疗（口服治疗 2 周或更长时间，如果口服治疗不成功，则采用静脉治疗）后，他们可能会达到黏液样痰液并显著减少不适。在达到这种状态后，目的是确定个体患者对抗生素的需求，以维持这种稳定状态。支气管扩张患者的抗生素管理算法如图 8-5 所示。

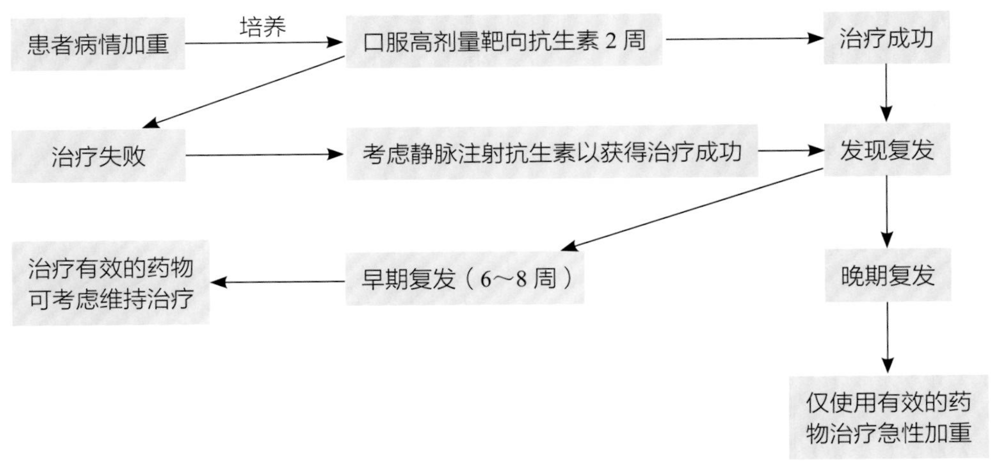

▲ 图 8-5　支气管扩张患者的治疗指南

引自 Bilton D, Warrell DA, Cox JD, Firth JD, Benz EJ, Oxford Textbook of Medicine (2010) Chapter18.9 Bronchietasis, Volume 2, 5th Edition.

复发或加重可定义为痰量增加、脓性或黏度加以下 2 项：咳嗽增加，呼吸急促（shortness of breath，SOB），发热，新发的胸痛，不适的增加，检查时出现新的湿啰声。

六、支气管扩张的抗生素管理 2

（一）急性发作的初始抗生素治疗

- 痰培养阳性不代表需要治疗，治疗的是患者，而不是培养。
- 确保对可逆性气道阻塞进行治疗和适当的物理治疗。
- 如有可能，确定致病微生物和抗生素敏感性。
- 根据临床分离株（如果有）情况进行抗生素治疗至少 2 周（一些患者可能需要更长的时间）。
- 检查抗生素过敏史或不良反应。
- 尽可能避免使用广谱抗生素。环丙沙星是治疗铜绿假单胞菌急性加重的唯一有效的口服抗生素，因此只有在一线药物治疗失败或不耐受时才可用于其他感染。

- 考虑药物相互作用（如与抗凝药、口服茶碱和细胞毒性药物），并警告患者可能的不良反应（如喹诺酮类药物的肌腱炎，四环素类药物的光敏性）。
- 如果患者病情好转（即黏液痰、不适减轻），则随访至下一次复发。
- 如果>3 个月无复发或每年发作少于 4～6 次，则患者仅需要进行急性发作治疗。
- 如果患者身体严重不适（如严重的呼吸短促、缺氧、咯血），可能需要入院接受静脉注射抗生素、物理治疗、支气管扩张药等治疗。
- 根据经验选择抗生素，如果患者没有反应，则根据痰培养调整抗生素。在既往无假单胞菌定植的情况下，阿莫西林 500mg～1g（每天 3 次）是常用的一线治疗。对于青霉素敏感的患者，克拉霉素 500mg（每天 2 次）或奥多西环素 100mg（每天 2 次）是一种可供选择的抗生素。
- 抗生素指南取决于当地细菌的敏感性模式和当地的抗菌药物。

（二）支气管扩张的维持性抗生素治疗

如果出现以下情况，应考虑预防性使用抗生素。

- 频繁的口服抗生素疗程每年加重 4 次以上。
- 一个抗生素疗程后迅速复发（<8 周）。
- 每年住院静脉注射抗生素>2 次。

一般来说，只有在病情恶化治疗成功后才能进行预防。治疗应符合当地抗生素敏感性模式和抗生素政策；目前正在制订国家指南（表 8-3）。

表 8-3 维持性预防的潜在疗法

痰培养	药 物
流感嗜血杆菌	多西环素 100mg（qd），阿莫西林 500mg（bid），雾化阿莫西林 500mg（bid）
肺炎链球菌	阿莫西林 500mg（bid），甲氧苄啶 200mg（bid）
金黄色葡萄球菌	氟氯唑西林 500mg 或 1g（bid）
黏膜炎莫拉菌	它在呼吸道定植是不寻常的，通常是一种使病情恶化的有机体
铜绿假单胞菌	有效静脉注射抗生素后，雾化黏杆菌素 200 万 U（bid）

七、支气管扩张中的其他感染

（一）病毒感染

病毒性上呼吸道感染可能会增加细菌恶化的易感性，但一般来说，具体治疗方法尚不可用或不明确。患有支气管扩张的患者应接种流感疫苗。人类免疫缺陷病毒（human immunodeficiency virus，HIV）感染已被确定为支气管扩张的一个潜在原因，但在英国，它很少在支气管扩张人群中发现。

（二）非结核分枝杆菌感染

非结核分枝杆菌与引起结核病的生物体有关，但可在一般环境中发现。细胞内鸟分枝杆菌

（mycobacterium avium intracellulare，MAI）已被确定为支气管扩张的一个原因，最常影响纤瘦的中年女性，并导致中叶和舌性支气管扩张，在高分辨率 CT 中有特征性表现（结节性支气管扩张伴充血的“树芽”炎症）。MAI 和其他非结核分枝杆菌也可能在支气管扩张患者中短暂定植，并在某些情况下引起慢性感染。这些微生物很难治疗，需要几种有时是有毒的药物的漫长疗程。决定是否对患者进行治疗取决于是否反复分离出同一病原体、患者是否有临床不适、是否有持续性肺损伤的迹象（高分辨率 CT）。这些感染应该由肺部专科医生治疗。

八、监护

支气管扩张患者需要随访，以确保他们的感染得到充分控制，并且他们的疾病没有进展。临床评估是最重要的监测形式。肺功能、血液检测和放射学检查也相关。

（一）临床回顾

- 定期复查：频率取决于疾病的严重程度。
- 监测病情恶化频率和抗生素疗程数量，评估抗生素疗程的有效性。
- 询问患者的日常症状、总体健康状况 / 生活质量。出现下降应立即进行进一步评估，以确定原因并计划干预。
- 记录痰量和病原学情况。
- 检查物理治疗方案，如果一致性差，由物理治疗师重新评估。
- 定期对患者进行用药知识和自我管理计划教育。
- 鼓励患者送痰标本进行培养和分析，每次病情加重时指导选择有效的抗生素进行治疗。
- 提供咨询服务（如有电话支持热线）并进行审查。
- 评估与处方治疗的一致性。
- 要注意，每个患者的症状都是不同的。
- 解决患者或护理人员的具体问题。

（二）肺功能

肺活量测定是监测这种慢性疾病的一个有价值的临床指标，但应与其他指标一起评估，如恶化频率、痰量、细菌学和总体健康状况（➔ 第 5 章的“可逆性试验”）。

第 1 秒用力呼气容积与高分辨率 CT 上的疾病严重程度、痰液分泌量及患者生活质量相关。阻塞性通气障碍是常见的，一些患者在流量 – 容量环和高分辨率 CT 上的呼气图像上有明显的小气道病变的证据（➔ 第 5 章的“脉搏血氧饱和度监测”）。根据气流阻塞的程度和临床症状，支气管扩张药加上吸入或口服类固醇的试验可能会改善气流阻塞的严重程度。

肺功能的急性下降可能反映了并发症的恶化，并应在治疗后恢复。慢性和持续的下降可能反映了疾病的进展。在轻至中度疾病的肺功能下降应该是缓慢的，更快的下降可能表明需要更积极的调查和管理。

（三）血液检测

一般来说，血液检测在支气管扩张患者的监测中并不起主要作用。炎症标志物（如 C 反应蛋白）可能在病情加重期间升高，并在治疗后回到基线水平；持续的升高可能提示慢性脓毒症或炎症。在某些情况下，对潜在疾病状态的监测可能是适当的；例如，患有轻微免疫缺陷（如特异性抗体缺乏）的患者可能会发展为常见的可变免疫缺陷，需要免疫球蛋白替代。长期服用药物的患者可能需要通过血液测试进行监测，服用抗生素的患者可能会与日常使用药物（如抗凝药）发生反应，可能需要额外的凝血检测。

（四）影像学

基线胸部X线片是有用的，因为它们可以与急性加重期间拍摄的X线片进行比较，这可能会显示新的阴影，提示急性实变或肺叶塌陷。准确评估疾病进展需要进行高分辨率CT检查，但这个检查会使患者暴露于显著的辐射剂量下，而且费用昂贵；因此，在临床稳定的患者很少进行（每3～5年进行1次）；临床状态的恶化可能促使更早的检查（高分辨率CT）。

拓展阅读

[1] Hill AT, Sullivan AL, Chalmers JD, et al. British Thoracic Society Guideline for bronchiectasis in adults. Thorax 2018;74(1). https://do.doi.org/10.1136/thoraxjnl-2018-212463

第 9 章　慢性阻塞性肺疾病

Chronic obstructive pulmonary disease (COPD)

黄敬烨　何　娇　郭祥健　译　　张会锦　潘龙芳　黄艳玲　校

慢性阻塞性肺疾病（chronic obstructive pulmonary disease，COPD）是一种常见的呼吸系统疾病，在世界范围内都有相当高的发病率和死亡率。慢性阻塞性肺疾病主要是由吸烟引起的。

COPD 的特征是显著性气流阻塞。严重的气流阻塞可能在患者意识到之前就已经存在。气流阻塞是缓慢进展的，对支气管扩张药的作用反应极小或无反应。

COPD 是一个“总括”术语，包括慢性支气管炎、肺气肿和长期不可逆的哮喘。无论是从医疗服务的直接成本还是生产力损失的间接成本来看，这些疾病都是社会的巨大负担。

由于定义和编码方面的问题，慢性阻塞性肺疾病的患病率很难精确。有时很难区分慢性阻塞性肺疾病和慢性严重哮喘，轻度至中度的患者可能不被识别为患有慢性阻塞性肺疾病。

一、COPD 的原因与危险因素

（一）吸烟

吸烟是最重要的危险因素，90% 的慢性阻塞性肺疾病都是由吸烟引起的。超过 20 包年通常会发展为慢性阻塞性肺疾病（➲ 第 4 章的“病史采集 2”）。然而，并不是所有吸烟的人都会患上慢性阻塞性肺疾病，也不是所有的慢性阻塞性肺疾病患者都是吸烟者或有吸烟史。

约 25% 的吸烟者易患慢性阻塞性肺疾病，这表明可能存在遗传易感性。由于吸烟，这些吸烟者的肺功能会加速下降。在易感人群中，吸烟量越大，肺功能下降越快。易感人群的肺功能下降速度加快（25 岁后 FEV_1 每年下降 50～90ml，而非吸烟者 FEV_1 每年下降 20～30ml）[1]。慢性阻塞性肺疾病患者戒烟，减缓疾病进展，并可能使 FEV_1 下降恢复到正常水平。当他们出现呼吸困难的症状时，肺功能已经受损，在这个阶段戒烟可能会延长预期寿命，但可能不会改善症状。被动吸烟与慢性阻塞性肺疾病的相关性较弱。

戒烟会将肺功能下降的速度降低到非吸烟者或非易感吸烟者的水平，但已经丧失的肺功能无法通过戒烟恢复。易感吸烟者戒烟得越早，预后就越好。当患者出现呼吸困难时，他们的肺功能已经严重受损。在这个阶段戒烟可能会延长他们的预期寿命，但可能不会改善他们的症状。

烟草烟雾对支气管有刺激作用，而身体的反应是产生更多的黏液。这会导致典型的“吸烟者咳嗽”，并可能演变成慢性支气管炎。肺泡中烟雾颗粒的存在引起白细胞的反应，这是人体自然防御的一部分。被称为蛋白酶的酶被释放出来，试图溶解入侵的微粒。长期的结果是肺泡壁的破坏，导致肺气肿。

（二）职业因素

职业暴露于粉尘和烟雾（如煤或二氧化硅）和溶剂与慢性阻塞性肺疾病有关。接触镉与肺气肿有关。

煤炭开采是公认的最危险的职业因素，也是慢性阻塞性肺疾病唯一可以获得赔偿的职业原因。焊接烟尘，特别是在封闭区域焊接，是一个可疑的危险因素。职业粉尘的影响取决于强度和（或）长期接触，从而成为独立于吸烟的风险因素。

在吸烟的人群中，很难评估职业对该病的确切影响。

（三）环境

空气污染，特别是燃烧煤炭和石油化石燃料产生的二氧化硫、碳和其他颗粒物，与慢性阻塞性肺疾病有关，但空气污染的作用可能很小。吸烟和空气污染之间可能存在相互作用。

最常见的污染来自汽车尾气排放和光化学污染物，如臭氧，这些污染物是由阳光对废气的作用产生（➔ 第 25 章的“环境与污染”）。

慢性阻塞性肺疾病在工业化、污染环境中的发病率高于农村环境。当碳微粒和硫酸水平较高时，慢性阻塞性肺疾病的死亡率会增加，这表明环境污染物有直接的毒性作用。

（四）社会经济地位

慢性阻塞性肺疾病的患病率在社会经济地位较低的群体中较高。这些人群的吸烟率较高，但这可能不是唯一的致病因素。母亲吸烟与低出生体重和反复发生的下呼吸道感染（lower respiratory tract infection，LRTI）有关，而这两种疾病都与以后的慢性阻塞性肺疾病有关。下呼吸道感染还与住房条件差和社会剥削有关。

不良的饮食与社会经济上的剥削有关。饮食中的抗氧化剂可以防止吸烟的有害影响。饮食中维生素 C 等抗氧化维生素含量低与肺功能下降和慢性阻塞性肺疾病患病风险增加有关。

（五）α_1- 抗胰蛋白酶缺乏

这是一种罕见的遗传性疾病，约每 4000 人中就有 1 人患有这种疾病。父母双方都是携带者，通常有严重的慢性阻塞性肺疾病家族史。

家庭成员应进行 α_1- 抗胰蛋白缺乏症检测。这种缺陷会导致肺中一个关键的抗蛋白酶保护系统完全缺失。其后果是在 20—40 岁早期发展为肺气肿，特别是吸烟者。应大力鼓励家庭成员不要吸烟或戒烟。

参考文献

[1] Fletcher C, Peto R. The natural history of chronic airflow obstruction. BMJ 1977; i: 1643-8.

二、病理生理学

慢性阻塞性肺疾病是一种炎症性疾病，可能累及所有级别的气道。

（一）慢性支气管炎

慢性支气管炎被定义为在大多数时间里出现咳嗽、咳痰，每年发病持续至少 3 个月以上，连续 2 年或以上。

其特征是黏液腺的大小（肥大）和数量（增生）增加，并导致黏液分泌增加。高分泌导致气道中的杯状细胞大量繁殖，分泌大量的黏液，导致慢性咳嗽和痰液产生。纤毛功能丧失损害了纤毛黏液清除系统的正常功能（图 9–1）。

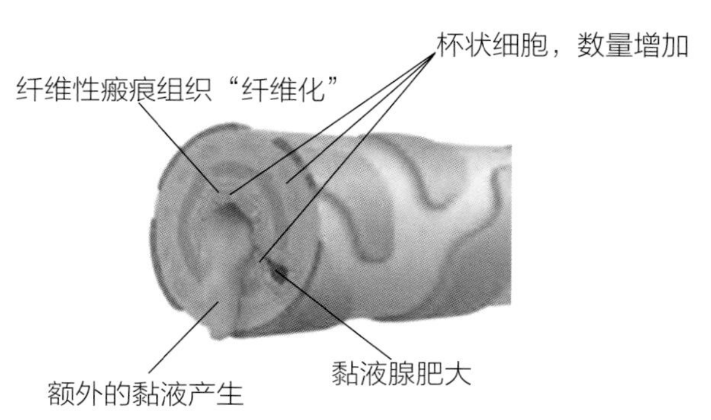

▲ **图 9–1　慢性支气管炎患者的气道**

经许可转载，引自 Boehringer Ingelheim

过量的黏液产生联合纤毛作用减少导致较小气道的黏液堵塞。这些细胞会肿胀（水肿），并被淋巴细胞、中性粒细胞和巨噬细胞等炎症细胞浸润。气道最终会失去其结构的完整性，由于支撑结构（软骨）受损和呼气相时气道过早闭合。

小气道的炎症会导致气道狭窄、气道阻力增加和过度充气。这反过来又导致气流减少，这是 COPD 的标志性特征。严重的情况下可能会出现持续缺氧，从而刺激肾脏产生促红细胞生成素。促红细胞生成素的释放刺激红细胞的产生，最终导致循环红细胞数量的增加。这些红细胞试图增加组织的氧输送，以抵消潜在肺部疾病引起的低氧血症。额外的红细胞会增加血液黏度，并干扰血液循环。

（二）肺气肿

肺气肿是指终末细支气管（肺泡）远端的气腔异常的永久性扩大，并伴有肺泡壁的破坏。

受损的肺泡融合成更大的囊，称为肺大泡。大泡的气体交换效率相对较低。随着肺气肿的进展，肺部精细结构的丧失导致细支气管塌陷，使空气进入更加困难（图 9–2）。

肺气肿对肺部的损伤并不总是均匀分布的。有两种类型，即小叶中心型和全小叶型。

- 小叶中心型肺气肿好发于近端细支气管周围的气腔，而远端肺泡相对完好。
- 全小叶型肺气肿是一种弥漫性分布的疾病，对近端或远端肺组织没有明显的偏好。

肺泡面积的减少导致气体交换受损，并减少了对小气道的径向牵引。失去径向牵引力意味着气道得不到支撑，往往会关闭。小气道的关闭导致气体交换受损，因为正在灌注的区域没有通气（图 9–3）。

三、流行病学

（一）流行病学

英国约 120 万人被诊断患有慢性阻塞性肺疾病，占 2% 的人口。据估计，有 200 万慢性阻

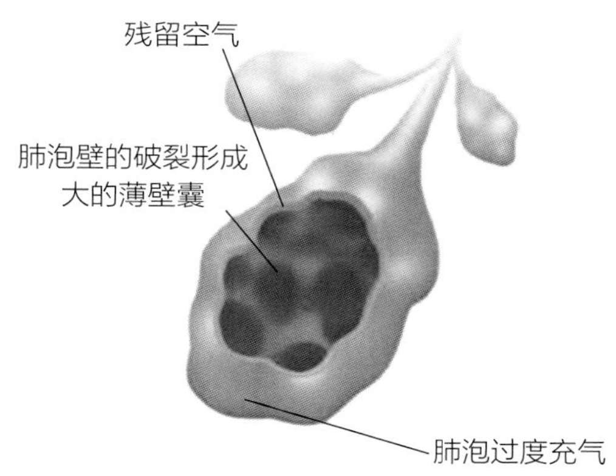

▲ 图 9-2 肺气肿的变化

经许可转载，引自 Boehringer Ingelheim

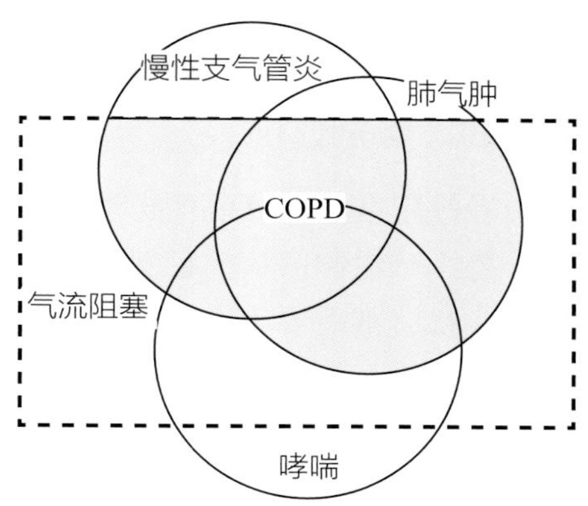

▲ 图 9-3 慢性支气管炎、肺气肿和哮喘之间的相互关系

塞性肺疾病患者未确诊，因此未接受治疗。在英国，每年约有 3 万人死于慢性阻塞性肺疾病。医生诊断的慢性阻塞性肺疾病发病率被认为低估了该疾病的真实发病率。研究表明，只有 1/4 的慢性阻塞性肺疾病患者被正式诊断出来。

慢性阻塞性肺疾病目前在男性中更为常见，其发病率随着年龄的增长而增加：在英国，45—65 岁的男性中有 2%，75 岁以上的男性中有 7% 患有慢性阻塞性肺疾病，全球死亡率男性更高。有人提出，男性吸烟比女性更严重，吸气深度更深，从而导致疾病更严重。女性慢性阻塞性肺疾病的发病率和死亡率都在上升，而男性的死亡率正在下降。

全球范围内，慢性阻塞性肺疾病的发病率估计为 2.5 亿；2016 年，世界卫生组织指出，慢性阻塞性肺疾病是全球第三大常见死因，有 300 万人死亡。90% 以上的死亡病例发生在中低收入国家。

（二）对基层医疗服务的影响

只有 10% 慢性阻塞性肺疾病患者被转介到医院，其余的则由他们的全科医生管理。这给全科医生和执业护士（practice nurse，PN）带来了相当大的工作量。

在一个为 250 000 人提供服务的卫生区，全科医生每年进行 14 500 次慢性阻塞性肺疾病会诊，每位患者每年大约有 2.4 次会诊。慢性阻塞性肺疾病患者的会诊率是心绞痛患者的 4 倍。

（三）对二级保健服务的影响

慢性阻塞性肺疾病是急诊入院的第二大常见原因。每年大约有 220 000 人住院。在一个普通的卫生区，每年的住院天数为 9600 天，而哮喘的住院天数为 1800 天。平均住院时间为 7.5 天。许多患者在入院后 90 天内死亡。

（四）对患者的影响

慢性阻塞性肺疾病会导致进行性、致残性的呼吸困难。呼吸困难会给患者带来身体上的问题，如购物、做家务、上斜坡和楼梯。它还会导致心理问题，如失去信心、焦虑和抑郁。

许多人由于提前退休或在家里需要帮助，因而遭受经济困难。

（五）经济影响

在英国，慢性阻塞性肺疾病每年给医疗服务造成约 8 亿英镑的费用。每年因慢性阻塞性肺疾病而造成的生产力损失对雇主和经济造成的损失已达 38 亿英镑。大约 25% 的未到退休年龄的人因为这种疾病而无法工作。

四、鉴别诊断

慢性阻塞性肺疾病的诊断通常依据患者的病史。慢性阻塞性肺疾病的特征是呼吸困难、喘息、持续咳嗽和咳痰（➲ 第 4 章）。任何患者，尤其是 35 岁以上的吸烟者，如果出现上述任何一种症状，都需要考虑慢性阻塞性肺疾病的诊断。然而，许多其他疾病也可以导致全部或部分上述症状。与慢性阻塞性肺疾病最难区分的是慢性哮喘。

（一）呼吸困难

呼吸困难被定义为呼吸过程中有困难或不适的感觉。它可能是由于用力而引起的生理反应，也可能是由于压力而引起的心理反应。重要的是，要考虑呼吸困难是否是以下疾病的特征：肺疾病；心脏疾病；肺动脉血管疾病，如肺动脉高压；全身性疾病，如贫血、甲状腺功能亢进；肥胖；呼吸肌无力疾病，如肌肉萎缩症。

（二）喘息

喘息是气流在狭窄或压缩的气道中振动产生的呼吸音。它是以下疾病的一个特点：气道疾病，如慢性阻塞性肺疾病和哮喘；充血性心力衰竭。

（三）咳嗽

咳嗽是心肺疾病患者最常见的症状之一。当咳嗽感受器受到刺激时就会发生。它可以是许多疾病的一个特征。

- 气道疾病，如慢性阻塞性肺疾病、哮喘、肺癌、囊性纤维化或支气管扩张。
- 肺实质疾病，如纤维化肺泡炎、石棉肺。
- 肺炎。
- 上呼吸道疾病，如鼻后滴漏、鼻炎。
- 胃食管反流。
- 心力衰竭。
- ACE 抑制药等药物。

（四）痰液

痰液是指肺部分泌物分泌过多。正常情况下，呼吸道中会产生少量黏液，这是肺防御外界刺激物入侵的一部分。它通过纤毛转移到喉部，健康的人通常不会感觉到。黏液分泌增加是以下疾病的一个特征。

- 气道疾病，如慢性阻塞性肺疾病和哮喘。
- 肺炎。
- 支气管扩张。
- 囊性纤维化。

要诊断患者呼吸道症状的原因，需要有完整的病史和其他检查。肺功能检查；评估对治疗试验的反应（➲ 第 5 章），以及临床和社会病史对于明确慢性阻塞性肺疾病与哮喘的诊断至关重要。

（五）鉴别哮喘与慢性阻塞性肺疾病的临床特征

哮喘和慢性阻塞性肺疾病是常见的疾病，可能在同一患者中共存。然而，这两种疾病的表现方式不同，在大多数情况下，哮喘和慢性阻塞性肺疾病是可以鉴别的。

- 几乎所有的慢性阻塞性肺疾病患者都是或曾经吸烟，而很多哮喘患者从未吸烟。
- 慢性阻塞性肺疾病在 35 岁以下出现症状并不常见，但哮喘症状可以从任何年龄开始。
- 慢性阻塞性肺疾病患者通常咳嗽有痰，而哮喘患者通常为干咳。
- 慢性阻塞性肺疾病患者往往不会出现夜间呼吸困难、咳嗽和喘息的症状，而这些症状在哮喘患者中很常见。
- 慢性阻塞性肺疾病患者的症状在日常生活中变化不大，而哮喘患者的症状可能有很大的变化。

五、检查

（一）肺功能检查

肺功能检查是用于诊断慢性阻塞性肺疾病和鉴别诊断 COPD、哮喘及其他类似症状的疾病的客观指标。肺功能检查中两项基本指标常用于 COPD 患者，即通过峰流速仪测定的呼气峰值流速，以及通过肺量计测定的第 1 秒用力呼气容积与用力肺活量的比值和 FEV_1（➲ 第 5 章的“肺功能测定”）。

峰值流量测定与肺量测定：峰流速仪在评估大气道阻塞程度方面具有指导作用。其更适用于哮喘患者，因为哮喘患者的炎症主要集中在大气道。

虽然 COPD 患者的 PEFR 读数可能会降低，但峰值流量并不能全面反应病情严重程度，而且可能严重低估较为严重疾病的气流阻塞程度。因此使用肺活量测定法测量气流指标（FEV_1/FVC 和 FEV_1）和肺容积（FVC）是 COPD 患者首选的肺功能测试方法。

英国、美国、欧洲和国际 COPD 指南均将 FEV_1 占预测值的百分比作为评估疾病严重程度的判断依据。2019 年英国 NICE 发布的 COPD 指南和 2020 年全球慢性阻塞性肺疾病倡议（global initiative for chronic obstructive lung disease，GOLD）中均使用了以下量表。

- 使用支气管扩张药后，FEV_1/FVC＜0.7 且 FEV_1＞80%，轻度或 1 级。
- 使用支气管扩张药后，FEV_1/FVC＜0.7 且 $FEV_1$50%～79%，中度或 2 级。
- 使用支气管扩张药后，FEV_1/FVC＜0.7 且 $FEV_1$30%～49%，重度或 3 级。
- 使用支气管扩张药后，FEV_1/FVC＜0.7 且 FEV_1＜30%，极重度或 4 级。

如对诊断仍存在疑虑或症状与肺量计测定结果不相符，应进行进一步的检查。

（二）胸部 X 线检查

胸部 X 线检查用于以下情况。

- 排除肺癌。
- 检测心脏扩大和肺水肿。
- 检测肺大泡。
- 检测肺过度充气，常见于 COPD，但也可见于慢性重症哮喘。

（三）其他检查

用于进一步检查以明确诊断，尤其当患者症状与肺量计结果不相符时，具体包括以下内容。

- 全肺功能检查，包括弥散功能（➲ 第 5 章的“呼吸功能测试”）。
- 胸部高分辨率 CT。
- 血液检查以排除是否存在 α_1- 抗胰蛋白酶缺乏症、红细胞增多症、贫血、甲状腺问题。

- 心电图和超声心动图。
- 痰培养。
- 脉搏血氧饱和度测定。
- BMI。

六、COPD 患者的评估

COPD 最常见的症状是出现劳力性呼吸困难和咳嗽，包括有痰和无痰的咳嗽（➔ 第 4 章的“咳嗽”）。部分 COPD 患者还会出现喘息，尤其是在劳力时。

（一）呼吸困难

这是 COPD 最常见的特征，也是致残的主要原因。其原因是肺过度充气，气体滞留在肺泡中导致残气量增加，从而引起呼吸困难。

肺气肿时由于肺泡附着物受到破坏，气道发生动态塌陷，会进一步导致气体滞留功能残气量增加。当出现肺气肿时，膈肌变平，导致辅助呼吸肌参与呼吸。

使用辅助呼吸肌进行呼吸以外的活动，如携带购物袋、伸展或弯腰，会使呼吸困难加重。患者通常会改变活动方式以避免呼吸困难。患者对呼吸困难的主观感受并不总是与气流阻塞的实际程度相关。

虽然呼吸困难会随着天气变化而变化，如在酷热、寒冷或潮湿的气候中会加重。但它通常发展得很隐蔽，患者可能将其视为衰老过程的一部分。

询问患者以下问题。

- 第一次发现呼吸困难是什么时候？
- 多久会出现呼吸困难的感觉？
- 情况是否越来越糟？
- 走多远会出现呼吸困难？
- 还有什么使您喘不过气来？

（二）咳嗽

咳嗽是 75%COPD 患者的首发症状。起初可能是间歇性发作的，但随病情发展，咳嗽会逐渐加重。痰液很常见，但并非所有患者都会咳痰。痰液通常为清澈、白色或灰色，但随病情加重也可呈现绿色或黄色，晨起加重。

询问患者以下问题。

- 你咳嗽的频率和时间时候会咳嗽？
- 你咳嗽多久了？
- 情况是否越来越糟？
- 你有咳痰吗？
- 痰液是什么颜色？
- 容易咳出吗？
- 曾经有咯血吗？

（三）喘息

COPD 患者通常因气温变化而出现喘息，尤其在冷空气下。与哮喘不同，患者在休息时通常不会喘息，夜间也很少因喘息而惊醒。喘息主要出现在呼气相，可以直接听到或通过听诊时听到。通常是“复调”，因气道狭窄而引起音调不一的口哨声。

（四）吸烟史

询问患者吸烟情况，确认吸烟持续时间和每天吸烟量，还需了解是否有被动吸烟史。如患者已戒烟，需了解戒烟时间。如患者仍吸烟，需评估驱使戒烟的动机，并了解患者是否曾使用过尼古丁替代疗法。

（五）应询问患者

- 暴露于空气中的刺激物，如灰尘或化学物品。
- 职业暴露。
- 儿童呼吸系统疾病。
- 呼吸系统疾病家族史。
- 其他疾病，以及患者正在接受的治疗。

（六）残疾评估

衡量疾病对患者生活的影响具有重要意义。对患者残疾和残障程度的评估应综合考虑以下因素。

- 呼吸困难，可使用英国医学研究委员会呼吸困难量表、氧耗图基线或 Borg 呼吸困难评分量表来评估（➔第 5 章的“呼吸困难等级”）。
- 步行距离，可使用 6min 步行试验和（或）穿梭步行试验来评估。
- 健康状况，可使用 St George 呼吸问卷、慢性呼吸问卷或慢性阻塞性肺疾病评估测试问卷（COPD Assessment Test，CAT）来评估。
- 疾病对患者日常活动的影响。
- 疾病对患者心理社会功能的影响，包括焦虑、抑郁、丧失独立自主能力、自卑、自残行为，如持续吸烟、不按时服药及性问题等（➔第 26 章）。

（七）临床症状

轻度 COPD 可能没有明显临床症状，采用肺量计对早期 COPD 患者进行肺功能检测，对早期发现 COPD 具有重要意义。对 COPD 患者的护理评估应包括以下内容。

- 肺部过度充气体征：重症患者典型的桶状胸表现。
- 颈部和腹部辅助呼吸肌使用情况。
- 高碳酸血症体征（手臂向前伸展时手部震颤、洪脉和嗜睡）。
- 劳力性呼吸频率加快，如走进诊室时。
- 缩唇呼吸。
- 整句说话的能力。
- 呼气时间延长。
- 体重过轻。
- 发绀。
- 踝关节水肿。

以上特征提示预后不良，需予以重视。

七、COPD 管理策略

英国于 1997 年首次发布 COPD 管理策略指南。2004 年，NICE 编制并发布新的循证指南，并于 2019 年进行了更新。此外，其他全球指南也已汇编并更新（GOLD 2020）。这些指南提供了最新知识，并推荐了最佳实践。

COPD 稳定期管理

稳定期 COPD 管理包括药物治疗、运动和社会心理支持。重点不仅要关注患者个体化治疗，还需满足家人和照护人员的需求。根据 NICE COPD 指南推荐优先考虑以下事项。

- 诊断。
- 戒烟。
- 吸入治疗。
- 肺康复。
- 无创通气。
- 急性加重史。
- 氧疗。
- 疫苗接种和抗病毒治疗。
- 肺部手术和肺减容术。
- 多学科合作。
- 营养因素。
- 姑息治疗。
- 教育与自我管理。

1. 诊断：对于 35 岁以上的吸烟者和戒烟者，如果有以下一种或多种情况，应考虑诊断为 COPD。

- 劳力性呼吸困难。
- 慢性咳嗽。
- 频繁咳痰。
- 频繁发生支气管炎。
- 喘息。

应对此类患者进行肺活量测定以确认诊断。

2. 戒烟（➲ 第 25 章）：戒烟是减缓 COPD 患者 FEV_1 下降速度的最重要干预措施之一，应充分利用各种机会提供建议和支持。长期吸烟者可能认为已造成不可逆的危害，戒烟为时已晚。然而，需强调无论何时戒烟都不算晚。结合尼古丁替代疗法、安非他酮或伐尼克兰等药物治疗，并给予适当的支持可以提高戒烟成功率。

八、药物治疗 1

迄今为止，尚未证实任何药物治疗能够改变 COPD 的潜在疾病进展。然而，通过适当的吸入、雾化和口服治疗，可以缓解患者的症状（➲ 第 15 章的“戒烟的药物治疗”）。

（一）支气管扩张药

支气管扩张药是 COPD 药物治疗的基石，能够有效控制症状并改善可逆性气流阻塞。然而，并未观察到使用后对 FEV_1 有显著改善。

治疗方法应根据患者的个体反应进行选择。

支气管扩张药在以下方面有帮助。

- 减轻呼吸困难。
- 提高运动耐力。
- 提升幸福感。

在 COPD 中，支气管扩张药的作用原理。

- 松弛支气管平滑肌，降低气道阻力。
- 减少过度充气，从而缓解呼吸困难和呼吸疲劳，并使患者能够行走更远距离。
- 促进黏液纤毛清除。

吸入支气管扩张药：吸入支气管扩张药分为两类：β_2 受体激动药和抗毒蕈碱药（抗胆碱类），包括短效和长效两种。

(1) 短效支气管扩张药

- 对于有间歇性症状的患者，应使用短效支气管扩张药，如沙丁胺醇、特布他林、异丙托溴铵，来缓解呼吸困难和运动受限的症状。
- 亦可用于缓解正在接受长效支气管扩张药长期维持治疗的患者出现的间歇性症状。

(2) 长效支气管扩张药

- 对于存在持续呼吸困难等症状的患者，应考虑使用长效支气管扩张药。
- 长效毒蕈碱受体拮抗药包括噻托溴铵、阿地溴铵、乌美溴铵和格隆溴铵等。
- 长效 β 受体激动药包括沙美特罗、福莫特罗、奥达特罗、维兰特罗和茚达特罗等。
- 对于无法通过短效支气管扩张药有效缓解症状的患者，可尝试使用 LAMA 或 LABA。

（二）支气管扩张药联合疗法

1. LABA/LAMA 联合疗法：如果患者的症状无法通过仅使用抗毒蕈碱药或 β 受体激动药得到控制，那么两种药物联合使用可能比单一药物使用更有效。原因如下。

- 两种药物联合使用可更大程度的产生支气管舒张效果。
- 两种药物可能作用于不同受体，使支气管扩张程度更高，并从而改善运动耐力。

联合治疗还具有使用便利性更高并能提高患者依从性的优点。指南指出，如患者在单一疗法后症状并未缓解，应考虑尝试联合疗法。

目前，有新的组合可供患者每日 1 次或 2 次使用，这些组合在英国被许可作为缓解症状的维持治疗。这些组合包括以下内容。

- Anoro® Ellipta®（乌美溴铵和维兰特罗）。
- Duaklir® Genuair®（阿地溴铵和福莫特罗）。
- Ultibro® Breezhaler®（茚达特罗和格隆铵）。
- Spiolto® Respimat®（噻托溴铵和奥达特罗）。

（三）吸入类固醇

吸入类固醇在 COPD 治疗中的应用仍存在争议。20 世纪 90 年代进行的四项大型临床试验并未证实肺功能会随时间推移而下降。研究认为，对于轻度 COPD 患者来说，吸入类固醇药物并没有任何益处。然而，也发现一些益处，使用吸入类固醇患者急性加重发作的频率降低。

目前 NICE 和 GOLD 指南建议特定类型的 COPD 患者应接受吸入类固醇治疗，指南指出以下内容。

- 口服皮质类固醇可逆性试验无法预测吸入类固醇的反应情况。
- 对于频繁发作的患者（每年≥2 次），应考虑使用吸入类固醇药物。
- 治疗的目的是减少病情恶化，从而缓解健康状况的下降速度。

吸入类固醇的最佳剂量仍不明确。试验结果表明，需使用较高剂量（每天 800～1200μg 布地奈德、1000μg 氟替卡松和 2000μg 倍氯米松）。此外，还需考虑以下因素。

- 尽管这些药物通常用于 COPD 患者，但目前在英国尚未获得许可，除非与长效支气管扩张药联合使用在单一吸入器中。
- 应告知接受大剂量吸入类固醇治疗患者存在骨质疏松的潜在风险，以及其他相关不良反应，并发放 ICS 警告卡并随身携带。
- 临床研究表明，服用吸入类固醇患者发生非致命性肺炎的风险增加。
- 减少发作和控制症状所带来的益处是否超过长期大剂量吸入类固醇可能产生的成本和可能时不良反应？

长效支气管扩张药与吸入类固醇：目前市场上有四种品牌的 LABA/ICS 复方吸入器获批用于 COPD 复方制剂，包括氟替卡松和沙美特罗仅为干粉吸入器（dry powder inhaler，DPI）（舒利迭），布地奈德和福莫特罗有干粉吸入器和压力定量吸入器（信必可都保），倍氯米松和福莫特罗有 DPI 和 pMDI 装置（凯西），糠酸氟替卡松和维兰特罗为 DPI（全再乐）。舒利迭和信必可都保都有通用品牌，在 COPD 患者中使用这些组合的研究表明以下结果。

- 联合使用更大发挥了各个组成部分的优势。
- 改善健康状况。
- 减少病情恶化。
- 改善肺功能。

对于 COPD 患者来说，复方吸入器可能更方便。与所有吸入类固醇一样，对于每年经历 2 次或 2 次以上病情恶化的患者，应考虑使用联合吸入剂。

三联吸入疗法：目前有一种提供三联吸入疗法的吸入器。该吸入器包含 LABA/LAMA/ICS，并可通过 DPI（Trelegy® Elipta®）或 pMDI（Trimbow®）装置进行使用。对于使用 ICS/LABA 或 LABA/LAMA 二联吸入疗法后病情仍频繁加重或仍有呼吸困难症状的患者，NICE 和 GOLD 指南都建议使用三联吸入疗法。

九、药物治疗 2

（一）口服疗法

1. 口服支气管扩张药：治疗 COPD 时，口服支气管扩张药（如茶碱）只能对支气管舒张起到非常有限的作用。但却能改善 COPD 患者呼吸困难等症状。

茶碱在 COPD 患者治疗中应用有限，原因如下。

- 治疗范围很窄，要达到疗效，需要给予较高剂量。毒性剂量仅比有效剂量高一点。
- 与许多其他药物存在相互作用，并且在老年人体内代谢难以预测。
- 血药浓度受吸烟、病毒感染和流感疫苗接种的影响，而这些都是 COPD 患者的常见情况。

• 当其达到毒性剂量时，则可能引发危及生命的心律失常。

在开具非医疗处方之前，独立的非医生处方者必须权衡症状改善所带来的益处与不良反应的风险，只应在不能使用吸入疗法或在最大限度吸入疗法后仍有症状的患者中考虑。

罗氟司特是一种被推荐用于重度 COPD 住院患者合并慢性支气管炎治疗的口服支气管扩张药。只有在以下情况才应考虑使用该药物。

• 病情严重，即 FEV_1 小于预测值的 50%。
• 尽管正在接受包括 ICS 在内的最佳吸入治疗，但患者在过去 12 个月中出现过 2 次或 2 次以上的病情恶化。
• 罗氟司特只能由呼吸内科专家开始使用。

2. 口服类固醇：NICE 和 GOLD 指南均不建议使用口服皮质类固醇作为维持治疗，原因如下。

• 副作用风险具有剂量依赖性和持续时间依赖性（➲第 15 章）。
• 只有极少数患者的症状会持续减轻。
• 逐渐停用口服类固醇后，患者通常会迅速恶化，出现呼吸困难、喘息或咳嗽等症状加剧。

如果不能停用口服类固醇，则应尽可能降低剂量；同时需监测患者是否出现骨质疏松，并采取预防措施。

在 COPD 急性发作期，建议使用口服类固醇；有明确证据表明，口服类固醇可提高治愈率。然而当类固醇不能控制稳定期 COPD 时，它们在急性发作期如何发挥作用尚不清楚。在急性发作期，炎症模式可能有所不同，对类固醇敏感。据报道，在急性发作期，嗜酸性粒细胞增多，这些细胞可能会被类固醇抑制。

NICE/GOLD COPD 指南建议急性加重时服用 30mg 泼尼松龙，持续 7～14 天。任何考虑长期服用口服类固醇的患者都应转诊给呼吸科医生进行进一步评估。

（二）黏液溶解剂

黏液分泌过多是 COPD 的显著特征之一。黏液溶解剂被认为能够促进痰液排出，并有证据表明可以降低病情恶化率。

NICE 和 GOLD 建议，应对患有慢性咳嗽且伴有痰液的 COPD 住院患者使用羧甲司坦和乙酰半胱氨酸等黏液溶解药物，并且治疗应在症状有所改善后继续进行。

（三）预防性口服抗生素治疗

NICE（2019）和 GOLD（2020）指南建议患者在下列情况下每周 3 次服用阿奇霉素，每次 250mg。

• 患者不吸烟。
• 正在接受最佳吸入疗法。
• 已被转诊接受肺康复治疗（如适合参加）。
• 持续出现病情频繁加重（每年 4 次及以上，并伴有咳痰）。
• 病情长期加重并伴有咳痰。
• 病情恶化导致入院治疗。

在提供预防性抗生素之前，请确保患者已进行以下操作。

• 进行痰培养以排除耐药菌和铜绿假单胞菌感染。

- 接受气道廓清技术培训以优化痰液清除效果。
- 排除其他呼吸系统疾病，如支气管扩张等。

在开始使用阿奇霉素之前，请确保患者具备以下条件。

- 进行心电图检查，以排除 QT 间期延长。
- 基线肝功能检查。
- 告知患者该药物具有听力损失和耳鸣的微小风险：必须建议患者在出现这种情况时及时告知临床医生并停药。

继续使用阿奇霉素治疗。

- 3 个月后进行复查，之后至少每 6 个月复查 1 次。
- 只有在患者获益大于风险的情况下才继续治疗。
- 目前尚缺乏关于 COPD 住院患者长期使用预防性抗生素的研究数据。
- 对于正在预防性服用阿奇霉素的患者，应将非大环内酯类抗生素作为病情加重方案的备用药物。

十、药物递送系统在 COPD 中的应用

吸入疗法是 COPD 的首选给药方法。

NICE 指南指出以下情况。

- 大多数患者，无论年龄大小，都可以学习如何使用吸入器，除非他们有严重的认知障碍。
- 手持设备通常是最佳选择，如果可以搭配一个合适的储雾罐一起使用。
- 如果患者不能使用某种特定装置，请尝试其他装置。
- 在开具吸入器处方前应教授患者使用技术并定期检查。
- 根据每个患者的反应情况调整滴定药物剂量。

在选择给药装置时，需要综合考虑以下因素。

- 关节炎等共存疾病，以及随后的手握力较差，这可能会导致患者难以使用吸入器。
- 患者的吸气流速，某些装置比其他装置需要更高的吸气流速。
- 定量吸入器通常很便宜，但需要与储物罐一起使用，否则吸入器在肺部的沉积效果不佳。据统计，高达 75% 的 COPD 患者无法正确使用吸入器。
- 90% 的 COPD 患者适用于干粉吸入器，然而这种设备通常价格较高。

对于无法进行吸入治疗或使用大剂量支气管扩张药的患者，可考虑采用雾化治疗。目前几乎没有证据表明雾化支气管扩张药优于吸入疗法。NICE 指南提出以下建议。

- 对于接受最大限度治疗后仍有痛苦或致残性呼吸困难的患者，可考虑使用雾化吸入疗法。
- 在开具处方之前，应对患者和（或）照护者使用雾化器的能力进行评估，并安排提供获得设备、服务、建议和支持的机会。
- 允许患者选择是否使用面罩或口含嘴式雾化器，除非吸入药物（如抗毒蕈碱）时，需要使用口含嘴式雾化器。
- 仅当症状减轻，或日常生活活动能力、运动能力或肺功能改善时，可继续进行雾化治疗。
- 如果考虑长期雾化治疗，请咨询呼吸专科医生或护士。

十一、其他治疗 1

NICE 和 GOLD 的指南建议所有 COPD 患者每年接种一次流感疫苗和一次肺炎球菌疫苗。

（一）氧疗

COPD 通常伴有一定程度的通气 – 灌注（V/Q）不匹配（➲ 第 3 章的“在呼吸期间会发生什么”）。导致患者在呼吸室内空气时出现动脉缺氧。这种情况使得患者感到呼吸困难，并引发肺循环变化，导致肺动脉高压甚至发展为右心衰竭（肺心病）。然而，只有少数 COPD 患者需要氧气来控制慢性疾病状态。

慢性缺氧患者需长期氧疗支持（➲ 第 14 章的“长期氧疗”）。NICE/GOLD COPD 指南对需要接受这种治疗的患者有严格的标准。

（二）肺康复

- ➲ 第 24 章。

劳力性呼吸困难通常意味着 COPD 患者会避免体力活动。这可能导致骨骼肌功能减退，并增加致残率。COPD 患者经常感到腿部疲劳，对呼吸困难的恐惧限制了他们的活动而不是呼吸困难。这种情况会导致缺乏信心，社会孤立，以及 COPD“情感束缚”现象。

肺康复对 COPD 患者非常有效，其疗效至少可以持续 2 年。患有中度至重度疾病且有意愿参加的患者应考虑参加肺康复计划，其中包括锻炼和教育建议。

（三）营养

- ➲ 第 25 章的“营养与呼吸系统疾病”。

COPD 对营养状况有显著影响。COPD 患者有三种常见的营养问题。

- 营养不良。
- 肥胖。
- 糖尿病。

COPD 患者常伴有糖尿病，因为两者均与年龄相关，并与肥胖和口服类固醇使用有关。

1. 营养不良：体重减轻和营养缺乏与死亡率和发病率升高有关，导致以下情况。

- 病情恶化和住院更频繁。
- 运动能力下降。
- 生活质量下降。

导致 COPD 患者体重减轻的因素如下。

- 反复感染导致能量消耗。
- 由于呼吸做功增加，导致能量消耗增加。
- 经口摄入减少与呼吸困难和（或）抑郁有关。
- 缺氧与气体交换障碍有关。
- 药物治疗的代谢效应（β 受体激动药、茶碱导致能量消耗增加、类固醇效应导致肌肉量减少）。

医疗保健专业人员还需考虑其他相关因素包括以下情况。

- 由于社会环境，获取新鲜食物可能有限。
- 经济因素，COPD 患者更有可能来自于社会经济地位较低的群体，经济能力有限。

- COPD 患者可能因呼吸困难而无法准备食物。许多患有严重疾病的患者在弯腰或伸展身体以够到橱柜时会呼吸困难。
- 部分 COPD 患者由于缺乏运动而食欲减退。

所有 COPD 患者都应计算 BMI（➲第 5 章的“BMI”）。BMI＜21 则表示存在营养不良的风险，应接受饮食建议。对于 BMI 较低的患者，NICE 指南建议进行营养补充，但应与节能和锻炼计划相结合。

2. 肥胖：肥胖的发生是由于缺乏运动，也可能是口服类固醇引起的食欲增加所致。

对于非 COPD 患者的轻度肥胖，可能引起 COPD 患者呼吸做功增加，从而导致以下情况。

- 运动时呼吸困难加重。
- 运动能力和活动水平降低。
- 症状加重。

实现显著的减重往往困难，应谨慎处理这个问题。患者需要就减轻体重达成一致目标，并积极改变饮食习惯。鼓励他们参加诸如肺康复之类的锻炼计划可能会有所帮助。BMI＞30 的患者应咨询营养师以获取专业建议。

BMI 正常或偏高的患者，如体重突然下降，也应转诊至营养师处，因为可能在减少去脂体重（主要由骨骼肌组成）。这一点非常重要，因为这与外周和呼吸肌肉性能及运动不耐受性密切相关。此外，这些患者还应该考虑进行胸部 X 线检查以排除恶性肿瘤，因为体重减轻是肺癌的一个常见特征，而且 COPD 和肺癌在吸烟者和戒烟者中都很常见。

十二、其他治疗 2

（一）焦虑和抑郁

许多 COPD 患者存在焦虑和（或）抑郁症。这可能是因为疾病对其产生了限制。在下列患者中更常见。

- 患有严重疾病。
- 缺氧。
- 有严重呼吸困难。
- 经常住院。

中度或重度慢性 COPD 患者应接受焦虑和抑郁筛查。许多患者可能会出现难以向医生或护士倾诉抑郁或焦虑情绪。医生应确保询问患者如何有效应对自身疾病。

NICE COPD 指南建议，应使用药物治疗焦虑和抑郁，并需向患者详细解释其必要性。

（二）旅游和休闲

应鼓励 COPD 患者尽可能保持独立自主生活。在中度或重度 COPD 患者中，社会孤立现象非常普遍，许多人需要协助才能保持行动能力。医护人员应告知患者社会服务和志愿机构可以提供哪些帮助。

- 为患者或载有 COPD 患者的车辆配备“蓝色徽章”（患者无法行走超过 100m）。
- 护理津贴 / 个人独立津贴。
- 叫车服务。
- 地方残疾人政策。

当地的公民咨询局可以帮助患者填写津贴申请表格，并提供上门探访服务。

有意去英国旅行的患者通常可以寻求当地旅行社的帮助，他们会提供带有残疾人通道和设施的住宿。一些较大火车站会提供行李搬运服务，并且现在许多火车站都有电梯，方便残疾人进出站台。

在英国度假期间，需要吸氧的患者可以免费使用供氧设备（➲ 第 14 章的“家庭氧气订购单”）。

出国旅行可能面临更多问题，但只要提前做好充分计划，大多数患者是可以实现的。应告知患者以下事实。

- “蓝色徽章”在整个欧洲都得到认可并有效。
- 需要吸氧的患者在大多数国家能租用氧气钢瓶或浓缩器等设备。
- 患者能购买便携式氧气浓缩器和雾化器，并通过内置电池或汽车点烟器供电运行。
- 在许多机场，可以预订轮椅和（或）推车将患者及其行李转运到飞机上。

有些领域更难管理。

- COPD 患者保险费用通常较高，患者可能需要比较价格才能找到负担得起的保险。
- 欧盟的互惠协议（欧洲健康保险卡）将在患者身体不适时提供基本的健康保险，但不涵盖任何额外费用或遣返费用。
- 缺氧患者可能需要在飞行途中补充氧气，这需要提前预订，而且通常会产生额外费用（➲ 第 28 章的“肺部疾病与飞行 2”）。

十三、COPD 急性加重

（一）急性加重

患者症状从其通常的稳定状态持续急性发作恶化，超出其正常的日常变化（NICE 2019）。

（二）常见症状

- 呼吸困难加重。
- 咳嗽。
- 痰量增加。
- 痰液性状变化。

这些症状的改变往往需要调整药物。预防和管理急性加重非常重要，因为以下因素。

- 频繁的急性加重会增加肺功能下降的速度并增加死亡率。
- 频繁的急性加重导致与健康相关的生活质量下降。
- 急性加重可能导致残疾程度增加，通常需要数周时间才能缓解。
- 许多患者需要住院以控制病情恶化。
- 平均住院时间为 7.6 天，高达 34% 的患者将在 3 个月内再次入院。
- 这对英国国家医疗服务（National Health Service，NHS）体系来说是沉重的负担，并且占用较大比例的 COPD 患者护理费。

（三）急性加重原因

- 病毒感染。
  - 鼻病毒。

  - 流感。
  - 副流感病毒。
  - 腺病毒。
  - 呼吸道合胞病毒。
  - 冠状病毒。
- 细菌感染。
  - 流感嗜血杆菌。
  - 肺炎链球菌。
  - 卡他莫拉菌。
- 空气污染加重和环境刺激物增加。
- 30% 的急性加重原因不明。

急性加重在以下患者中更常见。

- 患有严重疾病。
- 持续吸烟。
- 健康状况评分较差。
- BMI 较低（$<18.5kg/m^2$）。
- 抑郁。

十四、急性加重期的管理

应鼓励患者及时应对病情加重的症状，并向医护人员告知自身不适。症状的严重程度和范围是可变的。以下常见症状急性加重患者，可在社区内进行管理。

- 呼吸困难加重。
- 加剧，伴有痰和（或）脓性痰。
- 喘息加重。
- 活动耐力下降。
- 乏力。
- 体液潴留。

以下急性加重情况可能需要进行住院治疗。

- 呼吸频率增快。
- 静息状态下严重的呼吸困难。
- 休息时可见辅助呼吸肌参与呼吸。
- 新发踝关节水肿。
- 新发发绀。
- 自理能力和（或）自我治疗能力显著降低。
- 急性意识模糊和（或）嗜睡。

患者是否住院不仅取决于身体症状，还需考虑社会因素。患者是否住院需要考虑的其他因素包括以下内容。

- 患者及其家庭是否能在家里应对疾病，以及他们的社会环境如何。

• 患者的一般情况和活动能力如何。
• 患者是否存在其他并发症，如糖尿病或心脏病等。
• 尽管患者已接受长期氧疗，但其氧饱和度仍在下降。
• 动脉血气表明呼吸衰竭。
• 胸部 X 线检查结果异常。

个人入院因素越多，他们就越有可能在医院接受治疗。英国许多地区都在提供“家庭医疗”服务（➲ 第 27 章“居家医院”）。这项服务为某些患者提供了一种安全的入院替代方案，是许多患者及其护理人员的首选。

临床医师应询问患者是否因呼吸困难而感到恐惧。如果有这种情况，应考虑在患者的自我管理计划中加入认知行为部分，以帮助他们控制焦虑和应对呼吸困难。

十五、COPD 急性加重期的治疗

急性加重期的治疗主要包括支气管扩张药、抗生素、糖皮质激素、利尿药和氧疗。对于病情加重并出现呼吸衰竭的患者，可能需要进行无创或有创通气治疗（➲ 第 21 章）。

（一）支气管扩张药

1. 初级医疗保健

• 如果患者尚未规律使用药物，应从 β_2 受体激动药和（或）抗毒蕈碱药开始使用。
• 在急性发作期间，如果已经服用常规支气管扩张药，可能需要增加药物的剂量和频率。
• 应检查患者的吸入技术。重症患者的吸入技术可能会受到影响，可能需要改变输送系统。
• 一些患者可能需要雾化治疗，但这种情况很少见，因为可以通过储物罐装置输送高剂量的支气管扩张药（➲ 第 15 章的“间隔装置”）。

2. 二级医疗保健

• 每 2～4 小时给予 1 次短效支气管扩张药。
• 患者常规给予 β_2 受体激动药和抗毒蕈碱的药物联合治疗。
• 药物输送往往是通过雾化器而不是手持设备进行的，因为严重呼吸困难的患者可能需要大剂量的药物，从而导致吸入器吸入的次数过多。
• 对于患有高碳酸血症或呼吸性酸中毒（➲ 第 21 章的“呼吸衰竭”）的患者，不应使用氧气驱动雾化器，因为可能会加重二氧化碳潴留。
• 对于大剂量雾化支气管扩张药治疗无效的患者，可以静脉注射氨茶碱。

除支气管扩张药作用外，氨茶碱还能增加呼吸驱动，可避免进行呼吸机通气支持。

• 接受静脉氨茶碱治疗的患者需进行密切监测，因为可能出现各种不良反应、药物相互作用和药物毒性［➲ 第 15 章的“甲基黄嘌呤（茶碱）”］。

在初级和二级医疗保健中，一旦患者的临床状况改善，就应将其支气管扩张药剂量逐渐减至正常维持剂量。

（二）抗生素

大多数急性加重是由病毒引起的，但也有相当一部分是由细菌引起的。这使得在 COPD 加重时常规使用抗生素的处方存在争议。抗生素已被证明仅对具有以下至少两种特征的患者有效。

- 呼吸困难加重。
- 痰量增多。
- 脓性痰增加。
- 感染征象（白细胞计数升高，C 反应蛋白升高）。

对于确实需要抗生素治疗的患者，具体的抗生素处方将根据药物敏感性实验来确定。一般而言，广谱抗生素（如阿莫西林或红霉素）应作为首选药物。如临床反应不佳，或经检测培养和药敏试验的痰液样本显示细菌耐药，则考虑使用二级抗生素，如复方阿莫西林 - 克拉维酸钾或环丙沙星（➲第 5 章的“痰液检查”）。

（三）黏液溶解剂

厄多斯坦是一种黏液溶解剂，获准用于治疗 COPD 急性（支气管炎）加重的症状（➲第 15 章的“化痰药”）。剂量为每天 2 次，每次 300mg，连用 10 天。

（四）糖皮质激素

根据 2019 年 NICE COPD 指南建议，除非个别患者有禁忌证情况，则应口服糖皮质激素。这可加速肺功能恢复至基线水平，并缩短住院时间。推荐每天口服 30mg 泼尼松龙，持续 7～14 天。对于能够吞咽药片的患者，口服和父母给药方式效果相当，不建议使用雾化吸入类固醇。其他注意事项具体如下。

- 在完成初始治疗后，必须停止使用类固醇。几乎没有证据支持长期使用口服类固醇。
- 如果仅给予 7～14 天类固醇治疗，则无须逐渐减量，可以直接停用（➲第 15 章的“口服皮质类固醇”）。

（五）利尿药

在急性加重期的治疗中，利尿药并非常规用药，但对于伴有外周水肿的心力衰竭患者可能有效。消除水肿可以提高患者的舒适度，并减轻心脏负荷。然而，服用过多利尿药患者可能会脱水，并可能发展为肾衰竭。这种情况在老年患者中更为常见。

十六、氧疗

氧疗的目的是通过保持血氧饱和度超过 90% 来预防危及生命的缺氧（➲第 14 章的“长期氧疗”）。

（一）初级医疗保健

需要吸氧来控制急性加重的患者应转诊至医院接受评估。若实施家庭医疗方案，经过全面培训的呼吸护理团队可在病情加重期间在家中对患者使用可控氧进行治疗。

已经接受家庭长期氧疗（long term oxygen therapy，LTOT）的患者可能需要入院治疗，在等待转院期间，不宜调整氧流量。

在救护车转运过程中，血饱和氧度应维持在 88%～92%。对已知Ⅱ型呼吸衰竭的患者需特别注意。

（二）二级医疗保健

到达医院后，首先通过文丘里面罩为呼吸困难患者提供最高 28% 的氧气可能会有帮助。在进行动脉采血之前不应给予较高浓度的氧气。因为患者可能处于Ⅱ型呼吸衰竭状态（➲第 21 章的“呼吸衰竭”）。大多数患者需要浓度在 24%～35% 的氧气。

还需注意以下几点。

- 应在治疗单上给予氧流量医嘱，维持血氧饱和度在 82%～92%。
- 应始终使用文丘里面罩。
- 当氧气过少（SaO_2＜80%），会导致无氧代谢。即通过碳水化合物产生能量。当肺部无法向血液输入足够的氧气以满足肌肉对能量的需求时，就会发生无氧代谢导致代谢性酸中毒。
- 当氧气过多（SaO_2＞90%），会导致二氧化碳潴留和呼吸性酸中毒。
- 意识水平下降是 CO_2 潴留和呼吸性酸中毒的最佳临床指标。
- 如果患者呼吸性酸中毒无缓解，可能需要给予无创通气治疗（➲第 21 章）。
- 在进行其他治疗期间，如雾化吸入时，应持续进行氧疗。患者可选择使用鼻导管进行氧疗，同时使用面罩或口含器进行雾化。
- 鼻导管相较于文丘里面罩耐受性更佳，在患者病情稳定后可予以应用。
- 呼吸室内空气时，一旦血氧饱和度＞90%，应停止吸氧。
- 在进行正式的氧疗评估前，患者不应常规出院时在家中吸氧（➲第 14 章的“呼吸团队 LTOT 的评估”）。

十七、辅助通气

大多数 COPD 急性加重患者对最大限度的药物治疗有效，无须呼吸机辅助通气。然而，某些患者可能会进展为严重呼吸衰竭，并需要进行呼吸支持。

无创通气（➲第 21 章）（non-invasive ventilation，NIV）适用于以下患者。

- 对最大限度药物治疗无效。
- 患者有意识且能配合。
- 能够有效清除分泌物。

无创通气的优点如下。

- 改善了高碳酸血症患者的生活质量、动脉血气和睡眠质量。
- 由于无须插管，可避免吞咽障碍。
- 降低死亡率。
- 它可以由经过培训的护士或理疗师在普通病房进行。

无创通气的缺点如下。

- 面罩必须紧贴面部，患者可能会感到不适。
- 患者需意识清醒且配合。
- 使用机器过程中，患者会说话困难，需要大量安慰来维持治疗。
- 有些患者在使用机器时会出现幽闭恐惧。

在开始使用无创通气之前，必须就 NIV 无效或患者无法耐受 NIV 的情况进行沟通并做出决定，并记录在患者病历中。对于有些患者，可能需要考虑有创通气治疗，在这种情况下应该优先考虑患者本人的意愿（如果已知）。许多患者现在都有一份“生前预嘱”，详细记录患者在 COPD 严重恶化时所做出的治疗措施。任何与抢救相关的决定也应被记录在患者病历中。

建议使用有创通气的因素包括以下几点。

- 当前病情恶化有可证明的、可治疗的原因，例如肺炎的影像学证据。

- 首次出现呼吸衰竭。
- 可接受的生活质量。

不建议使用有创通气的因素具体如下。

- 既往记录中存在重度 COPD，已进行充分评估并确认对治疗无反应。
- 严重的并发症，如肺水肿或癌症。
- 生活质量较差，例如尽管接受了最大程度的治疗，仍然只能待在家中。

在呼吸衰竭恶化的情况下，有创治疗被视为最后手段；然而，COPD 机械通气患者院内死亡率并不高于因其他疾病接受机械通气的患者死亡率，并且其 5 年生存率比许多人认为的要高。

十八、护理

当患者因病情恶化住院时，常伴随着害怕、焦虑和疲劳等情绪。护理工作包括照顾和支持患者度过病情加重期，并使患者与护士之间建立信任关系。提供保障，以便让患者及其照护者或家属感到更加舒适。

呼吸病房护士的职责

COPD 患者的护理具体如下。

- 患者的体位。患者坐直，肩膀微屈，用力呼吸。护士旨在优化患者的体位以最大限度地促进呼吸功能，并同时减少体力消耗。
- 患者应该感到舒适并得到良好的支撑，可使用枕头支撑腰部，但是过多枕头会限制胸部活动。有些患者坐在床边或扶手椅上，身体前倾，并将双臂放在床桌或枕头上，会更舒服。
- 呼吸评估具体如下。
  - 呼吸频率：正常范围为每分钟 12～18 次。最初应每 4 小时记录一次，若患者病情恶化，则应增加记录频率。
  - 节律和深度：节律和深度的变化可能显示过度通气，过度通气可能由恐惧、焦虑或血气浓度变化引起。
  - 用力呼吸：呼吸做功取决于呼吸频率、深度和气道阻力。COPD 患者可能利用辅助呼吸肌来呼吸，吸气时通过耸肩并使用肋间肌。由于支气管痉挛导致气道受阻，而引起患者呼吸浅快。健康自主的呼吸应该是安静且以最小做功为特点。
  - 说话时不会出现呼吸困难。
- 皮肤颜色和灌注：唇周、耳垂、口腔和手指的发绀最为明显。每 4 小时测量一次 SaO_2 并记录，并在患者病情恶化时增加测量频率，即使已进行控制性氧疗，如血氧饱和度下降，也应立即请求医疗援助。
- 压力区域：缺氧是皮肤破损的危险因素。
- 沟通：由于气促患者交流时只能使用几个词进行沟通，封闭式问题可以帮助患者进行回答，必要时可通过摇头或点头来表达。重要的是，护士不要替患者做出假设。此外，氧疗或无创通气面罩也会阻碍沟通。
- 个人卫生与清洁。沐浴时可能会加重患者呼吸困难程度。

  患者沐浴时应预留足够的时间或提供协助。部分患者在清洁或沐浴时可能需要吸入氧气。

– 呼吸频率增加可能会导致呼吸道黏膜干燥。鼓励患者补充液体，并定期进行口腔护理。
– 口腔念珠菌病是吸入激素类药物的常见不良反应，指导患者吸入激素类药物后漱口。
– 佩戴假牙的患者可能需要口腔护理 / 假牙清洁等方面的协助。

• 饮食。急性呼吸困难的患者可能有进食和饮水困难。这可能导致患者出现脱水、营养不良和体重降低等现象。

– 除非出现禁忌情况，否则应鼓励患者多喝水，以尽量减少口干（常见于使用抗毒蕈碱药物）、便秘、痰潴留等症状。
– 提倡少吃多餐或分时段进食，患者经常抱怨在饱餐后感觉呼吸困难加重。患者进餐时可使用鼻导管吸入氧气。

• 药物。患者在身体不适时可能需要服用常规药物缓解不适，吸入疗法尤其适用于缓解不适。应按用法定期给予支气管扩张药。在既往病例中，患者诉在任何活动之前（如沐浴或进食）接受支气管扩张药吸入是有好处的。患者静脉注射氨茶碱的同时应给予心脏监测，接受利尿药治疗的患者可能需要协助以满足如厕要求。

• 心理护理。患者可能会对自己的病情感到非常焦虑，焦虑会增加呼吸困难程度。健康照顾者应留出足够的时间，患者平静地交谈，让他们放心，这是非常有效的。在征得患者的同意情况下，适当抚摸患者的背部或手可以帮助放松他们，但有些人不会喜欢这样。安排患者处于通风良好的房间或使用风扇将冷空气吹到患者的脸上，也可以缓解焦虑。提供分散注意力的方式，如电视、广播或指导患者与他人交谈也可以缓解焦虑情绪。

• 出院计划。出院前应将患者转诊至呼吸科专科医生进行复查。向患者和照护者提供适当的信息，以便他们在出院前了解药物的正确用法。应安排随访和家庭护理，如访问护士、转诊至社会服务和志愿机构。氧气依赖的患者可能需要救护车转运协助出院。

十九、呼吸科专科护士

呼吸专科护士应成为 COPD 多学科管理方法的一部分。他们的作用包括以下方面。

• 为临床一线病区护士和社区护士提供专业护理建议和支持。
• 急性发作 COPD 患者入院时进行评估和病史回顾，包括肺活量测定和动脉或耳垂毛细血管血气分析。
• 在适当情况下使用无创通气。
• 为使用吸入器 / 雾化器 / 氧气吸入的患者进行宣教。
• 为吸烟患者提供戒烟指导和支持。
• 为患者提供自我健康管理方案及建议。
• 及时识别和监测病情加重风险高的患者，避免病情进一步恶化或需要高级生命支持。
• 在护士主导的呼吸诊所为患者提供随访，为患者如何管理他们的疾病提供建议。
• 评估可能受益于长期氧疗和（或）动态氧疗患者的需求，并在社区安排这项服务。
• 识别和确定可能从锻炼计划中受益的患者。

社区呼吸护士

社区护士在初级保健中预防和治疗慢性阻塞性肺疾病方面发挥着关键作用。现已建立许多社区护理计划来支持 COPD 患者预防其病情加重导致住院（➲ 第 27 章）。他们的作用包括以下方面。

- 提供家庭护理，包括“家庭病床”计划。
- 长期评估和监测病情稳定的慢性阻塞性肺疾病患者。
- 为患者及其护理人员提供有效的教育和支持，使患者能够适应自己的病情并积极主动地进行管理。
- 鼓励患者保持积极的生活方式。
- 为患者和护理人员提供心理和情感支持。
- 监测患者的氧疗和（或）居家辅助通气情况。
- 初级健康保健教育和培训。

二十、COPD 急性加重后的患者随访

社区的常规治疗通常对 COPD 的急性加重效果良好。社区团队应为患者提供常规预约诊疗，以确保他们正在康复。已入院的患者应由其全科医生或医院呼吸团队诊治。诊治效果不佳的患者需要进一步检查和专科医生复查，尤其是在诊断有疑问的情况下。

以下一系列的常规预约诊疗可提供给患者。

- 评估患者的临床状态并进行肺活量基线测定，病情恶化的患者可能需要数周才能恢复。
- 评估患者的治疗情况并重新检视患者所掌握的吸入器使用水平，如有需要，优化其水平。
- 评估患者的社会支持状况：可能需要增加在医院的护理服务，如个人护理。
- 向患者强调健康生活方式的资讯，如戒烟、合理饮食和适量运动。
- 向患者提供转诊服务，以进行氧疗需求评估或肺康复治疗。
- 指导患者进行自我健康管理防止病情加重。
- 病情反复加重的患者可给予一个疗程的抗生素和激素，以保持在备用状态，必要时使用。
- 指导患者在病情加重、急性发作时尽早寻求医疗帮助。
- 询问接受通气治疗的患者的感受。记录他们对下一次使用通气治疗的意见和建议。

二十一、COPD 患者在初级保健中的常规随访

轻度或中度 COPD 患者应至少每年复查一次，重度 COPD 患者应至少每年复查 2 次，无论患者是否能到诊室随访或当患者无法来到诊室时，社区健康照顾者都需要对患者进行家访。每次随访都应包括以下临床评估。

- 吸烟状况和戒烟的决心。
- 病情控制情况，包括呼吸困难管理、运动耐量水平和症状加重频率。
- 药物管理，包括一致性、吸入器技术的掌握程度和患者对药物相关知识的理解。
- 评估患者在生理、心理和社会上应对疾病的能力。
- 评估并发症，如肺源性心脏病、缺氧、焦虑和（或）抑郁。
- 转诊至专科服务机构进行氧气 / 雾化治疗、肺康复的需求评估或寻求饮食建议。

每次随访还应包括以下方面的测量。

- 第 1 秒用力呼气容积和用力肺活量和 FEV_1/FVC 的比。
- 吸入器的使用技术掌握程度。

- BMI。
- MRC 呼吸困难评分。
- 血氧饱和度 SaO_2。

如果出现以下情况，应考虑将患者转诊至呼吸专科服务机构。

- 诊断有疑问。
- 患者疑似患有非常严重的疾病。
- 患者在过去 5 年中 FEV_1 损失 500ml 或更多，这可能表明疾病进展迅速。
- 患者怀疑出现并发症，如肺源性心脏病或肺大疱。
- 患者出现咯血症状。
- 患者病情反复恶化更加频繁。
- 患者需要评估肺康复、吸氧或雾化治疗。
- 患者病情有手术指征，如肺容量减少手术或肺移植手术。
- 患者有 α_1– 抗胰蛋白酶缺乏症家族史或患者未满 40 岁。
- 患者的症状与其肺功能缺陷不成比例，或患者表现出呼吸功能障碍。

二十二、其他治疗方式

手术

慢性阻塞性肺疾病很少采用手术方式治疗。目前，有三种外科手术旨在改善呼吸功能。

- 肺大疱切除术。
- 肺减容手术。
- 支气管内瓣膜。
- 肺移植。

1. 肺大疱切除术：该手术适用于晚期肺气肿患者。受损的肺泡可能形成称为大疱的大气腔。肺大疱可能导致病情恶化。

- 它们可能破裂导致气胸。
- 它们会导致胸部过度充气，导致呼吸困难加重。
- 它们压缩了健康肺部的空间。
- 肺的弹性可能会受损，影响肺部的收缩和舒张。

手术切除肺大疱的指征是肺活动空间很大一部分被肺大疱占据。

2. 肺减容手术：大多数肺气肿患者有弥漫性疾病，无明显肺大疱。肺减容手术（lung-volume reduction surgery，LVRS）旨在切除肺功能最少的部分，以改善气流、横膈和胸壁力学，以及改善肺剩余部分的肺泡气体交换。手术的目的是将每个肺的体积减小 20%～30%。这导致呼吸困难的症状改善和肺功能的客观改善。

3. 支气管内瓣膜：这样是为了减少肺气肿的肺容量。在涉及一些气道中放置小的单向瓣膜，限制部分受损肺部的气流。患者应选择在肺气肿管理方面经验丰富的多学科团队（multidisciplinary team，MDT）进行该项手术。

选择接受该治疗的患者应在手术前进行肺康复治疗。

4. 肺移植：这种罕见的手术更常提供给患有 α_1– 抗胰蛋白酶缺乏症的年轻患者。提供单肺移植，效果通常良好。由于供体器官的短缺不会使得肺移植对 COPD 的日常管理产生较大冲突。

二十三、COPD 的并发症

（一）肺源性心脏病

肺源性心脏病，也称为右心功能衰竭，是右心室肥厚扩张，导致右心室体积增大，通常由慢性疾病或肺部功能障碍引起。肺源性心脏病见于 25% 的 COPD 患者。高血压（肺动脉高压）容易导致右心室扩大。

1. 体征和症状

- 呼吸急促。
- 足部或足踝水肿。
- 活动无耐力。
- 发绀。
- 颈静脉怒张表明右心压力高。
- 心音异常。

2. 检查

- 超声心动图。
- 胸部 X 线检查。
- 胸部 CT。
- 肺功能检查。
- 肺通气 / 灌注扫描。
- 动脉血气分析测量血氧。

3. 治疗

- 吸氧。
- 利尿药。
- 必要时使用抗凝药。

（二）红细胞增多症

血液循环中长期低氧水平可能导致红细胞数量增加（红细胞增多症）。血液中氧含量的降低将导致红细胞生长因子促红细胞生成素水平升高，从而刺激骨髓产生更多的红细胞。虽然红细胞的增加提高了血液的携氧能力，但它也增加了血液的黏度并增加了肺栓塞的风险。

1. 体征和症状

- 头痛和视物模糊。
- 皮肤的颜色可能比正常人较红（多血症）。

2. 检查和治疗

- 全血细胞计数，包括血细胞比容和浓缩细胞体积（packed cell volume，PCV）。
- 女性血细胞比容＞47% 或男性＞52% 的患者应检查是否存在低氧血症。
- 如果男性 PVC 为＞60%，女性为＞55%，应考虑静脉切除术。

（三）气胸

在 COPD 中，气胸可能自发发生，这是肺气肿性大疱导致的特定结果（➲第 18 章）。

（四）肺栓塞

如果红细胞增多症未得到纠正，可能导致肺栓塞（➲第 19 章）。COPD 患者诱发 PE 的原因包括由于呼吸困难和血液黏度增加而导致的血流缓慢，导致深静脉血栓形成（deep-vein thrombosis，DVT）。DVT 非常不稳定，容易破裂。产生的栓子返回心脏并被泵入肺循环。这些凝块切断了部分肺部的血液供应。从长远来看，切断多条小肺动脉会增加心脏的工作量，导致肺心病加剧，最终可能导致死亡。

（五）肺动脉高压

当肺通气不良（V/Q 不匹配）时，肺泡毛细血管收缩，导致肺动脉压力增加。这被称为肺动脉高压（➲第 20 章）。右心室必须更加努力地泵送增加的血液循环量。最初它会右心室扩大以补偿额外的工作量，但最终会导致失代偿，导致外周水肿明显。

继发于 COPD 的肺动脉高压的发展及其发病率和死亡率增加有关。治疗很少专门针对肺动脉高压，更多的是治疗原发疾病 COPD。

二十四、姑息治疗

重度 COPD 的管理中包含相当大部分的保守治疗，它侧重于症状控制和优化患者生活质量（➲第 23 章）。因此，应将慢性阻塞性肺疾病患者视为患有不治之症；这种疾病是进行性发展的，无法完全治愈，因此提供的任何治疗基本上都是保守性的。

COPD 从诊断到死亡的间隔可能经历很多年；因此，选择合适的时机来讨论疾病的预后、询问患者对通气支持的意见或预先指示等问题的看法可能很困难。预测何时可能发生死亡是非常困难的。

患者预后的不良指征具体如下。

- 预测 FEV_1＜30% 的患者。
- 肺源性心脏病患者。
- BMI 过低或进行性下降的患者。
- 病情反复发作且经常加重的患者。

COPD 患者面临的顾虑和问题与患有其他绝症（如癌症或心力衰竭）的患者非常相似，应鼓励患者讨论的感受和解决他们的需求。

二十五、多学科团队 1

对 COPD 患者的护理需要采用多学科团队合作的方法，以确保提供最佳护理。多学科团队将包括从事初级和二级保健工作的专业人员（➲第 27 章）。

多学科团队应包括患者及其家属、呼吸内科医生、全科医生、呼吸科护士、专科护士、社区护士 / 护理员、物理治疗师、职业治疗师、营养师、社区精神科护士 / 心理学家、药剂师、社会工作者。

获得专业支持的机会因患者当地可用的资源而异。然而，如果要实现最佳护理和最大治疗获益，所有这些从业者都应纳入呼吸护理团队。

二十六、多学科团队 2

- 见表 9–1。

二十七、自我管理

1. 教育：患者应该了解他们的疾病及其治疗方法。了解其管理内容的患者更有可能遵守他们的治疗。患者教育计划应涵盖的领域包括以下方面。

- 疾病过程包括临床特征、肺功能情况。
- 慢性阻塞性肺疾病的治疗包括戒烟、药物治疗、支持疗法。
- 氧疗包括使用时机、短期和长期治疗、供应和输送措施。
- 康复治疗包括物理疗法、呼吸技巧、运动调理、社会心理支持。

2. 自我管理策略：COPD 是一种进行性的终身疾病，患者需要能够在疾病的限制范围内尽其所能地发挥自身作用。随着 COPD 的进展，患者的症状越来越多。这通常会导致对他人的依赖增加，也可能导致信心丧失，除非他们学会适应自己的情况。

任何形式的自我管理都必须针对特定患者进行个性化，缓解他们的恐惧和担忧。需要确定个体目标与需求，并根据患者编写管理计划。该计划应侧重于生活方式的改变和治疗的改变。

应告知患者及其护理人员任何当地的自助俱乐部，如由英国肺部基金会运营的“轻松呼吸”（Breathe Easy）俱乐部。这些俱乐部由患者为患者经营。“轻松呼吸”俱乐部是免费入会的，并为患者提供信息传单和小册子。该网络拥有 22 000 名支持辅助人员和 130 多个患者支持小组。

3. 生活方式的改变：生活方式的改变旨在避免呼吸道进一步损害，并提高患者应对肺功能障碍的能力。生活方式的改变应基于每位患者的个人目标，并可能包括以下方面的建议。

- 戒烟和避免烟雾缭绕的环境。
- 按照建议使用尼古丁替代疗法。
- 均衡饮食，包括多吃水果和蔬菜。
- 每年接种流感疫苗和肺炎球菌疫苗。
- 尽量选择轻体力活动。
- 活动时保持缓慢而稳定。
- 活动时尽量选择坐下进行。
- 活动时最费力的部分时呼气。
- 活动间隙休息。
- 交替完成简单和繁重的任务。
- 将活动分解为易于实现的部分。
- 避免抬起。
- 在整个活动中使用受控呼吸。

各种设备可以帮助患者完成日常任务，如楼梯升降机、浴缸上的扶手和升高的马桶座圈。

4. 治疗变化：充足的证据支持在哮喘患者中实行自我管理计划的效用，但很少有证据支持

表 9-1　多学科小组成员的作用

团队成员	角　色
呼吸内科医生和全科医生	• 评估患者并诊断慢性阻塞性肺疾病 • 管理 COPD 急性发作或加重 • 对患者病情进一步检查，如肺功能检查、放射科检查 • 开具适当的药物 • 指导患者和其他卫生专业人员
呼吸科护士，包括社区护理员	• 评估患者，包括如下步骤 – 进行肺活量测定 – 评估对氧气的需求 – 评估患者掌握吸入器技术的程度 – 开具适当的处方（仅限合格的非医疗处方者） • 管理患者，包括如下步骤 – 无创通气 – 在家住院 / 提前出院计划 – 姑息护理 • 识别和管理患者焦虑和抑郁 • 为患者提供自我管理策略建议 • 识别有进一步加重风险的患者 • 指导开展预防保健活动，避免病情加重导致住院 • 教育患者和其他卫生专业人员 • 提供姑息治疗
物理治疗师	• 教授患者自我管理技术，包括痰液清除和呼吸控制 • 减少患者和护理人员对运动和呼吸困难的恐惧 • 肺康复等运动训练，以提高肺功能独立性 • 患者教育，提高他们对 COPD 和非药物症状管理和控制的知识和理解
职业治疗师	• 评估患者的生活方式和需求 • 协助患者在日常活动中最大程度实现独立和自我管理 • 为患者进行健康教育
营养师	• 为患者提供有效的循证营养评估、饮食支持和建议 • 为患者进行健康教育
社区精神科护士或心理治疗师	• 支持患者处理围绕其慢性病的感受和情绪 • 确定自卑和驱动力不足的问题，并提供治疗方法 – 行为 – 认知 – 辅导 • 监测并鼓励患者接受由 COPD 引起的抑郁症和焦虑症的治疗 • 提供建议关于放松心情和压力管理的咨询 • 提供教育辅导以鼓励患者提高独立和性治疗依从性 • 为有两性关系疑问的患者提供咨询

（续表）

团队成员	角　色
药剂师	• 通常是有戒烟意愿的患者所寻求的第一站，药剂师在提供建议和替代疗法方面发挥着关键作用 • 识别患者在服药时遇到的问题 • 确保患者接受适合其疾病严重程度的药物干预，并确保经常检查患者的用药情况
医务社工	• 评估患者居住环境的无障碍性，以及对辅助设施或环境适应的需求 • 评估患者是否适合养老院、社区护理或居家护理的一系列护理服务 • 为患者提供有关申请福利的建议 • 通过社会服务和社区护理服务为患者提供支持服务建议

在 COPD 中使用它们。这可能是因为没有进行大型随机试验。NICE 指南建议健康照顾者应向患者提供有关如何及时应对加重症状的建议。

建议患者在病情加重时进行以下操作。

- 如果呼吸困难增加并干扰日常生活活动，请开始口服类固醇。
- 如果痰液变成脓性，则开始使用抗生素。
- 调整支气管扩张药治疗以控制症状。

对于有信心控制 COPD 的患者，应开具泼尼松龙和抗生素，留在家中备用作为自我管理策略的一部分。还应建议他们增加支气管扩张药，以帮助患者缓解呼吸困难。在这些措施无效或未能改善的情况下应建议患者寻求医疗救助。向他们提供书面计划，以提醒他们在病情恶化时该怎么做，说明服用多少药物以及何时服用药物，以及紧急联系电话。

拓展阅读

[1] Breathe Easy Clubs, run by the British Lung Foundation. Available at: http:// www.blf.org.uk
[2] British Thoracic Society. Available at: http:// www.brit- thoracic.org.uk
[3] GOLD COPD Guidelines (2020). Available at: http://www.goldcopd.org
[4] NICE COPD Guidelines (2019). Available at: http://www.nice.org.uk
[5] Quit (Smoking quitlines). Available at: http:// www.quit.org.uk
[6] The Primary Care Respiratory Society (PCRS). Available at: http:// www.pcrs- uk.org

第 10 章 囊性纤维化

Cystic fibrosis

郭祥健 黄艳玲 译 卢思宇 校

一、囊性纤维化：概述

（一）定义

囊性纤维化（cystic fibrosis，CF）是西方国家最常见的一种威胁生命的隐性遗传病。它是由 7 号染色体长臂上的一个基因突变引起的，其中有 1000 多个被鉴定出的突变位点。据估计，囊性纤维化在白种人发生率为 1/2500。

（二）病原学

- CF 基因导致一种叫作囊性纤维化跨膜传导调节器（cystic fibrosis transmembrane conductance regulator，CFTR）的蛋白质的产生和功能异常。
- CFTR 功能异常会导致上皮细胞表面液体的离子组成失衡，并引发其相对脱水现象。
- 受影响的两个主要器官是肺和胃肠道。
- 即使 CFTR 突变相同，CF 的临床严重程度也因患者而异。

（三）病理学

上皮细胞产生的厚分泌物导致以下情况。

- 小气道阻塞，导致反复胸部感染和支气管扩张。
- 胰管阻塞，导致胰腺破坏和胰腺功能不全。
- 鼻窦疾病。
- 输精管胚胎发育失败，导致男性患者不孕。
- 肠梗阻：胎粪性肠梗阻和远端肠梗阻综合征（distal intestinal obstruction Syndrome，DIOS）。

（四）遗传学

- CF 是一种遗传性疾病。
- 异常基因为常染色体隐性遗传。
- 如果婴儿出生时患有 CF，父母双方必须是有缺陷的 CF 基因携带者（框 10–1）。

框 10–1　CF 相关的遗传风险

如果父母双方都是携带者，则其子女存在以下可能
- 出生时有 1/4 的机会患有 CF
- 1/2 的机会成为有缺陷的 CF 基因携带者，但未患有 CF
- 1/4 的人没有 CF 且不是缺陷基因的携带者
- 这些概率适用于每次妊娠

（五）筛选

任何被认为具有生育出患有 CF 婴儿的高风险孕妇，或其已分娩患有 CF 的新生儿，都应接受基因筛查和早期遗传咨询（框 10–2）。

框 10–2　筛查试验诊断 CF

- 携带者检测：可通过提取血液样本或口腔黏膜样本进行检测。
- 产前检测：通过绒毛膜绒毛取样（CVS）或羊膜穿刺术，在妊娠早期确定胎儿是否患有 CF，通常提供给被认为分娩出 CF 的孩子风险较高的母亲（即父母双方都是携带者或有 CF 家族史）。
- 新生儿测试：这是在足跟点刺测试（Guthrie）上进行的。

引自 Cystic Fibrosis Trust 'How is cystic fibrosis diagnosed?' https://www.cysticfibrosis.org.uk/what-is-cystic-fibrosis/diagnosis

二、囊性纤维化的临床表现和诊断

（一）临床表现

囊性纤维化的表现取决于患病的年龄，也取决于疾病的表型。

- CF 通常在婴儿期出现，伴有发育不良、脂肪性腹泻和呼吸道症状。
- 出生时出现胎粪性肠梗阻的患者占 10%～20%。
- 然而，CF 可以在任何年龄出现症状并被诊断，成年男性可能由于没有输精管而在生殖诊所被诊断 CF。

（二）诊断的确立

诊断是根据临床表现和汗液阳性测试进行的（表 10–1）。

- 应对所有患者进行常见 CF 基因突变筛查。这被称为基因分型。
- 识别两个 CF 基因突变可明确诊断。
- 新生儿常见 CF 突变的筛查将在新生儿出生后不久进行 Guthrie 试验。这是一个简单的足跟穿刺测试。
- 通过检查同一血样是否存在常见 CF 突变，可以进一步评估阳性结果。

三、囊性纤维化的并发症

囊性纤维化是一种具有多种并发症的多系统疾病。

表 10–1 汗液测试
汗液测试是诊断 CF 的标准方法。Gibson 和 Cooke（1959）首先描述了这一点，它包括三个部分。 • 排汗诱导 • 汗液收集 • 汗液分析 汗液氯化物含量（mmol/L） ＜40：囊性纤维化概率为正常或偏低 40～60：中度，提示囊性纤维化，但不能明确诊断 ＞60：升高，支持囊性纤维化的诊断

引自 Guidelines for the Performance of the Sweat Test for the Investigation of Cystic Fibrosis in the UK v.2 available at https://www.sifc.it/sites/default/files/2003_SweatTestGuideline.pdf.

（一）呼吸系统相关并发症

• 呼吸道可被一种或多种细菌定植（表 10–2）。

表 10–2 囊性纤维化患者中呼吸道的常见病原体

细菌	• 金黄色葡萄球菌 • 流感嗜血杆菌 • 肺炎链球菌 • 铜绿假单胞菌 • 洋葱伯克霍尔德菌 • 非结核分枝杆菌 • 嗜麦芽窄食单胞菌
真菌	曲霉菌

• 根据定植的细菌和抗生素敏感性，使用单独或组合抗生素治疗。建议使用静脉抗生素进行积极治疗，以治疗呼吸系统症状恶化。

• 抗生素可以作为一种预防措施，旨在预防难以避免的呼吸道感染，而非直接用于其治疗。

• 无法彻底清除的稠密呼吸道分泌物会导致反复感染、支气管损伤、支气管扩张，最终死于呼吸衰竭。

（二）消化系统相关并发症

• CF 常见的消化系统并发症是胃食管反流征和食管炎。

• 这可能是由于肺部疾病、食管运动障碍和胃排空延迟。

• 患者可能无症状或出现厌食、胃灼热或反流症状。

• 患者可使用质子泵抑制药（proton pump inhibitor，PPI）或 H_2 受体拮抗药（H_2 receptor antagonists，H_2A）缓解症状。

（三）胰腺并发症

• 约 90% 的患者患有胰腺功能不全（pancreatic insufficiency，PI）。

- PI 导致吸收不良和消化不良。
- 如果没有有效的胰腺酶替代，脂肪吸收不良会导致脂肪性肝硬化、营养不良、生长发育迟缓、脂溶性维生素缺乏和青春期延迟。
- 因此，患者通常会接受酶替代和治疗，以及补充脂溶性维生素 A、维生素 D 和维生素 E。

（四）肠梗阻综合征

- 由于肠液流动不畅，可能出现蛋白质浓度增高，并可能导致肠道阻塞，导致 DIOS。
- 浓厚的黏液性物质形成并阻塞远端回肠、盲肠和近端结肠。
- 据报道，肠梗阻综合征发生在 9%～40% 的 CF 患者中。发病率似乎随着年龄的增长而增加，在青少年和成人患者中更为常见。
- 如果患者耐受口服，则采用平衡的肠道灌洗液进行治疗。在某些情况下，手术干预是必要的。

（五）肝脏并发症

- 小胆管堵塞可导致肝硬化。
- 肝病患者通常无症状。
- 脾脏肿大，腹部静脉突出，有咯血史，提示门静脉高压。
- 目前尚无经证实的肝病治疗方法，熊去氧胆酸等药物可以改善生化功能障碍，但不会减缓进展。
- 胆囊结石和其他胆囊疾病的发生率在 CF 中增加。一些患者可能需要手术来纠正胆道问题。

四、囊性纤维化的生殖系统并发症

（一）生殖系统并发症

- 几乎所有囊性纤维化男性患者都是不育的，因为没有输精管，精子无法从附睾输送到前列腺。
- 性行为不受影响。
- CF 女性患者的确切生育状况尚不清楚。由于子宫颈黏液厚度增加，不孕的机会增加，但仍建议采取避育措施 [2]。

（二）囊性纤维化相关糖尿病

由于 CF 患者生存率的增加，因胰腺破坏导致胰岛素缺乏和糖尿病的现象越来越受到重视。囊性纤维化相关糖尿病（cystic fibrosis-related diabetes，CFRD）的患病率随着年龄的增长而增加，到 25 岁时发病率高达 30%，平均发病年龄为 18—25 岁 [1, 3]，女性发病率略高。

- CFRD 与Ⅰ型和Ⅱ型糖尿病不同，具有各自的特点。
- CFRD 与胰岛素缺乏症和胰岛素抵抗相关。
- 酮症酸中毒不常见，但可能发生。
- 临床表现衰弱和体重减轻的患者应考虑 CFRD，如果诊断延迟，可能导致肺功能下降。
- 有些患者只有在身体不适或接受皮质类固醇治疗时，血糖才会升高。
- CF 与糖尿病之间饮食治疗的冲突（➲ 本章的“囊性纤维化的护理与管理”），应通过调整 CF 饮食来有效管理高血糖问题，即在 CF 饮食框架内，不应盲目减少碳水化合物或脂肪的合理摄入量，而应依据专业医疗建议进行个性化调整。
- 所有 CFRD 患者需要由 CF 营养师专家定期检查。糖尿病医生至少每年对患者进行一次检查也是可取的。

• CFRD 通常用胰岛素治疗。胰岛素治疗应该根据个人需要，而不是特制的糖尿病饮食。

• 建议 10 岁以上的患者每年通过口服葡萄糖耐量试验或持续葡萄糖监测（glucose monitoring，CGM）进行 CFRD 筛查。

五、囊性纤维化的护理与管理

（一）囊性纤维化中的营养支持

• 充足的营养对提高生活质量和长期生存至关重要。

• 患者需要高能量饮食，其能量摄入量应该比国家针对相应年龄和性别所建议的标准高 20%～50%。

• 许多患者的蛋白质需求是建议成人摄入量的 2 倍。

• 随着肺功能恶化，营养支持的需求变得更加迫切，这可能包括鼻胃管或胃造口管喂养。

• 酶替代治疗需求始终保持最佳状态，CF 专科营养师必须定期检查患者。

（二）护理和管理

1. 物理疗法

• 浓痰导致反复感染和进行性肺损伤。

• 物理治疗旨在清除痰液并减少感染（框 10–3）。

框 10–3　CF 物理治疗的目的

• 使患者能够尽可能容易和有效地清理呼吸道，同时尽量减少咳嗽。
• 改善或维持他们的运动水平。
• 控制呼吸困难。
• 尽量减少关节疼痛。
• 减少或消除尿失禁。

• 运动能力下降和呼吸困难是进行性肺病的症状，物理治疗可以缓解这些症状。

• CF 患者还可能出现关节疼痛，尤其是背部问题。

• 女性可能会因盆底肌肉无力而出现压力性尿失禁，这可能是由过度咳嗽所致。

• 物理治疗技术应根据每个患者的个人需求进行调整。

• 有几种技术可用于帮助痰液清理（框 10–4）。

框 10–4　物理治疗技术

• 主动呼吸循环：温和的深呼吸运动和喘气（强制呼气）的组合，以分解和松解痰液。
• 自体引流：一种复杂的技术，涉及以不同的肺容量呼吸以清除肺部各个部位的痰液。
• 正压呼气装置（positive epiratory pressure，PEP）：呼气时产生正压的装置，能够允许空气进入呼吸道并有助于痰液的移动。此外，它还可以结合引起振荡、振动的气流，如颤振技术或使用磁性机制产生的振动，来进一步增强其辅助效果。
• 姿势引流和叩诊：尤其是对于幼儿。体位引流包括以各种姿势体位摆放，利用重力引流痰液。振动叩诊包括用杯形手势拍打胸壁。这会将痰液从气道壁上松脱（通常与体位引流相结合）。

• 呼吸道理疗的用药时机是另一个重要方面，如在理疗前服用雾化溶解剂和支气管扩张药，在呼吸道理疗后服用雾化抗生素。

• 保持心血管健康对于将呼吸受限影响降至最低至关重要。

• 保持肌肉力量和氧功能的耐受，以便更有效地使用。重要的是，CF 理疗师应定期为所有患者进行评估和治疗。

2. 控制感染

由于担心患者之间的交叉感染，现在对 CF 患者的建议包括根据微生物定植状况进行隔离，此措施不仅适用于诊室环境，也同样在 CF 病房中实施。

3. 抗生素

与非 CF 患者相比，CF 患者的抗生素疗程通常剂量更高，持续时间更长。尽管痰培养可能指导治疗决策，但抗生素的选择并非仅基于临床反应，也非完全忽视体外耐药性测试结果。作为一般指南，推荐以下操作。

• 如果患者非常不适，应将其送入医院。

• 经过培训和监督后，许多患者将能够在家自行使用抗生素。

• 抗生素通常给药 2 周，但应在第 1 周后检查进展情况，如果几乎没有好转迹象，应调整抗生素方案。

4. 向成人护理过渡

• 青少年通常在 16—18 岁从儿科转入成人护理。

• 过渡本身应该是渐进、有计划、协调的，患者和家属应充分参与。

• 转移前父母和儿童与成人团队的互动，使儿童从儿科护理成功过渡到成人护理。

5. 护理组织

不足的是，目前各地还尚未建立专科中心。大部分 CF 护理应由专业 CF 中心承担。如果由于缺乏当地专业多学科团队或患者不愿长途旅行而难以做到这一点，则通过当地医院和主要中心之间的共享护理安排来照顾患者。然而，患者应至少每年在专科 CF 中心接受一次检查。表 10–3 强调了 CF 多学科团队的重要性。

表 10–3　囊性纤维化核心团队

基本成员	所需成员
• 顾问医师 • 临床护理专家 • 专业物理理疗师 • 专业营养师	• 专业社会工作者 • 心理学家 • 药剂师

引自 Standards for the Clinical Care of Children and Adults with cystic fibrosis in the UK (2011)© Cystic Fibrosis Trust 2016.

6. 移植手术

• 当发展成晚期肺病时，应该考虑移植。

• 约 90% 的患者死于呼吸衰竭，可能需要家庭氧疗。

- 夜间无创通气可能是需要考虑移植。
- 考虑进行移植的患者必须符合一定的标准（框 10–5）。

框 10–5　CF 移植标准

- FEV_1≤30% 预计值（➔第 5 章的“肺功能测定”）
- 其他重要因素
  - 呼吸功能下降率
  - 生活质量
  - 静脉注射治疗需求增加
  - 体重状况不佳

- 移植本身被视为一种姑息性手术，而非治愈方法。
- 从接受移植计划到移植手术的平均等待时间为 12～24 个月，50% 的患者会在等待器官的过程中死亡。

7. 临终关怀

- 见第 23 章。

即使有最优医疗护理，CF 仍然是一种限制生命的疾病，其晚期可发生在婴儿期至成年后的任何时间。该疾病通常通过呼吸道恶化的严重程度和频率加以识别，这可能会导致氧气依赖和肺功能下降。应重视从积极治疗向症状控制的护理转变。患者应得到无痛和有尊严的死亡。虽然肺移植在少数情况下是一种选择，但这对于大多数患者而言并不现实。然而，肺移植的前景不应对良好的临终关怀形成阻碍。

表 10–4　CFTR 调节剂疗法 *

产　品	活性药物	审批说明	
Kalydeco	依伐卡托	治疗 2 岁及以上经历了以下 CFTR 突变的 CF 患者：G551D，G1244E，G1349D，G178R，G551S，S1251N，S1255P。它也被用于治疗 R117H CFTR 突变的 CF 患者	针对英国 10% 以内 CF 患者的突变。在 CF 信托基金的成功宣传下，Kalydeco 适用于所有符合条件的 2 岁以上儿童，该药物已被证明能够显著提高肺功能，减少住院率和肺部疾病进展
Orkambi	鲁玛卡托 / 依伐卡托	治疗 12 岁及以上与 F508del CFTR 突变同型的 CF 患者	针对英国约 50%CF 患者的突变，已被证明可以改善肺部健康和减少住院治疗。尽管它已经在英国获得了使用许可，但是 NICE 并没有推荐它在英国国家医疗服务体系中使用，目前只有在人道主义立场上才可使用它

*. 目前使用的 2 种 CFTR 调节剂

引自 CF Trust.http://www.cysticfibrosis.org.uk.

（三）未来

CF 新疗法开发取得重大进展，新疗法从既往针对疾病症状转向针对 CF 病因进行治疗。由于这些 CFTR 调节剂疗法仍处于起步阶段，其长期效果尚不完全清楚，但从早期结果看起来很有希望。

致谢

囊性纤维化多学科团队，Glenfield Hospital
Leicester

参考文献

[1] Cystic Fibrosis Trust (2011). *Standards for the Clinical Care of Children and Adults with Cystic Fibrosis in the UK*, 2nd edition. Available at: http:// www.cysticfibrosistrust.org.uk

[2] Cystic Fibrosis Trust (2004). *Management of Cystic Fibrosis Related Diabetes Mellitus*. Available at: http:// www.cftrust.org.uk

[3] Cystic Fibrosis Available (2017). *Clinical Guidelines for the Physiotherapy Management of Cystic Fibrosis*, 3rd edition. Available at: http:// www.cftrust.org.uk

第 11 章　间质性肺炎

Interstitial lung disease

黄艳玲　译　　卢思宇　校

间质性肺疾病是一种广泛的肺部疾病，而不是单一的疾病实体。

这些疾病通常被归类在一起，因为它们在临床表现、X 线片变化、生理特征和症状方面都有相似之处。其中许多是由肺部损伤引起，导致慢性炎症，最终形成称为纤维化的进行性瘢痕。

尽管它们有相似之处，但这些疾病有不同的病因、治疗方法和预后。

一、概述

间质性肺炎（interstitial lung disease，ILD）患者通常表现为慢性进行性呼吸困难，起初是在劳累和咳嗽时出现，经常被描述为干燥和烦人的。

应仔细检查患者是否有潜在的结缔组织疾病症状，如关节疼痛、红斑和手部关节肿胀。这可能是类风湿关节炎（之前可能被诊断或未被诊断出来）或结缔组织疾病的征兆。一系列的血液测试可能会对此有所帮助。

症状发作速度是多变的。有些患者表现为长期的放射学症状，常常是偶然发现的。有些患者表现为急性发病症状，迅速发展为呼吸衰竭，并最终进展为死亡。

二、临床发现

检查时，在肺底部可听到双侧吸气性爆裂音。这些声音有时被称为听起来像尼龙搭扣的声音。喘息通常不是主要症状，除非有潜在的呼吸道疾病。在结节病中，喘息可能是气道受累或伴随哮喘症状。

杵状指在疾病晚期很常见。

三、诊断

诊断依据是临床表现、高分辨率计算机断层扫描和组织学检查。当前指南建议进行多学科团队（multidisciplinary team，MDT）诊断。

四、常见病因

导致 ILD 的病因有很多，常见病因如下所列。虽然良好的病史采集可揭示可能存在的病因，但通常不能找到一个明确的致病因素，因此常为特发性。

（一）职业相关

- 石棉肺。
- 硅肺病。
- 尘肺病。
- 硬金属纤维化。
- 铍中毒。
- 滑石尘肺。

（二）过敏症

- 见表 11–1。

表 11–1　过敏症与间质性肺疾病

湿干草	• 农民肺
鸟类	• 饲鸽者肺 • 饲鸟者肺
菌类	• 采蘑菇者肺
过敏反应	

（三）结缔组织病

- 类风湿关节炎。
- 硬皮病。
- 系统性红斑狼疮。
- 强直性脊柱炎。
- 混合性结缔组织病。
- 干燥综合征。

（四）原发性疾病

- 特发性肺纤维化。
- 结节病。
- 闭塞性细支气管炎组织性肺炎（bronchiolitis obliterans organizing pneumonia，BOOP）。
- 成人呼吸窘迫综合征（adult respiratory distress syndrome，ARDS）。
- 炎症性肠病。
- 肝硬化。
- 神经纤维瘤病。
- 淋巴管平滑肌瘤病（lymphangioleiom-yomatosis，LAM）。

- 呼吸性细支气管炎。

（五）药物诱发

- 见表 11–2。

表 11–2 药物诱发的间质性肺疾病

抗生素	• 呋喃咀啶 • 柳氮磺胺吡啶
	• 金制剂
抗炎药	• 阿司匹林 • 青霉胺 • 甲氨蝶呤
	• 胺碘酮
	• 妥卡尼
	• 博来霉素
心血管药	• 米托霉素 C • 布苏尔班 • 环磷酰胺 • 硫唑嘌呤 • 甲氨蝶呤 • 伊托泊苷 • 长春碱
违禁药物	• 海洛因
	• 美沙酮
其他制剂	• 滑石粉 • 异烟肼 • 氧气 • 辐射

五、检查

（一）肺活量测定

ILD 本质上为限制性，因此肺活量测定中（➔ 第 5 章）所见通常是 FEV_1 和 FVC 降低，但 FEV_1/FVC 比率保持不变，结果是肺变得更小、更硬。然而，如果存在慢性阻塞性肺疾病或吸烟所致的阻塞，或存在严重程度的肺气肿（由于肺气肿增加了受限肺的容积），则肺活量测定方法可能是混合的。即使肺活量正常，肺泡毛细血管界面可能异常，导致二氧化碳扩散能力下降。僵硬、顺应性差的肺部通常意味着患者在运动中会降低饱和度，随着病情发展，最终会出现低氧血症，即 I 型呼吸衰竭。

（二）血液检查

即使没有相关结缔组织病变，血液检查可能显示红细胞沉降率（erythrocyte sedimentation rate，ESR）和 C 反应蛋白（C-reactive protein，CPR）、类风湿因子抗核胞质抗体（antinuclear cytoplasmic antibody，ANCA）阳性和（或）抗核抗体（antinuclear antibody，ANA）表现为低水平。有些患者还可能患有轻度贫血。

（三）胸部 X 线

尽管各种疾病的胸部 X 线表现可能各有差异，但他们也可能共同展现出双侧网状或网状结节性阴影，以及广泛性肺体积缩小的特征。多疾病累及并导致肺体积缩小时，这种变化在肺底部尤为明显，这可能会使肺门区在 X 线片上看起来比正常情况下更接近膈肌。

如果胸膜上存在钙化，这提示可能接触了石棉。在疾病后期可能会出现多发性小囊肿，反映了终末期纤维化，通常被称为“蜂窝”。

患者的胸部 X 线在疾病早期看起来可能是正常的。

（四）高分辨率 CT 扫描

高分辨率 CT 通常会显示疾病的周边性质，并能帮助确认临床结果。普通间质性肺炎（usual interstitial pneumonia，UIP）可呈斑片状、异质性分布。磨玻璃外观更能提示非特异性间质性肺炎（non-specific interstitial pneumonia，NSIP），其预后通常比 UIP 好。“蜂窝”是终末期纤维化的标志。

（五）组织学检查

组织学检查将确认诊断和特定的疾病过程，尽管在大多数情况下，根据临床和 HRCT 的结果就可以做出诊断。在 UIP 中，肺活检并不经常被提倡。组织学检查可能对治疗方案，特别是对预后很重要，尤其对于年轻患者而言。

六、常见 ILD

（一）石棉肺

这是由于接触石棉而导致的肺实质损伤，通常在患者症状出现多年前已存在。通常表现为劳累时呼吸困难，并可听到爆裂声，特别是在肺基底部。胸部 X 线可见双侧下带网状结节浸润性病变，可能有胸膜斑块。

（二）过敏性肺炎

过敏性肺炎（hypersensitivity pneumonitis，HP）通常是由接触有机抗原引起的，如霉变的干草（农民肺）、动物蛋白（在鸽子爱好者中常见，被称为饲鸟者肺）、真菌（采蘑菇者肺）、细菌和化学物质，如异氰酸酯（存在于油漆、清漆和弹性体中）（表 11–1）。

虽然 HP 可以是急性或慢性的，但许多患者表现为进行性呼吸短促，而且这种表现在非吸烟者中比吸烟者更常见。典型的胸部 X 线显示双侧网状结节浸润性病变，可能位于上叶。患者的环境史对确定接触源很重要，并且 HP 通常对全身性皮质类固醇和去除病原体反应良好。

（三）药物诱发

如果间质性肺炎是药物引起的，停药后可能会消失，但有时需要使用全身性皮质类固醇。

（四）非特异性间质性肺炎

NSIP 描述的是一种组织学类型，而不是一种特定的疾病实体。尽管它与 UIP 相比更易发生在年轻人群，但对皮质类固醇的反应更好，因此预后更佳，然而人们对它知之甚少。

（五）尘肺病

尘肺病是由于多年来长期吸入矿物质粉尘，如煤尘或有机粉尘。胸部 X 线上可能有多个小阴影，但患者通常是无症状的，除非出现进行性纤维化。

（六）结节病

这是一种特发性多系统炎症性疾病，通常累及肺部，但并非所有患者都有肺部受累。结节病具有典型的炎症过程，炎症细胞聚集在被称为肉芽肿的微小结节中。

该疾病在年轻人中更为常见，可以自然消解或遵循良性过程。尽管患者通常是无症状的，但异常症状也偶尔可见，并在胸部 X 线检查中发现，显示双侧肺门淋巴结肿大，无实质性阴影。全身皮质类固醇通常用于咳嗽、胸痛、喘息和呼吸困难的症状，但一旦患有渐进性疾病，则效果不佳。

（七）硅肺病

硅肺病需要多年接触二氧化硅，当接触较多时，该病会以急性和加速的形式出现。致病因素可能为二氧化硅的职业包括采矿、隧道施工、铸造和喷砂。胸部 X 线常显示上部区域小结节状阴影，这些阴影可能融合在一起。也可见肺门淋巴结肿大和钙化。有些患者症状很少，肺功能测试可能只显示轻微损伤。

（八）普通间质性肺炎和特发性肺纤维化（idiopathic pulmonary fibrosis，IPF）

“普通”一词仅仅意味着 UIP 是间质性肺纤维化的最常见形式。“肺炎”一词常代表肺部的异常情况，基本上表现为纤维化和炎症。UIP 的已知病因包括结缔组织疾病、硬皮病、石棉肺、类风湿关节炎、胺碘酮和呋喃妥因等药物的使用。若无法找到病因，则将其归类为 IPF。IPF 是另一种与吸烟没有直接因果关系的肺部疾病，尽管许多人也可能吸烟。它最常见于 70 岁以上的老年患者，但也可能发生在任何年龄。有时也可能因为家族史，尽管通常未发现家族联系。

与其他 ILD 一样，UIP 和 IPF 患者在劳累时会出现进行性呼吸困难和干咳。在诊断之前，可能有证据表明疾病进展缓慢。正确诊断很重要，因为我们有吡非尼酮和尼达尼布的靶向药物，可以延缓疾病发展。这些患者在使用皮质类固醇药物时也效果不佳。即使采用目前的治疗方法，中位生存期也只有 3～5 年。

七、治疗

（一）药理学

1. 皮质类固醇药物

该药物通常是多种类型 ILD 的治疗选择。

抗炎药似乎是合理的选择，因为这些疾病呈现出一种不受控制的炎症过程。然而，并非所有患者对这种治疗有反应，不良反应和积极作用一样可能存在争议。

几乎没有证据表明治疗时间的长短：根据患者的反应，治疗时间从几周或几个月到几年不等。由于个体不同，应监测患者对治疗的反应和不良反应。

节约类固醇类药物如霉酚酸酯，也可以尝试。

2. 细胞毒剂

在 ILD 的治疗中，已经尝试了各种细胞毒性药物，包括硫唑嘌呤、环孢素和环磷酰胺。

它们都具有抗炎特性，被认为比类固醇更有效。这些药物的问题是可能引发免疫系统抑制等不良反应，因此患者需要密切监测。

3. 抗纤维化药物

吡非尼酮是第一个获准用于 IPF 的抗纤维化药物，尼达尼布紧随其后。它们以不同方式发挥作用，但都减缓了疾病进程。两者都有特定的不良反应和基于 FVC 的严格考虑标准。

（二）氧疗法

许多 ILD 会导致低氧血症。氧疗在治疗中被广泛使用，尽管没有什么证据表明其益处。建议对于全身低氧血症、运动时和睡眠中的低氧，如有临床指征，应给予氧气。

维持患者的血氧水平可预防继发性高血压和肺心病的发生，因此患者考虑吸氧的时间往往早于平常建议吸氧的时间。

（三）肺康复

虽然还没有得到广泛的研究，但肺康复可能有助于维持 ILD 患者的健康，并且他们可能从与其他患者的接触中受益。

（四）移植

这是治疗终末期疾病的最后手段，尽管存在着器官资源供应有限的问题。结缔组织疾病的移植效果不如其他疾病。患者也许还伴有妨碍移植的共病。

- 叠加感染。
- 类固醇治疗导致的肌肉无力 / 骨质疏松。
- 肺栓塞。
- 肺癌。
- 动脉硬化性血管疾病。

预后：对于众多 ILD 患者而言，该疾病是渐进性的，会导致终末期疾病并最终死亡。目前可用的治疗方法很少，而且治疗方法经常是在缺乏大量证据的情况下反复试验得出，尽管一些治疗方法已经开始通过研究显示出疗效。

治疗的结果可能只是暂时改善或延缓疾病进展，并且个体对治疗的反应是不可预测的。在治疗方案中应考虑其他可能的症状因素，如日益加重的呼吸困难。

八、护理

ILD 的诊断通常令患者及其家属感到痛苦，因为治愈的希望微乎其微，预后也极为不乐观。症状，尤其是呼吸急促和咳嗽，令患者感到痛苦不堪。

护理人员在照顾 ILD 患者方面的作用基本上是提供良好的姑息治疗。根据 ILD 服务的专家委托建议，护士被视为 MDT 的重要组成部分。

患者面临的问题具体如下。

- 信息：尽管这些疾病的预后很差，但患者和他们的照顾者应该充分了解诊断和预后。
- 监测：对治疗的反应和药物的不良反应。硫唑嘌呤吡非尼酮、尼达尼布和其他细胞毒性治疗需要定期验血，以监测免疫抑制、肾功能和肝功能。
- 症状控制，特别是咳嗽和呼吸困难。
  - 咳嗽可以用可待因、右美沙芬或福尔可定治疗，但患者需要注意不良反应，如便秘。

– 吗啡可能有助于缓解疾病晚期的呼吸困难和咳嗽。

• 恐慌和焦虑在任何导致呼吸困难的肺部疾病中都很常见，舌下含服劳拉西泮 0.5mg 可消除焦虑，并能迅速被黏膜吸收。

• 氧疗：低氧血症和Ⅰ型呼吸衰竭需要氧气。ILD 患者通常不保留二氧化碳，因此可以耐受高流量吸氧，这在病情恶化时可能是必要的。应定期监测氧饱和度，并适当改变氧流量。

• 皮质类固醇治疗的预防：双膦酸盐和维生素 D 补充剂应予以考虑。

• 使用 DS1500 治疗终末期疾病的益处在于可能有助于缓解终末期疾病治疗过程中遭遇的经济困境。

• 移植：考虑移植的患者可能会出现许多生理、心理、社会和情感问题，需要敏感地处理。

• 应与患者及其照护者讨论预先护理计划和临终决策。应讨论关于首选死亡地点和所需支持的决定。如果患者的全科医生已签署了姑息治疗的金标准（gold standards fromework，GSF），则应将该患者纳入登记册。

• 许多地方现在都在建立患者支持小组，ILD 患者应该被介绍到这些小组中。

• 许多中心开展临床试验，这可能是人们在获得许可之前获得治疗的机会，并有助于增加有关 ILD 的知识体系。

关于肺间质性疾病的几个要点

• 病因、治疗和预后各不相同的一组疾病。

• 呈现的症状通常是劳累时进行性呼吸困难和干咳。

• 诊断依赖于病史、临床表现、X 线 /HRCT、血液检查、组织学检查和 MDT 共识。

• 肺功能通常是限制性的，尽管在吸烟的患者中也可能存在阻塞性病变，但有趣的是，某些情况下肺功能可能表现出超乎寻常的状态，这看似矛盾。

• 治疗包括靶向治疗，如抗纤维化药物、皮质类固醇、细胞毒剂和氧疗。

拓展阅读

[1] NHS England 2017. Interstitial lung disease (adults) service specification. London, England. Available at: https:// www.england.nhs.uk/ publication/ interstitial-lung- disease-adults-service-specification/

[2] NICE. Idiopathic pulmonary fibrosis in adults: quality standard (QS79) January 2015. Available at: https:// www.nice.org.uk/ guidance/ qs79/ chapter/ Introduction

[3] Raghu G, Remy- Jardin M, Myers JL, et al. Diagnosis of idiopathic pulmonary fibrosis: an official ATS/ ERS/ JRS/ ALAT clinical practice guideline. Am J Resp Crit Care Med 2018;198(5). https:// doi.org/ 10.1164/ rccm.201807-1255ST

[4] Scullion JE, Holmes S. Interstitial lung disease. Independent Nurse 2014;16:31-35.

[5] Wells A, Hirani N. Interstitial lung disease guideline: the British Thoracic Society in collaboration with the Thoracic Society of Australia and New Zealand and Irish Thoracic Society. Thorax 2008;63(Suppl V):v1-v58.

第 12 章 肺癌和间皮瘤

Lung cancer and mesothelioma

黄艳玲 卢思宇 译 郭祥健 校

一、流行病学

（一）发生率

- 肺癌是英国最常见的癌症，也是死亡率最高的癌症。
- 每年大约有 46 000[1] 新发病例和 35 000[1] 人死于肺癌。
- 诊断后的存活时间取决于诊断时癌症的阶段。
- 80% 患者确诊时表现为肺癌晚期 [2]。
- 大约 15% 的Ⅳ期疾病患者在 12 个月时仍存活 [2]。
- Ⅰ期患者预后较好，80% 在 2 个月时仍存活 [2]。
- 所有分期的肺癌患者的 1 年生存率合计为 37%。
- 肺癌的 5 年生存率为 10%[2]。
- 受影响的男性人数在减少，但女性人数在增加。
- 死于肺癌的女性数量超过了死于乳腺癌的女性。
- 它主要影响 60 岁、70 岁和 80 岁的人群。

（二）病因

- 85% 与吸烟有关。
- 戒烟会降低风险，但风险仍然高于从不吸烟的人。
- 被动吸烟者有更高的风险。
- 一些证据表明，接触石棉、砷和重金属的人患肺癌的风险更高。

（三）风险因素

- 吸烟者及戒烟者都是肺癌的风险群体。
- 慢性阻塞性肺疾病患者。
- 接触过石棉的人。
- 有癌症病史的人，尤其是患有头部和颈部癌症。

• 接触过氡的人。

参考文献

[1] National Lung Cancer Audit. Available at: https:// www.hqip.org.uk/resource/national-lung-cancer-audit- annual-report-2017/
[2] Cancer Research UK. National Lung Cancer Audit annual report 2017. Available at: https:// www.hqip.org.uk/resource/national-lung-cancer-audit-annual-report-2017/

二、肺癌的类型

肺癌主要有两种类型。

（一）非小细胞肺癌：约占所有肺癌的 90%

非小细胞肺癌（non-small cell lung cancer，NSCLC）被进一步分为以下组织学类型。

• 腺癌：最常见的类型，占非小细胞肺癌的 36%。
• 鳞状细胞肺癌：占非小细胞肺癌的 22%。
• 大细胞癌。

只有约 20% 的非小细胞肺癌患者可能适合实施根治性治疗。

对于晚期疾病患者，系统抗癌治疗（systemic anticancer treatment，SACT）可以显著改善生存和生活质量。这些治疗方法可能包括标准化疗、针对酪氨酸激酶抑制物（tyrosine kinase inhibitor，TKI）或间变性淋巴瘤激酶（anaplastic lymphoma kinase，ALK）突变的生物治疗，以及基于特定肿瘤标志物的免疫治疗。在 2017 年，英格兰和威尔士超过 60% 的晚期肿瘤患者和状况良好的患者接受了 SACT 治疗[1]。

（二）小细胞肺癌：约占所有肺癌的 10%

小细胞肺癌（small cell lung cancer,SCLC）通常在确诊时已经扩散。经常会继发扩散到骨骼、肝脏、肾上腺和头部。手术通常不适用。

小细胞肺癌通常对化疗和放疗敏感。未经治疗的广泛小细胞肺癌进展迅速，生存期约为 6 周。

三、主要症状和转诊指南

NICE 为疑似癌症患者制订了转诊指南❶。以下是针对疑似肺癌患者的转诊指南。

推荐使用疑似癌症途径转诊（在 2 周内预约）的肺癌患者。

• 有胸部 X 线检查结果提示患有肺癌。
• 年龄在 40 岁以上，有不明原因的咯血。

对 40 岁及以上的人进行紧急胸部 X 线检查（在 2 周内进行），以评估他们是否有以下两种或多种原因不明的症状，或他们是否曾吸烟并有以下 1 种或多种原因不清的症状。

---

❶ 经 NICE 许可转载，引自 NICE guideline NG12 (2015), Suspected cancer: recognition and referral (updated July 2017) available at https://www.nice.org.uk/guidance/ng12

- 咳嗽。
- 疲劳。
- 气短。
- 胸痛。
- 体重减轻。
- 食欲不振。

考虑进行胸部 X 线检查（在 2 周内进行），以评估 40 岁及以上有以下情况的人是否患有肺癌。

- 持续或复发性胸部感染。
- 杵状指。
- 锁骨上淋巴结病或持续性颈部淋巴结病。
- 胸部体征与肺癌一致。
- 血小板增多。

四、检查

（一）胸部 X 线检查

当患者出现症状时通常有异常。但正常的胸部 X 线检查也不能排除肺癌。

（二）血液检查

全血细胞计数、肝功能测试 [肺癌患者乳酸脱氢酶（lactate dehydrogenase，LDH）升高]、尿素、电解质及钙均可能出现异常。

（三）肺活量测定

用于评估呼吸功能和是否能接受根治性治疗。

（四）胸膜抽吸术

胸部 X 线显示和（或）患者有胸腔积液的临床症状。

（五）细针穿刺活检

锁骨上结节或颈部结节增大。

（六）胸部和腹部的 CT

通过胸部和腹部 CT，能清晰提示 X 线征象，精确呈现肿瘤的位置和体积，评估患者是否需要进一步诊断与分期检查。

五、诊断

若患者情况较差，有晚期疾病或合并疾病，或不希望进行进一步的检查或治疗，则不适合进一步诊断和分期。

（一）纤维支气管镜检查

纤维支气管镜检查是一种通过冲洗、刷检和（或）活检获得诊断的方法。可以使用曲线支气管内超声（endobronchial ultrasound，EBUS）对淋巴结进行经支气管镜抽吸以帮助分期。支气管镜检查肿瘤的位置可能有助于手术决策。使用冷冻活检可以获得更大的活检组织，并可使用放射状支气管腔内超声（放射状 EBUS）或借助“电磁导航”支气管镜对更多周边结节进行活检。

（二）正电子发射计算机断层扫描（positron emission tomography，PET）

PET 使用低剂量的放射性葡萄糖溶液来标记放射性组织，如肿瘤。这些照片在扫描中显示为一个“热点”。这提高了肿瘤局部和继发扩散的检测率。所有被转介接受根治性治疗的患者都应接受 PET，作为其分期的一部分。

（三）骨扫描

若有任何继发扩散到骨骼的证据，如患者有骨痛、病理性骨折或高钙血症。

（四）头颅 MRI

若患者有任何继发扩散到头部的证据，如持续性呕吐和（或）恶心、头晕、头痛、麻木或失去行动能力、视物模糊、痉挛、抽搐、性格改变或不明原因的混乱，则需要做头颅 MRI。头颅 CT 对脑转移的敏感度低于 MRI。

（五）CT 或超声引导下的活检

肿瘤、胸膜异常的活组织检查或增大的淋巴结的活组织检查（尤其是颈部）。

（六）纵隔镜检查

在全身麻醉下进行的小侵入性手术，对增大的纵隔淋巴结进行活检，以确定它们是良性还是恶性的。对没有增大但在 PET 上显示“热”的淋巴结也可以进行活组织检查。由于广泛使用曲线 EBUS 对纵隔淋巴结进行采样，因此很少进行。

（七）内科或外科胸腔镜检查

诊断和治疗胸腔积液及胸膜活检通常需在局部麻醉下进行微创或“小孔型”手术

六、分期

肺癌的分期是用来描述肿瘤的大小、位置和任何继发性疾病的术语，它被用来指导治疗决定并给出预后的指示。NSCLC 和 SCLC 均按肺癌的 TNM 分期进行分期[1]。若有证据表明疾病转移至胸腔外，小细胞肺癌被描述为“广泛期”；若疾病局限于肺部，则被描述为“局限期”。肺癌 TNM 分期的全部内容见 http://cancerstaging.org/references-tools/quickreferences/documents/lungmedium.pdf。

参考文献

[1] Detterbeck FC. The eighth edition TNM stage classification for lung cancer: What does it mean on main street? J Thorac Cardiovasc Surg 2018;155:356-359.

七、多学科团队

所有确诊为肺癌的患者其护理问题应在肺癌多学科团队（multidisciplinary team，MDT）会议上讨论。MDT 尤其适用于肺癌管理，因为需要来自许多不同卫生专业人员的意见。MDT 可以减少专家之间交叉转诊延误。

MDT 团队应包括一名胸科医生、放射科医生、胸科外科医生、病理学家、肿瘤学家、肺癌护理专家和姑息治疗专家。

八、沟通

• 准确而适量的信息。所有被诊断为肺癌的患者都应该得到有关其诊断、治疗和护理的所有方面的信息，包括口头和书面信息。这些信息应符合患者的个人要求，可以考虑录音和录像形式。

• 同理心和理解。当患者得知疾病情况，重要的是保持患者和医生之间的信任。可减少不确定性，避免不切实际的希望，允许患者做出适当的调整，并且有助于保护家庭沟通的和谐。

• 围绕患者的需求、意愿和患者的决心力制订个性化治疗计划。最常使用"峰值"六步协议框架进行癌症患者病情沟通。

– 安排私密环境，最大限度的保护患者隐私，避免被打扰。
– 评估患者的认知：了解患者知道多少。
– 获得患者的许可：了解患者想知道多少。
– 为患者提供知识和信息：以小块的形式提供信息，重复重要观点。
– 以同理心回应患者的情绪，理解患者可能感到震惊，并给予适当的沉默时间。
– 与患者一起制订策略并总结讨论内容，解释接下来将要采取的治疗步骤及其原因[1]。

参考文献

[1] Baile WF, Buckman R, Lenzi R, Glober G, Beale EA, Kudelka AP. SPIKES—a six-step protocol for delivering bad news: application to the patient with cancer. Oncologist 2000;5:302-311.

九、临床表现

除了 TNM 分期和肺癌类型外，肺癌的调查和治疗通常取决于患者的体力状态评分（框 12–1）。体力状态评分是一种量化患者总体健康状况的尝试。它是一种衡量患者完成日常任务和开展日常活动能力的指标。对于表现状态为 3 级或以上的患者，治疗更关注症状控制。

框 12–1　ECOG 体力状态评分

0= 活动能力完全正常，与起病前活动能力无任何差异。
1= 能自由走动及从事轻体力活动，包括一般家务或办公室工作。
2= 能自由走动及生活自理，但已丧失工作能力，日间不少于一半时间可以起床活动。
3= 生活仅能部分自理，日间一半以上时间卧床或坐轮椅。
4= 完全丧失自理。卧床不起，生活不能自理。

经 Wolters Kluwer 许可转载 , 引自 Oken M.M., Creech, R.H., Tormey, D.C et al. (1982) Toxicity and response criteria of the Eastern Cooperative Oncology Group.Am J Clin Oncol 5:649-655.

十、治疗方案：小细胞肺癌

（一）手术

若无继发性疾病的证据，SCLC 可能受益于手术切除。这是非常罕见的，患者在做出决定之前应该进行 PET 和大脑 MRI 检查。接受手术的患者也应考虑术后化疗或放疗，特别是通过手术诊断的肺癌。

（二）系统抗癌治疗

SCLC 的联合化疗通常采用铂类药物和依托泊苷。

- 根据临床表现选择不同的治疗方案。
- 评估：对基于胸部 X 线或 CT 的治疗无好转迹象或患者不良反应较严重，他们将改用二线治疗或停止治疗。免疫疗法调节机体对肿瘤细胞的反应被用于治疗非小细胞肺癌，也可能用于治疗一些 SCLC 患者。
- 80%～90% 的患者在自限期疾病中有反应，60%～80% 对广泛期疾病有反应。
- 化疗可使自限期疾病的生存率提高到 14 个月。

（三）同步放化疗

同步放化疗用于表现良好的局限期 SCLC 患者。从化疗方案的第 2 周开始，联合化疗与同期放射治疗同时进行。

预防性颅骨照射（prophylactic cranial irradiation，PCI）可作为该方案的一部分实施。

（四）放射治疗

- 局限期疾病的患者，其健康状况良好并获得部分良好的反应，应继续进行胸部巩固放疗。
- 化疗结束时可预防性进行颅内放疗。
- 放疗较化疗存在更多的不良反应。当放疗完成时，患者可能会变得非常“疲惫”。
- 化疗通常首先考虑用于广泛期疾病或病情较重的患者。如果治疗反应良好，那么可以根据个体的患者情况考虑进行姑息放疗。

十一、治疗方案：非小细胞肺癌治疗方案

（一）手术

NSCLC 患者手术的目的是最大程度减少对呼吸功能的影响，完全切除肿瘤，与其他治疗方法一样，手术的类型取决于肺癌的分期。

- 1 期和 2 期肿瘤通常可以接受手术治疗。1 期肿瘤有很高的治愈机会（1a 期为 70%），在 2 期肿瘤有一定治愈率。
- 在 3 期肿瘤中，单纯手术不太可能治愈，但辅助化疗（手术治疗后）或放疗可以提高生存率。
- 3b 期和 4 期无须进行手术。

手术类型

- 肺叶切除术，用于局部肿瘤。
- 肺肺切除术，对于肿瘤涉及 1～2 个以上的肺叶。
- 如果肺门淋巴结涉及肿瘤，则行根治性肺叶切除术或全肺切除术。
- 楔形切除术，只切除肿瘤，很少涉及周围的肺组织很少。
- 套管切除术包括肺叶切除术，并切除受肿瘤影响的支气管切片，可避免全肺切除术。
- 胸壁切除术，如果局部肿瘤侵犯边缘 5cm。

（二）系统抗癌治疗

近年来，用于治疗肺癌的 SACT 已经有了很大的扩展，从标准的化疗开始针对特定肿瘤突

变的单克隆或“生物制剂”，如 TKI 或 ALK 抑制药和调节免疫系统对肿瘤反应的免疫治疗。

- 目前，辅助（术后）化疗适用于体能状态良好（0～2）的 2 期疾病患者。
- 3～4 期疾病的患者，其表现状态为 0～2，即使他们的癌症无症状。这些患者将接受肿瘤分子标志分析以指导 SACT 的治疗。
- 与最佳的支持性治疗相比，SACT 可以改善生活质量和症状控制。
- 评估。若胸部 X 线或 CT 显示患者对治疗没有反应，或患者不能承受，医生会进行二线治疗或停止治疗。
- 许多患者希望了解可能对他们有益的研究试验信息。

（三）放射治疗

可用于以下情况的患者。

- 根治性治疗（高剂量或根治性）。
- 姑息治疗（高剂量）。
- 症状缓解（低剂量）。

1. 指导意图

- SABR 和 CHART 是高剂量放射治疗技术。SABR 是一种对一小部分肺进行大剂量放疗的方法，它是一种非常精确的治疗方法，与手术一样有可能治愈或控制早期肺癌。CHART 包括每天 3 次小剂量放射治疗，持续 12 天，患者通常需要住院接受治疗。
- 常规根治性放射治疗，每天 1 次，连续 20 天。
- 不良反应是吞咽困难、疲劳和“类似流感”的症状。应告知患者在治疗后可能会加重呼吸困难和咳嗽。

2. 大剂量姑息性放射治疗

- 适用于没有继发性疾病证据的患者。

3. 低剂量放射治疗

- 给药用以缓解无法忍受高剂量治疗的患者。
- 症状包括疼痛、咯血、呼吸困难或咳嗽。

4. 紧急放射治疗

- 联合口服类固醇可缓解上腔静脉阻塞或脊髓受压。

十二、姑息治疗

姑息治疗针对肿瘤患者解除症状，而非根治性治疗的一种治疗方式。安宁疗护，是指为疾病终末期或老年患者在临终前提供身体、心理、精神等方面的照料和人文关怀等服务，控制痛苦和不适症状，提高生命质量，帮助患者舒适、安详、有尊严地离世。

肺癌患者的支持性和姑息治疗应由全科医生和专科姑息治疗医生提供。

应立即识别并转诊可能受益于专业姑息治疗服务的患者。当肺癌 MDT 成员来自专科姑息治疗提供者时，这种方法效果很好。

呼吸困难

呼吸困难是一种感觉，表现为呼吸时的不适或困难。多达 70% 的肺癌患者在死亡前的最后几周可能会出现呼吸困难，而 25% 的患者在生命的最后 1 周可能会出现严重的呼吸困难。

1. 体征和症状

- 呼吸频率增加。
- 心动过速。
- 疲劳。
- 周围性发绀。
- 移动能力减退。
- 进行日常活动的能力下降。
- 张口呼吸。

2. 干预措施

- 若无法逆转呼吸困难，则需要姑息治疗。应考虑结合心理社会支持、呼吸控制和应对策略的非药物干预。
- 呼吸困难对于患者及其家属和医护人员而言，均是极具挑战和恐惧的经历。因此提供安慰和解释是治疗过程中的关键一环。
- 尽早改变生活方式、呼吸再训练和放松治疗是有益的。
- 转诊给物理治疗师。
- 桌上风扇直接对着脸部，可缓解呼吸困难。
- 如果持续张口呼吸，良好的口腔护理是很重要的。
- 氧气可能有助于缓解急性呼吸困难，但应与其他措施一起使用，并定期检查其他使用情况。
- 慢性呼吸系统疾病的长期氧疗只能由呼吸内科医生指导。

3. 要考虑的药物

- 所有用来缓解呼吸困难症状的药物都是呼吸镇静剂。在医嘱下，应仔细监测它们的使用情况。在疾病晚期出现令人痛苦的呼吸困难时，通常认为其治疗带来的好处大于潜在风险。
- 阿片类药物：对于所有呼吸困难的患者，如果从未使用过阿片类药物或年迈患者，则给予口服吗啡（正常释放）2.5mg 起始剂量。根据反应逐渐滴定剂量，或直到出现不可接受的不良反应。如果患者已经在服用强效阿片类药物进行镇痛，请联系专科姑息治疗团队寻求建议。
- 苯二氮䓬类药物：劳拉西泮 0.5～1mg（在英国未经许可使用）。
- 舌下含服，在惊厥发作时可快速缓解。
- 对于长期治疗患者，可考虑口服安定 2mg（bd/od）。对于不能耐受口服 / 舌下给药的患者，最初皮下注射 2.5mg 咪达唑仑可能有效。

拓展阅读

[1] Roy Castle LC Foundation. Lung cancer: a practical guide to breathlessness. Available at: http:// www.roycastle.org

十三、疼痛

（一）定义

疼痛是由对感觉神经末梢受到有害刺激而引起的不适。它是一种主观感受，会因人而异。这种体验不仅局限于身体层面，还涵盖了心理、社会和精神等多个维度。

（二）体征和症状

- 局部压痛、肿胀、炎症。
- 烦躁不安、易怒、睡眠紊乱、功能下降、无法集中注意力。
- 大声呼喊，或哭泣。
- 减少食欲。
- 减少了与他人的互动。
- 抑郁症。
- 急性疼痛：是交感神经过度活动的迹象（如血压升高）。

（三）干预措施

- 与患者建立联系。
- 评估个人情况，包括疼痛的性质、疼痛部位、疼痛史、疼痛的频率和持续时间。
- 考虑疼痛的可能原因：局部进展或继发性疾病或其他可能发生的病理。
- 回顾目前的镇痛药或启动镇痛阶梯并与医疗团队进行讨论。
- 可能还需要进一步的检查和抗癌治疗。
- 如果患者愿意，可以考虑使用补充疗法。

十四、镇痛阶梯

（一）步骤 1

- 非甾体抗炎药。
- 对乙酰氨基酚 +/– 辅助镇痛药和阿司匹林。

（二）步骤 2

- 对乙酰氨基酚。
  – 可待因（如复方可达莫）。
  – 二氢可待因（如复方安眠药）。
  – +/– 辅助镇痛药。

（三）步骤 3

- 强阿片类药物。
  – 吗啡。
  – 二甲双胍。
  – +/– 辅助镇痛药。

镇痛阶梯式治疗从非阿片类药物经弱阿片类药物到强阿片类药物循序渐进。从阶梯式治疗的最低剂量开始，根据需要逐步增加剂量。定期、按时按阶梯式服用最佳剂量的药物。

对乙酰氨基酚具有与阿片类药物不同的镇痛作用，并可能为服用强阿片类药物的患者提供额外的好处。

如果疼痛难以控制，请与患者和医疗团队讨论，并咨询姑息治疗专家团队。

十五、如果阿片类药物无效怎么办

（一）这个剂量足够高了吗

如果有部分反应，或疼痛缓解时间不足（即口服吗啡疼痛在 4h 内复发，或缓释吗啡疼痛在 12h 以后复发），则应将剂量增加 30%～50%，而不是缩短剂量间隔。记住要检查处方的剂量（根据要求）是否足够。

（二）药物被吸收了吗

如果有无法控制的呕吐或吞咽困难，考虑其他给药途径（如皮下注射、直肠注射、静脉注射、经皮注射）。

（三）疼痛是否会因运动或痛苦的手术而加剧?

识别并尽量减少诱发因素。考虑增加吗啡剂量，考虑非甾体抗炎药。与姑息治疗团队专科进行讨论。

（四）神经阻滞

在某些情况下，神经阻滞可能会有所帮助（例如，腹腔神经丛阻滞可缓解胰腺疼痛）。与姑息治疗专科或疼痛诊所的同事进行讨论。

（五）协同镇痛药

其中许多都是未经许可不能使用。

- 非甾体抗炎药。常见适应证，包括骨疼痛、肌肉骨骼疼痛、肝囊疼痛、骨盆疼痛。
- 皮质类固醇。常见适应证，包括颅内压升高、神经或脊髓受压、肝包膜疼痛。
- 抗惊厥药。常见适应证，包括神经性疼痛。
- 抗抑郁药。常见适应证，包括神经性疼痛和抑郁症。
- 肌肉松弛剂。常见适应证，包括疼痛性肌肉痉挛。
- 抗焦虑药。常见适应证，包括焦虑，这可以增加疼痛。

十六、肺癌护理专家的角色

所有癌症单位或中心都应配备一位或多位训练有素的肺癌护理专家。他们将在诊断前后看护患者，提供持续的支持，并促进二级护理团队（包括 MDT、GP、社区团队和患者）之间的沟通。他们的职责包括帮助患者在任何需要时获得建议和支持。

情感支持

应对和与肺癌共存可能是一个挑战。除了医疗问题外，肺癌患者还要应对诸如不确定性、内疚、失落和恐惧等情感问题。

如果人们曾经是吸烟者，通常会产生强烈的内疚感；这常常会阻止他们寻求有关其症状的建议。

肺癌带来的情感和心理负担应与身体症状同样受到重视，并应提供相应的支持。

支持小组和患者网络可以在人们感到孤独或沮丧时提供帮助。癌症支持小组可以使肺癌患者与处于类似处境的人分享患病的经历。

拓展阅读

[1] http:// www.britishlungfoundation.com help and support for people with lung disease and breathlessness.
[2] http:// www.roycastle.org gives information about lung cancer, treatments, and research. Has a database of all lung cancer nurse specialists in the UK.
[3] http:// lchelp.org—a website for people with lung cancer, their families, and friends.

十七、间皮瘤 1

1931 年，“间皮瘤”一词出现在印刷品上，由 Klemperer 和 Rabin 提出，但尚未达成共识。直到 20 世纪 60 年代，人们才一致承认它是一种原发性肿瘤。

间皮瘤是一种致命恶性间皮组织疾病。它主要影响胸膜和腹膜，但也可发生在心包胸膜和睾丸。虽然间皮瘤不是肺癌，但它通常涉及胸腔，因此患有该疾病的患者通常由肺癌 MDT 治疗。

胸膜间皮瘤引起胸膜变厚。胸膜的增厚可能会开始压迫肺部或附着在胸壁的内部。在任何一种情况下，肺的扩张都会逐渐受到肿瘤的限制。胸腔积液经常发生，有时会聚集在两层胸膜之间；这将影响肺部扩张的能力，使人感到气喘。

腹膜也有两层：靠近腹部器官的内层（脏层）和排列在腹壁上的外层（壁层）。

腹膜间皮瘤引起腹膜增厚，常引起腹水。

（一）发病率

自 20 世纪 60 年代末期间皮瘤登记系统首次出现以来，英国间皮瘤发病率一直在快速上升。目前，英国每年约有 2600 人被诊断患有间皮瘤。

（二）原因

目前，人们普遍认为，约 80% 的间皮瘤患者在工作或环境中接触过石棉。接触石棉后，可能需要很多年才会出现间皮瘤。这段时间被称为潜伏期。至少 15 年，通常超过 60 年。

（三）症状

胸膜和腹膜间皮瘤都可引起一般症状，如出汗、疲劳、食欲不振和体重减轻。胸膜间皮瘤通常会导致患者感到窒息和（或）经历胸痛。呼吸困难可能是由多种因素共同造成的。胸膜增厚会像一层外皮一样包裹住肺部，限制它的运动，并阻止肺的扩张。胸腔积液也可能积聚在两层胸膜之间的间隙中，再次限制了肺的扩张。

（四）组织学诊断

在规划该疾病的治疗时，特别是在涉及临床试验时，准确诊断是至关重要的。有时可以通过从胸腔积液中排出的液体来做出细胞学诊断。然而，在大多数情况下，只能在胸膜活检后才能做出明确的诊断。

有三种细胞类型：上皮样细胞、肉瘤样细胞和混合细胞或双相细胞。与上皮细胞类型相关的患者有明显的生存益处。

（五）分期

在诊断癌症时，有必要知道癌症的类型。以及该疾病的范围（分期）。这个阶段描述了癌症的大小和位置，以及是否有证据表明它已经扩散到附近的组织或其他更遥远的部位。分期有助于评估预后，提出治疗建议和评估和比较治疗结果。

间皮瘤是一种难以分期的癌症。通常使用放射学技术、胸部 X 线和胸部和上腹部 CT，必要时进行 PET 或手术分期。

间皮瘤的分期有不同的系统可用，但没有一种是通用的。最常用的系统是基于 TNM 评估的国际间皮瘤兴趣组（International Mesothelioma Interest Group，IMIG）分期系统（表 12–1）。

表 12-1　IMIG 分期系统

第一阶段	疾病仅限于胸部一侧的胸膜
第二阶段	疾病局限于胸部一侧的胸膜，但癌细胞已经从胸膜延伸到下面的肺组织或膈肌
第三阶段	癌细胞已经从胸膜扩散到胸部的腺体和（或）已经深入胸膜周围的组织
第四阶段	癌症已经扩散到远处的器官或组织，或深入到胸膜附近的组织，如穿过横膈进入腹部，进入对侧肺的胸膜或脊柱或心肌

引自 Rusch VW (1996) ‘A proposed new international TNM staging system for malignant pleural mesothelioma from the International Mesothelioma Interest *Group’.Lung Cancer* 14(1):1-12.

十八、间皮瘤 2

（一）生存期

大多数被诊断为间皮瘤的患者在 18 个月内死亡，约 38% 的人存活 1 年，10% 的人存活 5 年。可悲的是，这种不良的预后在许多病例中还伴随着一系列难以缓解的身体症状，特别是胸痛和呼吸困难。

（二）处理

间皮瘤的治疗将取决于诸多因素，包括间皮瘤的类型、疾病的进展程度、患者的总体健康状况及他们的个人喜好。对于间皮瘤有各种治疗方法。这些措施包括主动控制症状、放疗、化疗和手术。患者可能只接受其中一种治疗方法，也可能接受多种治疗方法组合。所有的治疗方式都被视为姑息治疗。

（三）间皮瘤患者的福利和补偿

因疾病或工作受伤而致残的人有权接受其中享受特定的、与职业有关的福利，以及针对一般残疾人的福利。此外，间皮瘤患者可以向国家索取一笔一次性赔偿金，也可以起诉雇主因疏忽接触石棉。虽然间皮瘤几乎完全是由接触石棉引起的，而且是一种致命的疾病，但有相当多的间皮瘤患者未能获得他们应得的权益和补偿。

癌症患者往往缺乏获得应得福利所需的信息和技能，但建议了指出，应提供适合其需求的支持，并在必要时为他们指明医疗保健环境以外的服务。英国间皮瘤协会这一机构，可为间皮瘤患者和护理人员指明方向。他们为患者、护理人员和医疗保健专业人员提供公正、最新的信息。

（四）护理

间皮瘤患者的护理包括最佳支持性护理和最佳姑息治疗。除了支持之外，患者可能还需要信息，特别是关于补偿问题的信息。

拓展阅读

[1] Mesothelioma UK. Available at: https:// www.mesothelioma.uk.com

第 13 章　阻塞性睡眠呼吸暂停

Obstructive sleep apnoea

卢思宇　译　　黄艳玲　校

"呼吸暂停"的字面意思是呼吸停止，或换句话说就是停止呼吸。阻塞性睡眠呼吸暂停（obstructive sleep apnoea，OSA）描述了一种在睡眠过程中经常出现呼吸暂停的情况。这与过度打鼾有关。不同个体的情况不同，因此在谱的一端可能有轻微的打鼾，在谱的另一端反复出现完全阻塞，使人不能同时呼吸和睡眠（图 13–1）。

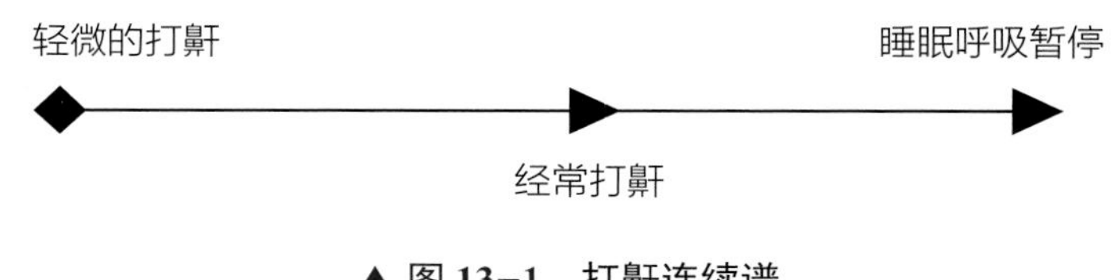

▲ **图 13–1　打鼾连续谱**

一、原因

睡眠呼吸暂停发生在软腭、悬雍垂、舌头和扁桃体的肌肉在睡眠中放松时，缩小气道并关闭气道。出现短暂停止呼吸会切断身体的氧气供应，使二氧化碳水平增加。随着二氧化碳水平的增加，大脑就会认识到这是潜在的危险，并会唤醒这个人：这将重新打开气道，重新开始呼吸。这种情况在夜间越频繁，疾病的严重程度就越严重，睡眠受到的干扰就越大。

二、患病率

据估计，OSA 的患病率约占总人口的 4%。这是一种相当常见的疾病，尽管这个数字可能被低估了，因为很多人可能不寻求治疗。患病率数据也会根据确定显著睡眠异常和症状的阈值而有所不同。

- 由于颈部周围的脂肪沉积不同，OSA 在男性中比女性更常见。

- OSA 患病率随着肥胖水平的增加而上升，因此在未来可能会更高。
- OSA 是继哮喘和慢性阻塞性肺疾病之后的第三大最常见的严重呼吸系统疾病。

三、体征和症状

许多人在睡眠时会经历呼吸暂停；然而，要针对患者白天和晚上的症状进行诊断。

（一）白天症状

白天过度嗜睡（excessive daytime sleepiness，EDS）、疲倦 / 疲劳，易睡，记忆丧失，难以集中注意力，在工作或学校的表现不佳，头痛，晨吐，胃灼热，抑郁。

（二）夜间症状

打鼾；间歇性呼吸—经常被伴侣注意到；醒来时就会感到喘息或窒息；失眠—由于睡眠障碍不能很快入睡，而是由于睡眠障碍；尿床；出汗；性欲减退或阳痿。

（三）患有以下疾病的儿童疑似阻塞性睡眠呼吸暂停综合征（obstructive sleep apnoea syndrome，OSAS）

- 打鼾和呼吸暂停，随后可能会出现喘息或哼鼻息。
- 不安和睡眠中的突然觉醒、呼吸困难、不寻常的睡眠姿势（如头向后弯曲）和尿床。
- 白天症状，如行为的变化（如易怒），注意力不集中，学习成绩下降，疲劳，嗜睡，体重不增或抑制生长，口呼吸。

四、诊断

（一）既往史

典型的既往史往往会指向 OSA 的诊断。一些需要注意的重要事项具体如下。

- 症状的发作和持续时间。
- 体重变化。
- 生活方式习惯，如饮食、吸烟、锻炼、饮酒和吸毒。
- 睡眠的时长和质量。
- 衣服大小。

（二）系统检查

包括全科，耳鼻喉，内分泌，肺，泌尿生殖学，胃肠，肌肉、骨骼，神经病学，精神病学。

（三）既往病史

包括住院史、手术史、创伤史，并发症有糖尿病、高血压、充血性心力衰竭、心律失常、心血管疾病、甲状腺功能减退、抑郁症、胃食管反流、气喘、夜间心脏缺血。

（四）药物治疗

包括目前的处方项目，非处方药物，以及曾经接受过睡眠治疗或镇静药来帮助睡眠。

（五）家族史

包括 OSA、糖尿病、高血压、甲状腺功能减退、冠状动脉疾病、脑卒中（cerebral vascular accident，CVA）、抑郁症。

（六）心理社会史

包括抑郁症、精神疾病、认知障碍及应对策略。

（七）职业

如果怀疑 OSA，在确诊并确定治疗之前，任何操作机器或驾驶的患者都有风险。我们将需要提供关于继续工作的建议。

体格检查：➲ 第 4 章。

- 生命体征：血压—OSA 是高血压的主要原因；脉搏；呼吸；血氧饱和度—如果同时患有 COPD，可能显示 I 型呼吸衰竭或 Ⅱ 型呼吸衰竭（➲ 第 21 章的“呼吸衰竭”）。
- 身高、体重和 BMI：OSA 更有可能是肥胖者。
- 头颈部检查：上呼吸道阻塞，息肉，鼻中隔偏曲，鼻咽黏膜充血，扁桃体肿大，小颌畸形，巨舌，鼻甲肥大，甲状腺肿大。
- 颈部尺寸：女性＞16 英寸（1 英寸 ≈2.54cm），男性＞17 英寸。

（八）诊断

- 睡眠问卷：Epworth 嗜睡量表是协助诊断的有效工具。＞9 分被认为是异常瞌睡（图 13–2）。
- 多导睡眠监测：一种记录睡眠时身体测量数据的方法。这通常在睡眠实验室中进行，观察睡眠长度、睡眠质量、呼吸质量、体位和心率。
- 夜间血氧饱和度测定：随时记录血液中的氧气量，通常可以通过戴在食指上的传感器在患者家中进行。

五、鉴别诊断

还有其他类似 OSA 的体征和症状，这些应排除嗜睡症、马方综合征、肢端肥大症、哮喘、慢性阻塞性肺疾病、充血性心力衰竭（congestive heart failure，CHF）、抑郁和恐慌症发作、胃食管反流、特发性日间嗜睡症、睡眠时间不足、贫血、纤维肌痛、不宁腿综合征、睡眠相关癫痫发作。

六、处理

OSA 本身并不是一种危及生命的疾病，但由于缺氧和心脏负荷加重而导致心脏问题。同时对生活质量有巨大的影响。此外，未经确诊或未经治疗的患者也有可能因在开车时嗜睡而增加发生道路交通事故的风险。通常建议 OSA 患者在成功治疗之前不要开车，这对任何靠开车为生的人都有巨大的影响，而且可能会增加人们不愿接受诊断的意愿。

（一）重量减轻

减肥对 OSA 有明显的好处，可以改善甚至消失问题。也应该鼓励患者进行定期的锻炼。

（二）位置变化

当人们仰卧睡觉时，打鼾通常更明显，所以改变睡眠位置可以通过减少打鼾和改善呼吸来改善睡眠。

（三）减少酒精和香烟

酒精会导致打鼾的增加，并使人们倾向于仰卧睡觉。如果饮酒量减少，特别是在睡前，呼吸状况可能会得到改善。吸烟也被认为会降低肌肉张力。

Epworth 嗜睡量表

姓名：__________性别：__________年龄：__________

住院号：__________评价日期：__________临床诊断：__________

- 在下列情况下你的嗜睡（不只是感觉疲倦）情况?
- 这是指你最近几个月的日常生活情况。
- 即使你最近没有做过其中某些事情，请试着填上它们可能会给你带来多大的影响。
- 运用下列标度给每种情况选出最适当的数字，从每一行中选一个最符合你情况的数字：

0= 从不嗜睡　　2= 中度嗜睡

1= 轻微嗜睡　　4= 重度嗜睡

序号	在以下情况有无打盹、嗜睡的可能性	评分
1	坐着看书时	□
2	看电视时	□
3	在公共场所静坐时（如剧院和会议）	□
4	连续乘车 4h 没休息	□
5	如果环境允许的话，午后躺下休息时	□
6	坐着与他人谈话时	□
7	午饭（不饮酒）后静坐时	□
8	乘坐出租车遇到交通堵塞，停车几分钟时	□

▲ **图 13–2　Epworth 嗜睡量表**

经 Oxford University Press 许可转载，引自 Johns MW (99) ‘A new method for measuring daytime sleepiness:The Epworth Sleepiness Scale’.Sleep 4(6):540-5

（四）持续气道正压通气治疗

持续气道正压通气提供持续的空气进入气道，本质上是打开气道，确保其不会关闭。这是一种长期的治疗方法，有些患者可能是无法或不愿意忍受在夜间戴上面罩，同时会发现机器有噪音。

（五）口腔用具

口腔用具是根据个人的情况制作的，可以改变口腔的结构，从而减少打鼾的可能性。这种治疗方法不如 CPAP 那样有效，但可能更容易耐受。唯一的缺点可能是过多的唾液分泌和佩戴一晚上设备的不适性不适的设备。

（六）手术

有多种外科手术旨在将下颌向前移动、扩大气道或切除部分软腭和扁桃体（悬雍垂腭咽成形术）。这些手术可能无效，CPAP 可能仍然是必要的。

（七）药物治疗

已经有一些尝试主要使用 5- 羟色胺能药物来防止咽部张力的丧失，尽管目前很少有证据表明这些药物有效。

七、护理措施

尽管 OSA 的患病率很高，但它并不是一种众所周知或被理解的疾病，护士在解释该疾病方面将发挥重要作用。对于以操作机械或驾驶为生的人来说，这可能会对工作产生影响。OSA 的诊断意味着驾驶员必须通知车辆牌照局（Driver and Vehicle Licensing Agency，DVLA），然后由其发送问卷。如果问卷表明白天易嗜睡，执照将被吊销。拥有 C2 驾照患者可能会被建议寻求其他工作。当嗜睡问题解决后，可以重新开始驾驶，但对于 C2 驾照持有人，必须由专业诊所进行验证。

开始使用 CPAP 的患者通常需要终身治疗，即使一晚不使用机器也可能意味着症状的复发。患者需要家庭鼓励和支持来接受 CPAP 治疗，尽管在许多情况下，长期使用 CPAP 的益处远远超过使用机器带来的缺点。

这对生活方式的改变也有影响（如减肥），需要谨慎处理。

拓展阅读

[1] DVLA. Assessing fitness to drive: a guide for medical professionals. 2014. Available at: https:// www.gov.uk/ government/ publications/ assessing-fitness-to-drive-a-guide-for-medical-professionals
[2] European Lung Foundation. Sleep disordered breathing. Available at: https:// www.europeanlung.org/ en/ lung-disease-and-information/ lung-diseases/ sleep-disordered-breathing
[3] NICE. Obstructive sleep apnoea syndrome. Last revised in April 2015. Available at: https:// cks.nice.org.uk/ obstructive-sleep-apnoea-syndrome
[4] SIGN. Management of obstructive sleep apnoea/ hypopnoea syndrome in adults: a national clinical guideline. Scottish Intercollegiate Guidelines Network. 2003. Available at: https:// www.guidelinesinpractice.co.uk/ sleep-disorders/ sign-notes-for-discussion-with-patients-14-management-of-obstructive-sleep-apnoea/ 300615.article
[5] Sleep Apnoea Trust. Available at: http:// www.sleep-apnoea-trust.org

第 14 章　氧气治疗

Oxygen therapy

李佳梅　乔金方　译　　李荣华　李　琴　校

氧气是一种无色无臭、无味的气体，约占大气空气的 21%。氧气治疗简称氧疗，是指通过补充氧气以达到比呼吸空气时更高的氧气吸入的一种治疗方法。氧疗的目的是纠正低氧血症（PaO_2<7.3kPa）（55mmHg）（➔第 5 章的“动脉血气”）和减少呼吸肌做功。

不管患者在哪里，氧气治疗应当被视为一种药物治疗手段。必须开具详细的氧疗处方，包括氧流速、氧浓度和给氧方式（导管或面罩）。

这是一种昂贵的治疗方法，只有缺氧患者才会在临床上受益。仔细的评估对于确保适当和安全的处方至关重要。评估过程将确保氧气通过合适的设备以正确的流量提供给正确的患者。

❗不恰当的氧疗处方和给氧可导致 COPD 患者发生呼吸抑制。

最近的数据显示，在英格兰目前约有 7.5 万名患者正在接受家庭氧疗。适当的家庭氧疗可以鼓励尽可能长时间的独立生活；在卫生专业人员的支持下，患者可以过上相对正常的生活。

在英格兰，一种提供居家氧疗的综合服务已被引进。这意味着患者可以获得更广泛的氧气服务。护士需要了解这些服务，并了解哪些患者可以受益，以便实施评估过程。

后文将概述急性氧疗和居家氧疗的使用。它将使护士了解给氧的方法、要给氧的原因，以及氧疗患者的需求。

一、低氧血症的临床指标

（一）定义

- 低氧血症是动脉血中氧浓度的降低。
- 缺氧是指组织缺氧。

（二）临床指标

- 中枢性发绀。
- 外周性水肿。
- 颈静脉压升高。
- 大脑灵敏度降低。
- 红细胞增多症（因低氧血症导致红细胞增多）。

• 呼吸空气时，SaO_2≤92%。

1. 引起低氧血症的病因：哮喘，肺炎，气胸，睡眠障碍，支气管扩张，肺换气不足，慢性阻塞性肺疾病，肺栓塞，肺纤维化。

记住，不是所有呼吸困难的患者都是缺氧的，也不是所有缺氧的患者都是呼吸困难的。如果治疗不当，缺氧可导致死亡；在某些患者中使用过量的氧气也可能是危险的。COPD 患者可能存在 CO_2 潴留。如果用氧不当，这些患者的 CO_2 水平可能继续上升，甚至发展为呼吸性酸中毒（pH＜7.35）（➲ 第 5 章的“动脉血气”），这可能是致命的。因此，对所有患者进行适当的评估以确定临床有益所需的氧气水平是非常必要的。虽然某些患者在急性入院 / 加重期间可能出现缺氧，但他们并不一定存在慢性低氧血症。建议在稳定期（加重后 5 周）对患者进行氧疗评估。脉搏血氧测定可以帮助我们判断哪一些患者需要进一步评估。当静息状态下，患者 SaO_2≤92% 时，则需要进一步评估。

2. 氧气：可用于以下情况。

• 低氧血症的急性处理。

• 低氧血症的慢性治疗，包括长期氧疗（long-term oxygen therapy，LTOT）、短脉冲疗法、动态疗法（连续或脉冲剂量流）。

3. 氧气输送系统：包括制氧机、氧气筒、便携式氧气瓶、中心供氧装置、液态氧[1]。

参考文献

[1] Bruera E, de Stoutz N, Velasco- Leiva A, et al. Effects of oxygen on dyspnoea in hypoxaemic terminal- cancer patients. *Lancet* 1993;342(8862):13-14.

二、急性氧疗

氧气用于治疗急性呼吸系统疾病，包括心脏或呼吸骤停等紧急情况、哮喘和慢性阻塞性肺疾病急性加重、肺栓塞、气胸、肺炎、胸腔积液。

必须为急性呼吸困难的患者提供最佳的氧疗，对大多数患者来说，生存的主要风险是供氧太少。供氧不足会导致心律失常、组织损伤、肾损害、脑损伤。

即使是病情加重的 COPD 患者，死于低氧血症的风险也高于死于高碳酸血症的风险。对于低氧驱动的 COPD 患者，他们对循环血液 CO_2 的敏感性降低（➲ 第 9 章），应进行动脉血气检查，以确定他们是否属于这一类别（➲ 第 5 章“动脉血气”）。在 ABG 结果确定之前，已知患有慢性阻塞性肺疾病并需要氧疗的患者最初应给予控制性吸氧，以保持血氧饱和度在 88%～92%，并密切监测。

影响氧气吸入量的因素如下。

• 输送氧气的系统。

• 患者的呼吸类型，包括深度和频率。

• 出口端的流量设置。

三、供氧装置：高流量装置

使用正确的设备和流量非常重要。根据临床需要给予患者不同浓度的氧气，这影响到设备的选择。除心脏或呼吸骤停等紧急情况外，应按处方使用氧气浓度，并在患者的药物表上注明。使用的处方和设备取决于以下方面。

- 患者的临床表现。
- 脉搏血氧测定或动脉血气分析结果。
- 患者的年龄，非常年轻和非常年老的患者对面罩耐受性往往不好。
- 对于只能张口呼吸的患者，应使用面罩而不是鼻导管。

高流量设备

高流量装置提供固定或受控的氧气浓度。固定性能设备，如文丘里系统，用于需要低浓度氧气的患者。了解准确的吸氧浓度（fractional inspired oxygen，FiO_2）水平并保持这一恒定是很重要的，特别是在 COPD 患者中（➔ 第 9 章）。

文丘里系统可作为独立的不同颜色的接头连接到一个合适的面罩。使用的接头取决于所需的氧气，范围在 24%～60%。文丘里装置有一个塑料机身，中间有一个小的喷射孔。文丘里的主体上也有空气可以通过的洞。当氧气从出口端被驱动通过喷射孔时，它的速度增加，周围压力下降，通过装置体内的孔吸入室内空气。室内空气与通过喷气机的 100% 氧气混合，并将其稀释到文丘里管侧面显示的浓度。

无论流量如何，这个浓度都是恒定的，因为如果出口的流量增加，在射流处的速度也会增加。当这种情况发生时，射流周围的压力下降，吸入更多的室内空气，并保持稀释。室内空气的吸入及其与氧气的结合增加了对患者的整体流量。这就是为什么它被称为高流量设备。输送的流量远远超过患者每分钟呼吸所需的流量。

这种高流量还有助于将呼出的 CO_2 从文丘里面罩中排出来，这样就不会发生 CO_2 的重复呼吸。

文丘里桶上写着输送氧气浓度所需的最小流速。

如果将流速设置得高于桶上的推荐流速，呼吸急促的患者可能会感到更舒适，氧合更好。这不会对患者造成伤害，因为吸氧浓度保持不变，但增加的流速将超过患者的峰值吸气流速。

对于无高碳酸血症的急性呼吸衰竭患者，经鼻高流量湿化氧疗应该被认为是一种潜在的优于储液囊面罩治疗的替代方案。

四、氧气输送装置：低流量设备 1

低流量装置提供可变或不受控制的氧气浓度。有许多可用的设备，如中浓度（或简易）面罩、非重复呼吸面罩和鼻导管。

中浓度面罩

使用这种面罩时，输送的氧气浓度取决于患者的呼吸频率和深度。每次呼吸都会被吸入的空气稀释，这取决于患者的呼吸模式（图 14–1）。

一般成年患者的吸气流量峰值大于流量计在出口端的设置范围，通常高达 15L/min。每次呼吸吸入的气体都比氧气流量计流出的气体多，所以剩余的氧气都是从大气中吸入的，从出口吸入的 100% 的氧气被通过面罩内部和周围的孔吸入的 21% 的氧气稀释了。重要的是，没有任何面罩是 100% 密封的。如果出口端的氧气流量设置过低（如低于 5L），就没有足够的流量

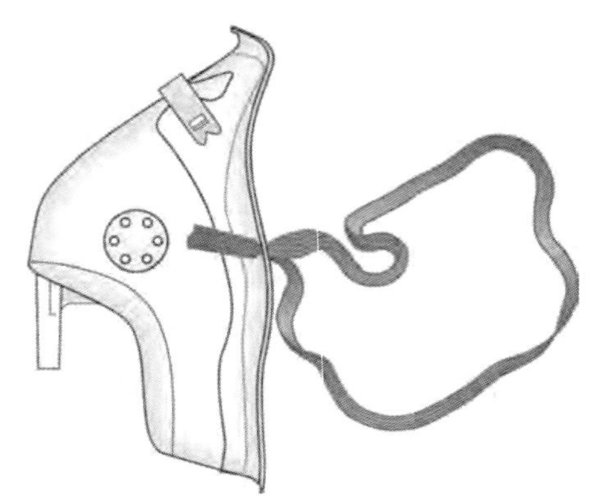

▲ **图 14–1　中浓度面罩**
图片由 Intersurgical 提供

将患者每次呼吸时呼出的所有 CO_2 从面罩中排出。这可能会导致患者重新呼吸面罩中积聚的部分 CO_2。如果氧气流量过高（试图排出 CO_2），这可能导致高碳酸血症 COPD 患者的 FiO_2 过高。这使得这些面罩不适合Ⅱ型呼吸衰竭患者（➔第 21 章的“呼吸衰竭”）。

氧气的正常流速为 6～10L/min，提供 40%～60% 的浓度。

五、氧气输送装置：低流量设备 2

（一）非重复呼吸设备

如果使用中浓度掩膜将流速增加到 10L/min 以上，则不太可能增加 FiO_2。如果需要更高的 FiO_2，应考虑使用重复呼吸面罩。

（二）非重复呼吸装置

吸气时，单向吸气阀打开，将储气袋中的空气导入面罩（图 14–2）。呼气时，气体通过单向呼气阀排出面罩，进入大气。患者只能从储气袋里呼吸空气。这可以快速提供最高的氧浓度（60%～80%）。护士应该意识到在吸气时需要高氧流量以确保气囊充气。面罩需要贴紧，以确保高氧输送。一些患者可能会觉得不舒服或在使用该设备时感到幽闭恐惧。

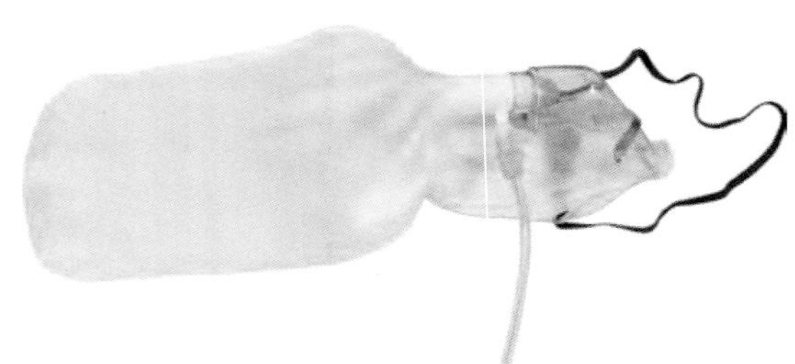

▲ **图 14–2　非重复呼吸面罩**
图片由 Intersurgical 提供

（三）鼻导管

鼻导管往往比面罩更少发生幽闭恐惧症，通常是患者的首选（图 14–3）。使用鼻导管也更

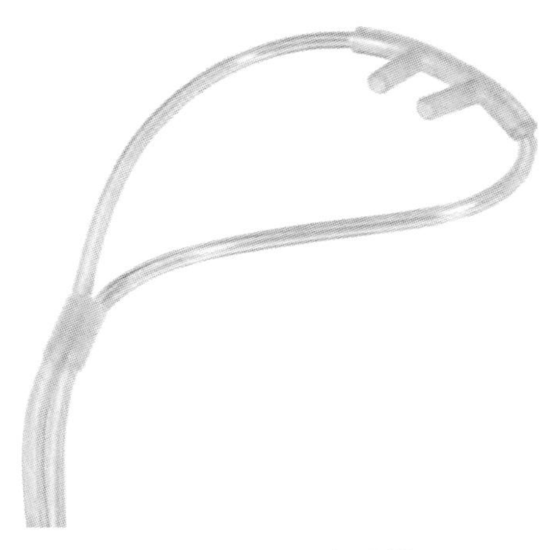

▲ **图 14–3　鼻导管**
图片由 Intersurgical 提供

容易进食和饮水。它们可用于使患者在接受雾化药物治疗的同时继续吸氧（➲ 第 15 章的“短效和长效吸入 $β_2$ 受体激动药”）。由于它们是低流量设备，确切的 FiO_2 是未知的。

鼻导管适用于Ⅰ型呼吸衰竭患者，只有在不需要精确给氧的情况下，才可用于Ⅱ型呼吸衰竭患者。通常以 1～4L/min 的流速使用，并可提供 22%～35% 的氧浓度。如果流量增加到 6L/min 或更高，鼻黏膜可能会变得干燥，而 FiO_2 几乎没有额外改善。缺乏改善的原因是在 6L/min 时口咽部和鼻咽部气体已经饱和，因此 FiO_2 没有明显增加。

六、急性氧疗的湿化

氧气可使上呼吸道黏膜干燥。这可能导致气道分泌物黏稠，难以咳出。如果给氧时间较长，应考虑进行湿化，特别是当给氧浓度较高（超过 35%）或速率为 4L/min 及以上时。

在氧气湿化时，有几点需要考虑，包括促进细菌生长的风险，因为湿化提供了一个潮湿的环境。需要使用无菌水以尽量减少细菌污染。如果没有使用无菌包装，应每天更换水；应根据制造商的说明和当地感染控制指南更换湿化瓶。

冷水系统通常用于氧气加湿，因为它们价格低廉，易于短期操作。它们被发现效率相当低下。

热水系统（氧气通过加热水池）是可用的。这些系统似乎更有效，但存在黏膜过热或灼伤的风险，以及氧气管中过多的冷凝会减少氧气的流动。

无论是冷水系统还是热水系统，护士都应该注意加湿会改变文丘里面罩提供的氧气浓度（图 14–4），因为水蒸气可能在射流孔中凝结，从而改变了 FiO_2。

护士应该向患者解释加湿可能会使他们的面部潮湿，并且设备会发出鼓泡的声音。

七、紧急吸氧指南

成人患者紧急氧气使用指南可从英国胸科学会（https://www.brit-thoracic.org.uk）获得。

这些指南在 2017 年进行了更新，并建议应根据目标血氧饱和度开具氧疗处方，并建议那些进行氧气治疗的从业者监测正在接受氧疗的患者。

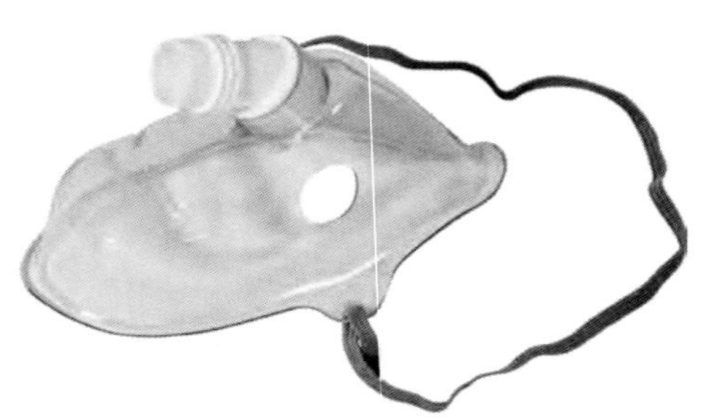

▲ 图 14-4 文丘里面罩

图片由 Intersurgical 提供

八、长期氧疗（LTOT）

LTOT 的证据权重已在 COPD 患者中得到证实。在这组患者中，慢性低氧血症引起肺血管收缩，导致压力升高（肺动脉高压）。这会对右心室造成压力，最终导致右心衰竭。

具有里程碑意义的研究 [1, 2] 表明，如果重度 COPD 患者接受低浓度氧疗至少 15h/d，3 年死亡率将从 66% 降低到 45%。最近的 Cochrane 综述证实了这些发现。

LTOT 的适应证包括以下慢性低氧血症。

- 静息 $PaO_2 \leqslant 7.3$ 的 COPD。
- 严重慢性哮喘。
- 间质性肺疾病。
- 囊性纤维化。
- 支气管扩张。
- 肺血管疾病。
- 原发性肺动脉高压。
- 肺部恶性肿瘤。
- 慢性心力衰竭。

非常严重的 COPD 患者（$FEV_1 < 30\%$ 预计值）（➲ 第 5 章“肺活量测定”）应常规（每年 2 次）筛查慢性低氧血症。NICE 还建议考虑严重气流受限（FEV_1 30%～49%）患者的评估。这应该在稳定期内进行（加重后 5 周）。脉搏血氧仪可用于识别这些患者。在稳定期，静息呼吸空气时血氧饱和度≤92% 的患者需要转诊到当地的氧气评估服务。患者在测量前通常应休息 30min。

在进行氧疗评估之前，应始终提供戒烟建议和协助，患者应在开氧疗处方之前停止吸烟（➲ 第 25 章）。

参考文献

[1] MRC Working Party (1981) Long-term domiciliary oxygen therapy in chronic hypoxic cor pulmonale complicating chronic bronchitis and emphysema. *Lancet* 681-686.

[2] Nocturnal Oxygen Therapy Trial Group (1980) Continous or nocturnal oxygen therapy in hypoxemic chronic obstructive lung disease. *Annals of Internal Medicine* 93(3), 391-398.

九、脉搏血氧测量

脉搏血氧仪是一种安全简单的医疗设备，用于测量组织毛细血管中血红蛋白（haemoglobin，Hb）饱和度的百分比（表 14–1）。氧分子通过红细胞中的血红蛋白被输送到全身。当血液流经肺泡时，氧分子与血红蛋白结合。当一个分子结合时，它允许下一个分子在每个血红蛋白上结合最多 4 个分子。氧气随后被运送到身体各处，并沉积在组织中。氧饱和度是衡量血液携带氧气量的指标，以最大载氧量的百分比表示（表 14–2）。这通常被称为血氧饱和度。

表 14–1　脉搏血氧仪的使用

脉搏血氧仪适用于	脉搏血氧仪不适用于
• 识别需要 LTOT 的患者 • 识别运动中和运动后的血氧饱和度下降 • 监测夜间血氧饱和度下降	单独用于评估 LTOT，当没有提供关于高碳酸血症及对氧气的反应时

表 14–2　SpO_2 水平

缺氧程度	SpO_2（%）
正常	95～99
轻度缺氧	90～94
中度缺氧	84～89
严重缺氧	＜80

脉搏血氧仪是如何工作的？

这是一种安全、无创、无痛的操作。手指探头是最常用的方法（图 14–5），也可以使用耳探和小垫。该探头通过甲床发射不同波长的光，并计算含氧血液对光的吸收，从而产生 SaO_2 读数。可精确到 ±2% 以内。

如果出现以下情况，读数可能不准确或具有误导性。

- 指甲上有指甲油或文身。
- 周围血管收缩或血管疾病。
- 传感器位置不正确或污损。
- 反复颤动或颤抖。
- 可疑心律失常。
- 患者在检查前 4h 吸烟。
- 一氧化碳中毒后。

十、呼吸团队对 LTOT 的评估

- 稳定期评估（加重后 5 周）。

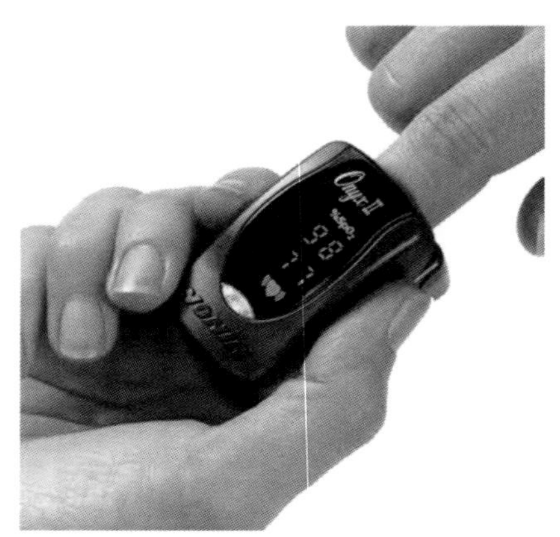

▲ 图 14-5　指脉血氧仪图片

经许可转载，引自 Nonin Medical Inc.

- 确认诊断（如果是 COPD，加上严重程度）。
- 药物治疗最大化。
- 2 次血气测量，间隔不少于 3 周。
- 戒烟建议（如适用）。
- 标准请参见框 14-1。

框 14-1　LTOT 的处方标准

临床稳定时动脉血氧（PaO_2）<7.3kPa（55mmHg）或 PaO_2 7.3～8kPa（55～60mmHg）加上以下一项或多项

- 继发性红细胞增多症
- 外周性水肿
- 肺动脉高压
- 夜间低氧血症（超过 30% 的时间 SaO_2<90%）[1]

• BTS COPD 指南建议经鼻导管或 24% 控制面罩的起始流量为 2L/min，目标是 PaO_2 至少为 8.0kPa（60mmHg）。

• 24%～28% 的氧气可显著增加血红蛋白饱和度，而不会有可能导致昏迷和死亡的进一步通气不足和 $PaCO_2$ 升高的风险。需要重复血气，以评估 PaO_2 已达到 8.0kPa，并评估 $PaCO_2$ 和 pH 对氧气的反应。

• 患有不可接受的 $PaCO_2$ 升高或酸中毒的患者不适合长期氧疗。这通常会令患者不安，他们可能需要支持和咨询。一些医院向这些患者发放警示卡，以提醒工作人员在患者今后住院时注意 CO_2 潴留的风险。一些患者可能需要更高的流速来纠正低氧血症。PaO_2 应以 8.0kPa（60mmHg）为目标。

• LTOT 应该在 24h 内至少使用 15h，其中大部分时间是在睡眠期间。剩下的时间可以用来适应患者的生活方式。每天使用 LTOT 超过 20 的患者显示具有更大的临床获益 [2]。

- 临界血气的患者应在 3 个月后重新评估。
- 神经肌肉疾病或脊柱侧弯患者在 LTOT 时 $PaCO_2$ 可能出现危险的升高，应转诊给相关内科医生。

夜间低氧血症

评估显示以下情况。

- COPD 患者报告早晨头痛。
- 尽管 LTOT，仍有持续性水肿或红细胞增多症。
- 神经肌肉疾病。
- 睡眠呼吸暂停。

LTOT 的评估如上所述。患有神经肌肉疾病或睡眠呼吸暂停的患者应由相关专科医生进行评估，因为他们可能需要在 LTOT 的同时进行无创通气。

参考文献

[1] Nocturnal Oxygen Therapy Trial Group Continuous or nocturnal oxygen therapy in hypoxemic chronic obstructive lung disease. Ann Int Med 1980; 93(3): 391-398.

[2] British Thoracic Society. *Clinical component for the home oxygen service in England and Wales*, 2006. Available at: http:// www.brit.thoracic.org.uk

十一、间歇氧疗

用于其他治疗方法不能缓解的间歇性呼吸困难。

- 严重 COPD。
- 间质性肺疾病。
- 心力衰竭。
- 姑息治疗。

通常一次给予 10～20min 的氧疗，以缓解呼吸困难。没有足够的证据支持它的使用，只有在呼吸困难或运动耐受性有所改善时才使用该氧疗处方。如果 PaO_2<7.3kPa，检查是否有其他原因导致呼吸困难，并建议进行 LTOT。

（一）使用方法

- 运动前和运动后。
- 控制休息时的呼吸困难。
- 用于姑息治疗。
- COPD 患者运动后，在进行全面的 LTOT 评估之前。
- 氧气瓶通常用于短脉冲疗法。

如果提供了制氧机，应早期评估以快速识别患者，因为他们可能存在 CO_2 潴留。

（二）审查

- 审查应由全科医生或医院专家进行。
- 治疗应至少每年检查一次，以判断是否需要继续使用。
- 如果发生临床恶化，可能需要重复血气分析，以进行 LTOT 评估。

十二、可移动氧气

便携式氧气是在户外运动和日常生活活动中使用的。目的是增加运动能力，减少呼吸困难，提高生活质量。

适应证

- 慢性阻塞性肺疾病。
- 严重慢性哮喘。
- 间质性肺疾病。
- 囊性纤维化。
- 肺血管疾病。
- 原发性肺动脉高压。

可移动氧气主要适用于 LTOT 或 SaO_2 下降 4% 或低于 90% 的患者（图 14–6）。

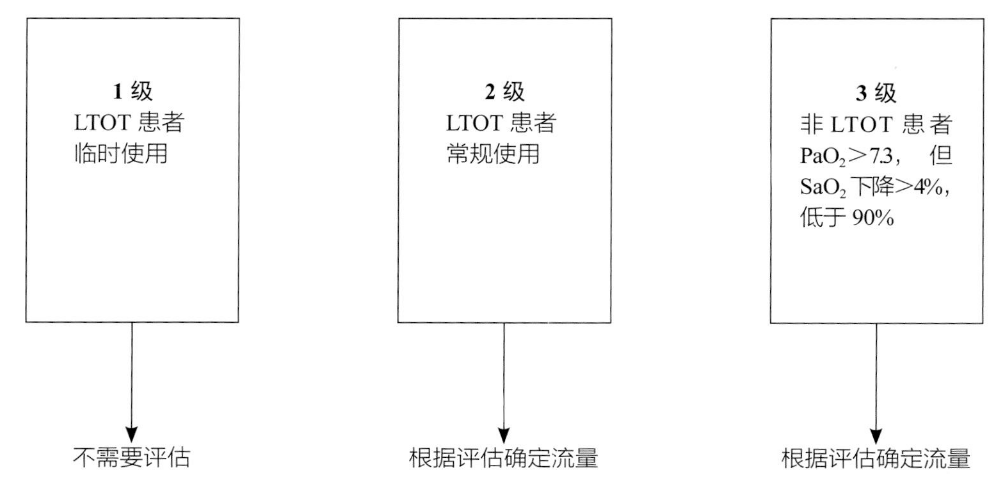

▲ 图 14–6　可移动氧疗的评估

评估的目的是确定所需的流量，以纠正运动引起的 SaO_2 下降和每天所需的小时数。评估可以采用 6min 步行试验或穿梭步行试验（➲ 第 5 章）。在测试过程中记录 SaO_2，以确定使 SaO_2 保持在 90% 以上所需的流量。Borg 或视觉模拟评分工具可用于测量静息 / 运动结束时的呼吸困难。

十三、氧气设备

（一）制氧机

制氧机是一种用于从室内空气中产生氧气的电气设备（图 14–7）。空气通过过滤器吸入，过滤掉灰尘和小颗粒，然后通过充满沸石（一种对氮和 CO_2 有亲和力的蓝色粉末）的圆柱形容器。氧气被输送到压缩机，通过流量计泵入，从出口输送到患者体内。废气被泵送回房间。

最长可连接约 15m 的管子，使患者能够在家里四处活动。一台机器可以提供 0.5～4L/min 的流量。然而，现在有新的机器可以提供高达 15L/min 的流量。如果没有这些新机器，可以将

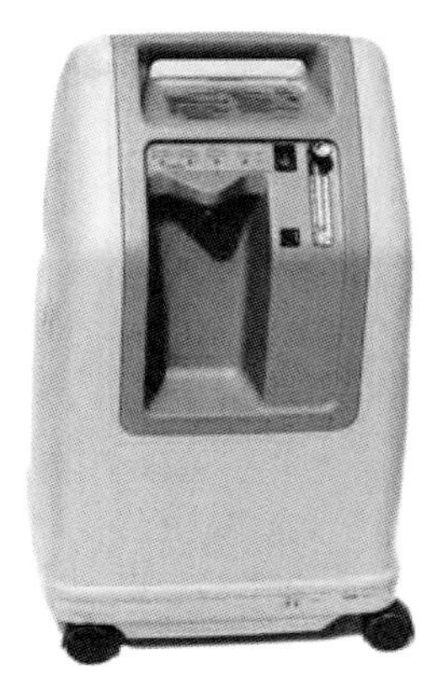

▲ 图 14-7 制氧机示例
图片由 Air Products PLC 提供，所有权利保留

两台或三台机器连接起来，以实现更高的流速。也可作特殊的处理，以提供更小的流量，即小于 0.5L/min。

（二）氧气筒

氧气筒里含有加压氧气，因此在储存、携带和使用产品时需要小心。由于它们的大小（71cm）和重量（15kg）不适合在房子里到处移动，被用于短脉冲疗法（图 14-8）。它们可以提供 0.5～15L/min 的流量。

一个 2122L 的气缸在 2L/min 的流量下大约可以持续使用 17h 41min。压力表显示剩余的氧气量，在氧气筒顶部有一个流量表。

（三）便携式氧气瓶

便携式氧气瓶是外出的理想之选择（图 14-9）。其重量（3.2kg）和高度（53cm）非常适合携带；氧气供应商提供一个携带袋，有时还提供一辆手推车。在 2L/min 的情况下，它们可以持续大约 3h 35min。更小（43cm）、轻量级（2.1kg）的钢瓶可以持续 2h 34min。供应商将根据患者的需求决定最合适的设备。

（四）储存装置

储存装置可以将氧气瓶的使用时间增加至原来的 3 倍左右。电池驱动装置由患者的吸气流触发，并在吸气过程中释放精确数量的氧气（图 14-10）。它们连接在便携式设备的外部。并非所有患者在使用这些装置时都能保持血氧饱和度，因此应谨慎使用。

（五）液氧

- 低温液氧是在空气分离装置中使用低温液化气体产生的（图 14-11）。
- 液态氧比气态氧更冷凝，因此在 2L/min 的速度下小型便携式设备可以容纳使用时间长达 8h 的氧气。
- 大量液氧被送到患者家中。
- 患者从这个储存库填满他们的便携式设备，以便外出。
- 这种形式的输送对高流量吸氧的患者是有利的。
- 一些设备有完整的保护装置，增加了便携式设备的使用寿命。

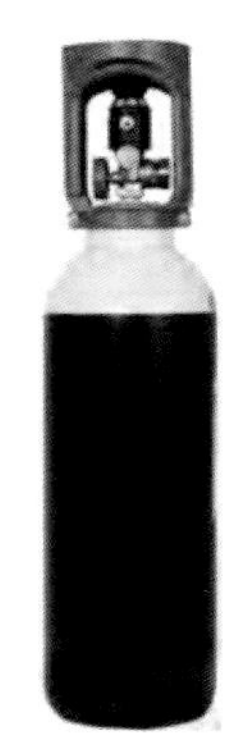

▲ 图 14–8　氧气筒示例

图片由 Air Products PLC 提供，所有权利保留

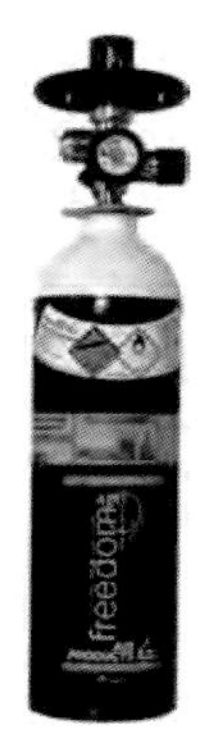

▲ 图 14–9　便携式氧气瓶示例

图片由 Air Products PLC 提供，所有权利保留

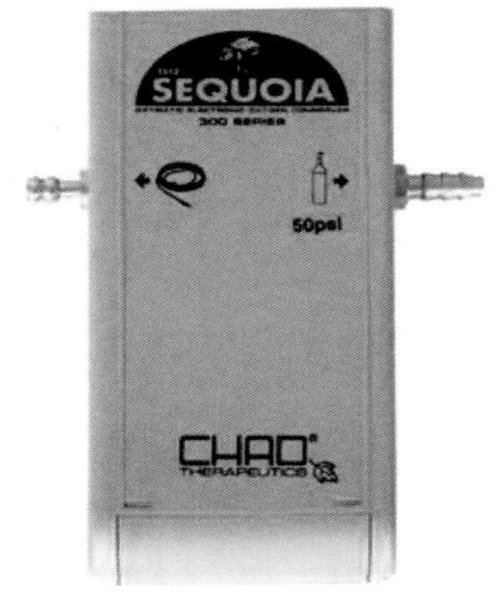

▲ 图 14–10　氧气储存器示例

图片由 Air Products PLC 提供，所有权利保留

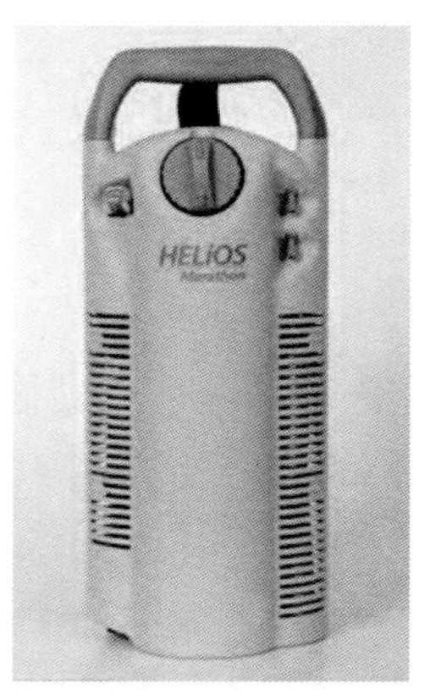

▲ 图 14–11　液氧容器

图片由 Air Products PLC 提供，所有权利保留

（六）加湿

- 加湿器可连接到制氧机。
- 它们最适合氧流量 4L/min 或以上的患者，因为机器没有压力，低流量无法加湿。
- 患者需要每天清洁和更换湿化器，湿化液可使用煮沸的冷却水或蒸馏水。

十四、家庭氧气订购单

2006 年 2 月，英格兰和威尔士引入了一项综合家庭氧气服务。该服务的目的是改善患者生活质量，增加选择，提高成本效益。整个英格兰有 10 个地区，威尔士有 1 个地区，每个地区都有一个专门的氧气供应商，提供综合服务。要访问有关本地供应商和家庭氧气订购单（home oxygen order form，HOOF）的详细信息，请参见 http://www.primarycarecontracting.nhs.uk。

目前，在苏格兰，需要进行氧气评估的患者应转介给呼吸顾问，如果患者需要氧气，则需要填写苏格兰家庭氧气订购单（Scottish Home Oxygen Order Form，SHOOF）。在北爱尔兰，

HS21 表格上仍然规定了制氧机和氧气瓶的使用方式。

（一）服务发生了什么变化

所有 LTOT 患者都要接受正式评估，并签署同意书。临床医生要求的是一项服务，而不是特定的设备，承包商有责任与患者沟通并决定合适的设备。治疗期间只需要一张处方（HOOF 表格）。

在为任何患者开具家庭氧疗处方之前，需要先制订一份初始家庭氧疗风险缓解表（initial home oxygen risk mitigation，IHORM）。

1. 高风险

- 烟草依赖，包括患者和场所内其他居民的电子烟。
- 酒精和药物滥用。
- 精神心理问题。
- 跌倒史。
- 场所火灾或烧伤史。

如果确定存在高风险，强烈建议在没有转介给家庭氧气评估和审查服务（Home Oxygen Assessment and Review Service，HOS-AR）或呼吸专家或支持服务（如跌倒小组、戒烟服务）的情况下，不要要求吸氧。

2. 中等风险

- 如果患者不能独立离开居住场所。
- 如果患者或居住场所中的任何家属因残疾或年龄（儿童）而易受伤害。
- 如果房屋与其他房屋相连。
- 多人居住处所。
- 患者认为居住场所的烟雾报警器工作正常，但这些尚未得到证实。

如果发现三种或更多的风险，强烈建议在没有转诊到 HOS-AR 团队的情况下不要求使用氧气。

临床医师负责提出这些问题，并在合适的情况下与患者及其家人讨论风险。临床医师可以采取缓解措施，如转诊到当地的消防和救援服务，然后，临床医生在表格上签字，确认已经进行了讨论，并决定是否开立氧疗处方。

所有的氧气运送形式都是可以采用的，包括压缩瓶、钢瓶、带保护装置的流动钢瓶、液氧。紧急用氧的运送可以在 4h 内完成，第 2 天可以安排出院。节假日也提供氧气运送的服务。

所有的费用都交给临床调试小组（clinical commissioning group，CCG）进行统一预算，不再在可自由支配和非可自由支配预算之间进行分配，而且每天的价格都是固定的。

注意：需要吸氧缓解呼吸困难的患者不需要进行正式评估，全科医生也会为他们开立氧疗处方。

（二）如何开立氧疗处方

- 开立氧疗处方需要填写家庭氧疗医嘱单、家庭氧疗知情同意书和初次家庭氧疗风险排查表。
- 患者需要签署家庭氧疗知情同意书，以同意将个人信息提供给供应商。
- 家庭氧疗医嘱单需要填写完整，包括氧流量、每天吸氧时长和吸氧方式（鼻导管吸氧或面罩给氧）。

- 当医嘱完成后，家庭氧疗医嘱单会通过传真、电子邮件或其他电子的方式传递给当地的供应商，并自动返回一份回执。处方的副本会提交给 CCG 或公共服务机构、全科医生和信任的临床氧疗先导。患者病历中也会保存一份处方副本。
- 患者会拿到一份知情同意书的副本，原件会保存在患者病历中。
- 当临床家庭氧疗医嘱单完成后，就不需要进一步开立处方，除非患者的氧疗需求发生变化。

（三）氧气运送的注意事项

- 常规运送：在 3 个工作日内完成。家庭氧疗医嘱单上的所有设施设备会被运送到患者的地址。
- 出院运送：出院部门会在接到患者出院通知后 24h 内确保将氧气运送出。
- 紧急用氧运送：当患者情况紧急需要吸氧但不需要住院时，会需要紧急用氧。应急部门会确保患者在 4h 内用上氧气，使用该项服务付给 CCG 的费用会相对更高一些。

（四）假期用氧

患者可登陆网站 http://www.homeoxygen.nhs.uk 查询关于假期氧气运送的相关信息。患者需要完成以下内容。

- 至少提前 2 周通知供应商。
- 确保度假地点同意进行氧气存储和运送。
- 与保健医生确认他们是否适合旅行。
- 向完整开立家庭氧疗医嘱单的人提供假期安排的全部信息。
- 确认所有从家里带出的氧疗设备，度假结束后全部带回来。
- 确认承运人将用氧设备运送到度假目的地。

如果患者到当地供应商管理范围以外的地区旅行，供应商会安排合适的承运人进行运送。

在苏格兰和北爱尔兰，药店仍然提供钢瓶吸氧的服务。对于英格兰和威尔士的旅行者，供应安排服务可延伸到苏格兰和北爱尔兰。

如果是苏格兰和北爱尔兰的患者要去英格兰或威尔士旅行，患者需要在旅行前安排好氧气供应，因为在苏格兰和威尔士吸氧需要家庭氧疗医嘱单。

十五、随访护理

- 开始长期氧疗的 4 周内：健康宣教和血氧测定。
- 3 个月后：复测吸氧和不吸氧状态下的动脉血气。
- 6 个月后：家庭访视，健康宣教和血氧测定。
- 12 个月后：复测动脉血气。
- 如果吸氧状态下，$SpO_2<92\%$，需要进一步评估（患者可能需要更高的氧流量）。
- 如果在不吸氧的状态下 $SpO_2>92\%$，则 4 周后再次进行动脉血气分析，如果 SpO_2 仍然高于 92%，需要咨询治疗团队（患者可能不再需要进行长期家庭氧疗了）。

（一）健康宣教

- 进行长期家庭氧疗的原因、氧疗时间和依从性。

- 检查患者能够使用氧疗设备，并且知晓供应商的作用。
- 正确使用鼻导管 / 面罩。
- 鼻子、嘴巴、眼睛和耳朵的护理。
- 如果是抽烟的患者，指导其戒烟，或告诫其抽烟的危害。
- 流动氧的必要性和使用原则。
- 湿化的必要性。
- 患者是否知晓如何安排旅行。
- 故障排除 / 技术支持的联系电话（供应商和护士）。

对于所有的进行长期家庭氧疗的患者，应当每 6 个月进行一次上门随访，进行用氧和非用氧状态下氧饱和度的测量。

（二）对患者的建议

- 进行氧疗的患者在吸氧期间不应在鼻子周围使用油基的润滑剂。推荐使用人体润滑剂（KY 啫喱）来代替。
- 进行长期家庭氧疗的患者可能会出现鹅口疮，必要时应该进行治疗。
- 使用高流量面罩吸氧的患者可能出现干眼症，人工泪液可以缓解眼睛干涩。
- 由于氧气管道产生的压力，耳朵周围的皮肤可能出现压力性损伤。E-Z 敷料（泡沫敷料）可以帮助减轻这种压迫，保护皮肤。

（三）急性期治疗的解除

虽然紧急住院期间的缺氧不是进行长期氧疗的指征，但在某些情况下，患者度过急性期后，需要让患者出院，进行居家氧疗。这可能是由于患者在不吸氧的情况下，动脉血氧分压的数值仍然在不安全的范围内。这种缺氧状况可能是暂时的，因此需要对这些患者进行随访，并在病情稳定（急性加重期后 5 周）时进行评估，以确定未来的氧疗需求。如果急性加重期后，患者血氧饱和度的数值能够自行恢复（不吸氧的状态下＞92%），患者可能不再需要进行氧疗，此时需要对患者进行解释，以帮助他们理解为什么可以停止氧疗。如果患者在接受最佳方案的治疗后，血氧饱和度仍没有自行恢复，则应该对患者进行一次规范评估。这将确保患者接受适应的氧流量以纠正缺氧。

（四）患者支持团体

这些团体是由患者组织运行的。他们能够为被呼吸道疾病困扰的患者及家庭提供支持和信息。患者可以联系英国肺脏基金会以了解他们最近群体的详细信息如需下载家庭氧疗医嘱单或家庭氧疗知情同意书，可点击链接 http://www.primarycarecontracting.nhs.uk。

英国胸科学会成人家庭氧疗指南可点击链接 www.brit-thoracic.org.uk。

第 15 章　治疗药物

Pharmacology

乔金方　路　璐　於　静　译　　李　琴　齐梦钰　职甜甜　校

药理学是研究药物作用、机制、用途和不良反应的学科。药物是一种自然的或合成的，可以改变机体生理状态的物质。在呼吸内科，药物常用于疾病的预防、诊断和治疗。

药物的目的是使患者受益，但任何药物都有不良反应的风险。药物的应用必须是利大于弊的。

对药理学知识的正确理解，对开立处方至关重要。随着越来越多的护士获得处方权，了解药物作用的原理，不良反应是如何发生的，以及停药的时机是十分重要的。护士和助产士理事会（Nurses and Midwives Council，NMC）的护士行为守则（2019）规定："护士必须在其培训和权限、法律、NMC 指南和其他相关政策、指导和法规的范围内，提供用药建议、开具药物处方、供应药物、配发或管理药物。"

新药物、用药装置和技术的不断推陈出新，这些都提示我们要进行终身学习。医院和患者都会希望护士，尤其是从事专业工作的护士，能够洞悉新进展，并且对于即将上市的新药物的相关新知识有一定的了解。

本章将讨论常用的呼吸系统药物，后面的章节将讨论用于特定呼吸系统疾病的药物。

一、基本药理学

（一）药物名称和分类

一种药物可能有各种不同的名字，从属于许多类别。药品的通用名称是国家药典中所列的非专利名称或化学名称。所有可以开具处方或在药店购买的药物都有一个通用名，不同国家药物的通用名可能不同。

新获得专利的药物通常会有一个通用名和一个商品名，如倍氯米松是药物的通用名，必可酮（Becotide®）是它的商品名。一旦专利过期，该药物在市场上就会出现各种各样的商品名，如别喘通（Beclazone®），但通用名仍保持不变。

（二）用药途径

药物可能在局部或在全身起作用。全身性作用的药物需要通过进入血管和淋巴系统输送到全身各组织，如口服糖皮质激素。由于肝脏代谢、化学分解、可能与食物存在相互作用，口服途径可能是用药途径中最不可预见的一种方式。有些局部使用的药物也可能产生全身反应，尤其是长时间大剂量用药时。

二、药代动力学

药代动力学研究的是药物在人体内的过程，以及人体对药物的作用规律的科学。所有的药物，无论是局部给药还是全身给药，都会经历以下 4 个阶段：吸收，分布，代谢，排泄。

药物的成分会影响药物的吸收、分布、代谢和排泄效率。其他影响药代动力学的因素包括药物的用量、患者状况、给药计划、给药途径。

三、吸收

总的来说，只有当足够的药物进入人体，药物才能发挥作用。制药行业致力于设计出适当的配方，以利于药物的吸收，并且能够在体内停留足够长的时间发挥效应。

全身吸收的药物必须穿越至少 1 个细胞才能够进入循环系统。这通常是通过被动扩散来实现的，即一种从高浓度的区域向低浓度区域的移动。药物跨过细胞膜被吸收的效率和程度取决于以下因素。

（一）药物的脂溶性

细胞膜由双层磷脂组成，其排列方式是亲水的带正电荷的头部朝向细胞外，亲脂的尾部朝向细胞内。脂溶性的药物会比水溶性的药物更容易穿过细胞膜。药物的脂溶性越强，口服给药后，就越容易在小肠被吸收。

（二）吸收表面积

当机体用于吸收的表面积越大，吸收就进行得越快。小肠就有非常大的吸收表面积。当患者患有某种疾病（如炎症性肠病），导致肠道的吸收表面积减少时，吸收的效率就会降低，进而影响药物的效果。

（三）胃能动性

大多数口服药在小肠被吸收。口服药物在胃中分解，并与胃内容物一起进入肠道；一些特殊制剂的药物可以直接进入肠道分解（如肠溶制剂）。

所有可能影响胃动力和胃排空的因素都将会影响吸收的效率。餐后胃内的食物会减慢胃排空。

如果药物与食物一起服用，吸收和药效可能延迟。这就是患者服药的时间非常重要的原因。

有一些处方要求药物与食物一起服用。这可能是为了防止局部不良反应的发生，如用食物作为屏障将药物和胃分隔开，以减轻药物对胃黏膜的刺激。

（四）初步代谢

有些药物被小肠吸收后直接经肝门静脉进入肝脏。这些药物会被肝脏部分或完全代谢掉，使得进入血液循环的药物量减少或完全没有进入循环。

血流因素：给药部位的血流情况会影响药物的吸收率。身体的某些部位，如肌肉的血流情况不同，因此肌肉注射的吸收率相应也会不同。

（五）常见的给药途径

包括静脉给药、肌肉给药、皮下给药、口服给药、局部给药、经皮给药、吸入给药、经

（直肠、阴道、口腔）黏膜给药。

四、分布

药物一旦被吸收，就会被输送到身体各个部位，这个过程就是分布。许多因素会影响药物在人体内的分布。

- 血流因素。
- 血浆蛋白结合率。
- 分布屏障。
- 储存部位。

（一）血流因素

根据给药方式的不同，给药部位的血流情况会影响药物的吸收效率。身体的一些器官，如心脏、肝脏和肾脏有着丰富的血管和血流供应，能够快速地获取药物。而皮肤、骨骼、脂肪和肌肉中的血管分布相对较少，获取药物的效率相对较慢。患者的活动水平和组织温度也会影响药物的分布。

（二）血浆蛋白结合率

在循环系统中，药物可以与循环中的血浆蛋白（通常是白蛋白）结合，或不结合呈游离状态。当药物被结合后将失去活性，因为只有游离的药物才能够穿过质膜并发挥药物作用。随着游离的药物分子进入细胞离开血液循环，血浆蛋白中结合的药物分子会被释放出来，重新建立药物分子结合和游离的比例。血浆蛋白可以结合许多药物，而且这些药物会竞争血浆蛋白上的结合位点。如果一种药物取代了另一种药物与血浆蛋白结合，有可能导致严重的结果。一些药物的蛋白结合程度高，是窄治疗指数药物（如茶碱类药物）。窄治疗指数意味着该药物能够发挥药效的浓度与无效的浓度或产生毒性的浓度非常接近。

（三）分布的屏障

- 胎盘屏障：允许脂溶性、非电离的化合物通过胎盘从母体进入胎儿体内，阻止脂溶性差的物质进入。
- 血脑屏障：中枢神经系统的毛细血管与人体其他部分的不同，会阻止非脂溶性药物进入中枢神经系统。

（四）储存部位

脂肪组织能够作为脂溶性药物的储存部位，药物能够储存在脂肪中一段时间。含钙结构，如牙齿和骨骼，可以积聚与钙结合的药物。

五、代谢

药物代谢是药物清除的第一步。代谢是描述药物的化学成分发生变化的过程，也被称作生物转化。

大多数药物的代谢发生在肝脏，肝酶会催化各种反应。药物代谢也会发生在肾脏、肠道黏膜、肺、血浆和胎盘。

代谢分为两个阶段

- 第一阶段：这些反应会尝试对药物进行生物转化，将药物转化成为电离的代谢产物。这个过程会导致药物的氧化、还原或水解。

• 第二阶段：药物产生的代谢产物未被充分电离，不能由肾脏排出体外。这些代谢产物与肝脏提供的化合物相结合而变得更加亲水。最终产生的结合物更容易被肾脏排出体外。

对于某些药物，尤其是那些反复给药的药物，由于酶的诱导，药物代谢的效率更高。这将导致需要更大剂量的药物才能产生同等的药效。这就是药物耐受。

多种因素影响患者代谢药物的能力。

• 基因差异：控制药物代谢的人体生物酶系统是由基因决定的。

• 年龄：老年人的首过效应可能会减弱，导致生物利用度增加。此外，代谢产物的延迟产生和消除可能延长药物作用，导致所需药物剂量减少。

• 疾病进程：肝脏疾病会影响药物代谢。心力衰竭或休克会引起肝脏血流量减少，也可能造成药物代谢效应减弱。

六、排泄

药物经由肾脏、胆汁、唾液、肺和乳汁排出体外。

（一）肾脏

大多数药物经肾脏排出体外。这只适用于游离的药物，不适用于与血浆蛋白相结合的药物。一些因素会影响药物被肾脏排出的效率。

• 肾脏疾病的出现。
• 肾血流量的变化。
• 尿液的 pH。
• 血浆药物浓度。
• 药物分子量大小。

（二）胆汁

一些药物经由肝脏分泌进入胆汁，接着通过胆总管进入十二指肠，然后进入小肠。一些药物会被重吸收进入血液然后回到肝脏。这些药物会经过进一步的代谢，分泌进入胆汁，最终跟随粪便排出体外。

（三）肺

麻醉气体和少量酒精经肺代谢并呼出。

（四）乳汁

药物可通过母体血液进入乳汁。虽然进入乳汁的药物量可能很小，但由于婴儿代谢和排泄药物的能力较弱，母乳喂养的婴儿可能会受到母乳中药物影响。

（五）半衰期

半衰期是血液中的药物浓度下降至原始浓度的一半所需要的时间。代谢和排泄的过程决定了药物的半衰期。标准的用药剂量间隔是根据半衰期来进行计算的。在制订药物剂量范围时需要考虑这一点，药物的剂量要能够产生稳定的药物浓度，使药物水平低于药物产生毒性的水平且高于药物产生药效的最低水平。

有时为了能够迅速达到有效的血浆药物水平，会给患者使用比正常剂量更高的药物剂量。这叫作负荷剂量。一旦达到所需的血浆药物水平，则会继续给予正常剂量。该剂量将会在常规的用药间隔给药，以维持稳定的血浆水平，称为维持剂量。

七、药效动力学

药效动力学研究的是药物对机体的作用及其机制。要使药物能够发挥作用，药物需要通过吸收和分布进入细胞内，一旦到达作用部位，药物就会以特异性或非特异性的方式起作用。

（一）特异性作用机制

• 与细胞膜上的受体发生相互作用。

• 药物通常与受体相互作用形成药物 – 受体复合物。为了使药物与受体相互作用，药物分子必须能够“锁定”在受体位点上形成药物 – 受体复合物。有些药物可以跟多种受体相结合（图 15–1）。

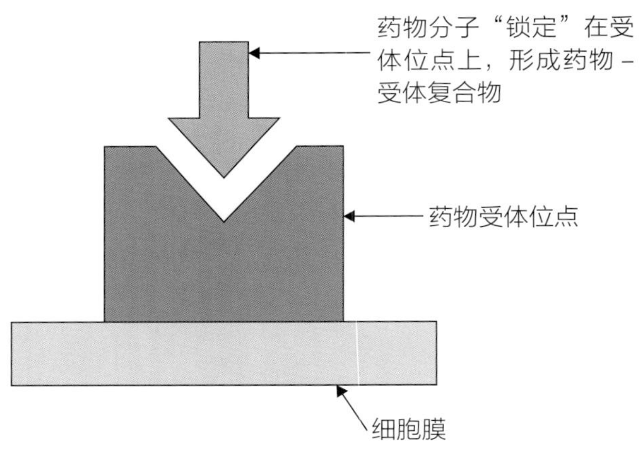

▲ 图 15–1　药物 – 受体复合物

– 与受体有亲和力，与受体结合能够引起反应的药物，称为激动药。

– 与受体结合不能引起反应的药物，称为拮抗药。拮抗药会降低另一种药物或化学物质与受体结合的可能性，并且降低或阻断进一步的药物活性。

– 当拮抗药和激动药在竞争受体位点，阻止激动药发挥作用时，拮抗药是有竞争力的。

– 药物与受体的结合可能是可逆的，一旦药物离开受体位点，药物反应就会降低。

• 离子透过细胞膜的干扰因素。

– 离子通道是细胞膜上的选择性孔洞，允许离子进出细胞。

– 一些药物堵塞了这些通道，从而干扰离子运输，导致反应的改变。

• 酶的抑制或激活。

– 一些药物与酶发生相互作用。药物通常是一种天然底物的相似物，并且与这种天然底物竞争，与酶相结合。

• 并入大分子。一些药物能够被更大的分子吸收，进而影响分子的正常功能。

• 干扰微生物的代谢过程。一些药物会干扰微生物特异的或独特的代谢过程，从而杀死或阻断该微生物的活性。

（二）非特异性作用机制

• 细胞环境的化学变化。药物不会改变细胞的特定的功能，但由于药物改变了细胞周围的化学环境，就会出现细胞反应或变化。

- 细胞环境的物理变化。药物不会改变细胞的特定的功能，但由于药物改变了细胞周围的物理环境而非化学环境，因此出现细胞反应或变化。

八、药物不良反应

许多药物会引起药物不良反应（adverse drug reaction，ADR）。这些不良反应的严重程度和频率会因药物和人而异（表 15–1）。描述药物效应的术语包括以下内容。

- 不良反应。
- 副作用。
- 毒性反应。
- 药物过敏或超敏反应。

许多因素决定了个体对于药物的临床反应。这些因素包括以下内容。

- 年龄。
- 体重。
- 妊娠和哺乳。
- 营养状态。
- 食物 / 药物相互作用。
- 疾病过程。
- 精神和情绪因素。
- 基因和种族因素。

药物的不良反应有两种类型：常见的可预测的不良反应和不常见的不可预测的不良反应。

（一）常见的可预测的 ADR 或 A 型反应

这类不良反应可归因于药物的药理学或生理学作用。它们是由药物过度反应或反应不充分引起的，通常与剂量相关，可以通过调整药物剂量来管理此类不良反应。

（二）不常见的不可预测的 ADR 或 B 型反应

这类不良反应本质上是特异的，与药物的剂量无关，无法从药物已知的药理学作用推测出来。虽然 B 型反应不如 A 型反应常见，B 型反应的影响可能非常严重，会导致过敏甚至威胁生命。

（三）不良反应报告

所有药物处方的开立者都有责任对药物潜在的不良反应向有关当局进行报告。在英国，人类药物委员会（Commission on Human Medicines，CHM）会对药物的不良反应进行收集和报告。上报者可以通过黄卡系统（Yellow Card system）、网站或英国国家药典（British National Formulary，BNF）背面的黄色上报卡片进行上报。

拓展阅读

[1] Beckwith S, Franklin P. *Oxford Handbook of Nurse Prescribing*. Oxford: Oxford University Press, 2007.
[2] Yellow Card scheme. Available at: https:// yellowcard.mhra.gov.uk/

表 15-1　开立药物处方的注意事项

注意事项	相关因素
患者方面	• 年龄 • 性别 • 体重 • 肝肾功能 • 过敏 • 禁忌证 • 功能状态 • 整体性因素 • 基因因素 • 妊娠或哺乳
药物 / 剂量选择	• 适当的药物 • 适当的剂量 • 必要时根据患者因素进行剂量调整
单剂给药	• 给药途径 • 吸收性能 • 生物利用度 • 起效速度 • 给药时机 • 患者功能状态
药代动力学因素	• 跨膜吸收 • 循环分布 • 分布容量 • 半衰期 • 蛋白结合 • 肝肾功能 • 药物相互作用
药效动力学因素	• 基因因素 • 药物相互作用 • 药物 – 受体亲和力和选择性
药物不良反应	• 可预测和不可预测 • 向 CHM 汇报
患者结局	• 获得预期效果 • 药物有效 • 最小副作用 • 没有不良反应

九、短效和长效吸入 β_2 受体激动药

β_2 受体激动药常用于快速缓解哮喘和 COPD 的症状，有短效和长效两种类型。两种类型的作用方式是相似的。

β_2 受体激动药作用在气道内的 β_2 受体上，使支气管平滑肌松弛（➲ 第 3 章）。当 β_2 受体激动药与受体相结合，亚基分裂产生环磷酰胺（cyclic adenosine monophosphate，cAMP）。这就是药物对 β_2 受体产生了激动效应。

β_2 受体激动药根据效应发生的快慢和持续时间可以分为短效和长效两类。

（一）短效 β_2 受体激动药（沙丁胺醇和特布他林）

短效 β_2 受体激动药起效很快，通常 5～15min 起效，药效持续大约 4h。此类药物常被推荐"按需给药"，用于控制哮喘和轻度 COPD 患者喘息、咳嗽、呼吸困难和胸闷等症状。大剂量的 β_2 受体激动药可用于急性哮喘、哮喘加重以及中重度 COPD。

机体其他部位（如心脏和骨骼肌）的 β 受体兴奋，会产生心悸、心律失常和肌肉震颤等不良反应。

吸入短效 β_2 受体激动药适用于多种吸入装置。

- 压力定量吸入器（沙丁胺醇）。
- 干粉吸入器（沙丁胺醇和特布他林）。
- 雾化器溶液（沙丁胺醇和特布他林）。

（二）长效 β_2 受体激动药（沙美特罗、福莫特罗、茚达特罗、奥洛特洛、维兰特罗）

长效 β_2 受体激动药的药效长达 12～24h。这归功于特异的受体结合。沙美特罗在 30min 内起效，而福莫特罗起效更快。在哮喘的治疗中，与 ICS 联合使用时，它们能够很好地缓解症状，减少哮喘急性发作，提高患者的生活质量。这类药物不能单独用于哮喘的治疗，必须与 ICS 共同用药。COPD 相关的研究表明此类药物能够提高肺功能，减轻肺过度膨胀，因此它们通常在 ICS 前使用，可以减轻呼吸困难，增加运动耐量，持续提高生活质量。它们可以有效控制哮喘患者的夜间症状。使用长效 β_2 受体激动药时要慎重，尤其是以下情况的患者。

- 有常规短效 β_2 受体激动药无法控制的症状。
- 有持续的呼吸困难、运动限制或 COPD 急性加重等症状。
- 即使使用了 ICS 仍然有哮喘症状。

长效 β_2 受体激动药适用于压力定量吸入器（沙美特罗）、干粉吸入器（沙美特罗、福莫特罗、茚达特罗、维兰特罗）和软雾吸入器（奥洛特罗）。

（三）β_2 受体激动药的不良反应

由于 β_2 受体激动药是有选择性的，因此药物的不良反应与剂量相关。

- 轻度肌肉震颤。
- 心动过速。
- 头痛。
- 肌肉抽筋。

（四）相互作用

- 沙丁胺醇可能会降低地高辛的血浆浓度。

- 当大剂量 β_2 受体激动药与糖皮质激素、利尿药或茶碱类药物同时使用时，会增加低钾血症的风险。

十、口服 β_2 受体激动药支气管扩张药

吸入支气管扩张药起效快且不良反应小，因此应尽可能地使用吸性支气管扩张药。口服支气管扩张药的使用范围相对有限，并且主要是为不能或不愿意进行吸入治疗的患者开立口服药物的医嘱。口服支气管扩张药有片剂和糖浆两种剂型。

一些缓释制剂可用于预防气喘患者夜间呼吸困难。

（一）改良缓释沙丁胺醇

这种制剂通过一种控制方式使药物在较长的一段时间内缓慢释放。这种药物通常每天 2 次或每天夜间用药 1 次，可预防患者夜间的症状。

（二）班布特罗

现在医生很少开立班布特罗的医嘱。但多年来，医生可能已经为很多患者开过班布特罗，并且患者也不愿意停用此药。班布特罗是一种每天 1 次的口服制剂，药物在体内代谢后会产生扩张支气管的作用。一剂班布特罗能够提供维持 24h 的特布他林。每天 1 次的剂量是可行的，因为班布特罗是特布他林的活性前体，在较长一段时间内，它在肝脏、血液和肺中转化成特布他林，产生支气管扩张的效应。

如此长时间的药效意味着每天服用班布特罗 1 次就能够同时缓解夜间和日间的症状。然而，班布特罗不能够作为传统 β_2 受体激动药的替代，因为它不能缓解急性发作的症状。

十一、抗毒蕈碱（抗胆碱能）支气管扩张药

抗毒蕈碱类药物是毒蕈碱类乙酰胆碱受体的竞争性拮抗药。外界刺激会引起支气管平滑肌迷走神经张力增高和支气管收缩，抗毒蕈碱类药物能阻断这种控制并且减轻支气管收缩。肺中已确定存在 3 种毒蕈碱类受体亚型，即 M_1、M_2 和 M_3，每种亚型都会影响一个特定部位的胆碱能活性。

- M_1 受体：促进神经节传输，提高气道内胆碱能反射。
- M_2 受体：产生乙酰胆碱释放的自抑效应。
- M_3 受体：激发支气管收缩和黏液分泌。

它们有两种作用机制。

- 减轻反射性支气管收缩。
- 减轻黏液分泌。
- 见图 15-2。

由于抗毒蕈碱类药物只影响支气管收缩中的迷走神经介导因子，因此它们不能作为哮喘首选的支气管扩张药。它们主要用于 COPD 患者。

（一）短效的抗毒蕈碱类药物（异丙托溴铵）

该药在 30～60min 可达到最大药效，并且维持 3～6h。虽然它们起效比 β_2 受体激动药慢，但两者对于症状缓解的效果是相当的。

（二）长效毒蕈碱受体拮抗药（噻托溴铵、阿地溴铵、格隆溴铵、芜地溴铵）

LAMA 被批准用于 COPD 患者的维持治疗。它们可用于维持治疗但不适用于缓解急性支

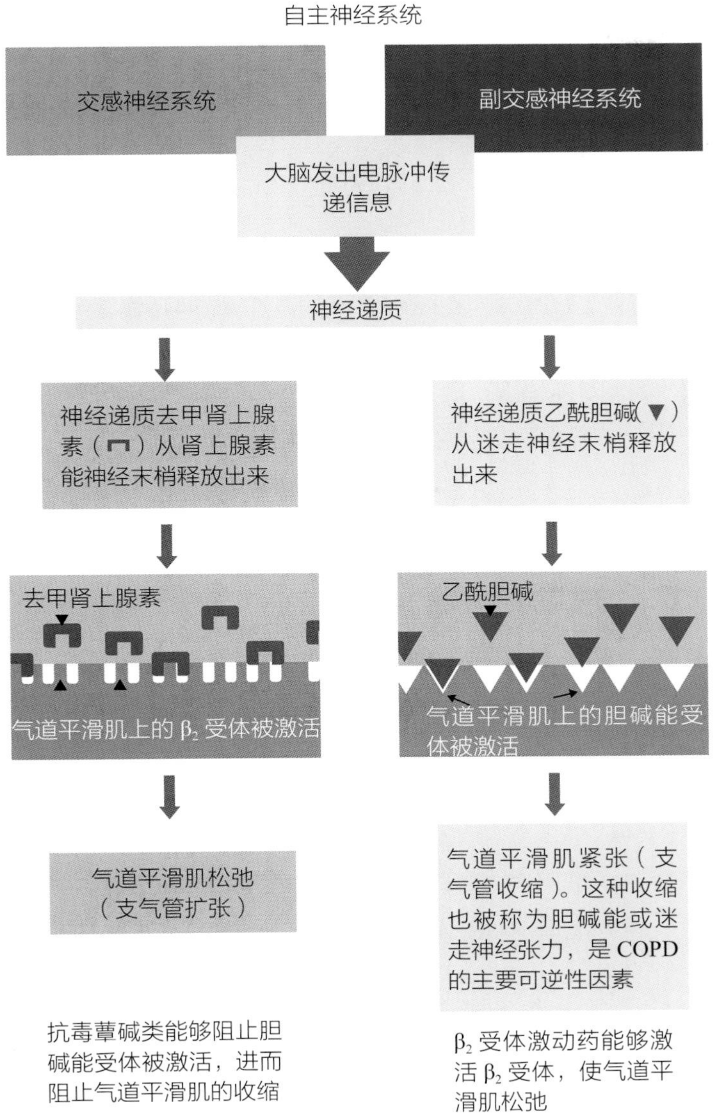

自主神经系统

交感神经系统

副交感神经系统

大脑发出电脉冲传递信息

神经递质

神经递质去甲肾上腺素（⊓）从肾上腺素能神经末梢释放出来

神经递质乙酰胆碱（▼）从迷走神经末梢释放出来

去甲肾上腺素

气道平滑肌上的 β_2 受体被激活

乙酰胆碱

气道平滑肌上的胆碱能受体被激活

气道平滑肌松弛（支气管扩张）

气道平滑肌紧张（支气管收缩）。这种收缩也被称为胆碱能或迷走神经张力，是 COPD 的主要可逆性因素

抗毒蕈碱类能够阻止胆碱能受体被激活，进而阻止气道平滑肌的收缩

β_2 受体激动药能够激活 β_2 受体，使气道平滑肌松弛

▲ 图 15-2　β 和胆碱能受体通路

经许可转载，引自 Boehringer Ingelheim

气管收缩。

在研究中，LAMA 能够提高肺功能，减轻呼吸困难，减少急性发作的次数，并且帮助减轻急性发作引起的健康状态下降。

噻托溴铵，通过思力华能倍乐（Respimat®）装置给药，目前已经获批用于难以控制症状的哮喘患者。

（三）不良反应

不良反应少见，但包括口干、尿潴留、便秘。

（四）相互作用

此类药物通常不用于吸入治疗。

十二、甲基黄嘌呤（茶碱）

茶碱用于哮喘和慢性阻塞性肺疾病患者已有50多年的历史。在今天的英国，茶碱是三线或四线疗法。

它们似乎通过抑制磷酸二酯酶发挥作用，从而防止环磷酰胺的分解。因此，支气管平滑肌细胞内cAMP的数量增加，导致支气管扩张，其方式类似于β_2受体激动药。

茶碱是在肝脏中代谢的，个体之间的半衰期有相当大的差异。这具有重要意义，因为治疗窗口很小。茶碱类药物在COPD中仅产生少量的支气管扩张作用，并且往往在较高的治疗范围（血液浓度为10～20mg/L）时最有效。其他已报道的作用是抗炎作用和改善呼吸肌力量。改变茶碱清除率的因素包括以下情况。

1. 增加清除率的因素：吸烟（戒烟的患者可能需要减少茶碱剂量以避免不良反应），酒精，药物（如利福平），儿童。

2. 减少清除率的因素：肺炎，肝病，药物（如西咪替丁、克拉霉素），老年。

最好以缓释形式给予茶碱，并定期监测浓度。

不良反应

有相当大的潜在不良反应，特别是长期使用时。公认的不良反应包括心律失常、头痛、失眠、胃肠道症状、低钾血症（可能会因其他治疗而加重，包括使用β_2受体激动药和类固醇）、抽搐。

十三、ICS

糖皮质激素是抗炎药，它们用于治疗可逆和不可逆的呼吸道疾病，目前已被证明可以降低哮喘的发病率和死亡率，是除症状最轻微的哮喘外其他所有类型哮喘的治疗基石，但它们在治疗COPD中的作用还不太清楚。

当ICS时，分子会穿过呼吸道上皮细胞的细胞膜。一旦进入细胞质，它们就与皮质类固醇受体结合，由此产生的类固醇/类固醇受体复合物移动到细胞核，与许多位点结合以改变基因的转录。总体效果是抑制炎症过程。

ICS的主要功能具体如下。

- 减少呼吸道中的嗜酸性粒细胞：T细胞和肥大细胞。
- 抑制由过敏原暴露引起的晚期支气管收缩反应。
- 抑制炎性细胞内流、细胞因子产生和水肿。

ICS的优势在于它们将药物直接输送到呼吸道，这意味着可以给予较低剂量的药物，长期使用时效果最好。

十四、ICS在哮喘和COPD中的作用

（一）ICS在哮喘中的作用

糖皮质激素已被证明影响炎症过程的各个方面。ICS的工作原理是改变多数参与炎症过程的基因的产生，影响炎症蛋白和细胞因子的合成（➔第7章的“病理生理学”）。它们能治疗疾病，但不能改变症状。

糖皮质激素的作用如下。

- 减少杯状细胞产生黏液。
- 恢复上皮细胞生长。
- 抑制炎症细胞向呼吸道聚集。
- 减少气道中肥大细胞的数量。
- 减少支气管高反应性。
- 增加 β_2 受体的数量。

（二）ICS 在 COPD 中的作用

尽管 COPD 主要是一种慢性炎症性呼吸道疾病，但它具有与哮喘不同的潜在病理，对药物治疗的反应各不相同。

在 20 世纪 90 年代后期，有学者进行了四项大规模随机对照研究，通过观察肺功能随时间下降的速度评估 ICS 在 COPD 治疗中的长期作用所有研究都发现，给予相当大剂量 ICS 不会改变疾病的自然病程，结论是 ICS 对轻度 COPD 没有益处（➲ 第 9 章）。

但 ICS 对 COPD 仍有一些好处，主要是减少恶化率。目前建议，中度或重度 COPD 患者服用大剂量的 ICS。医生开处方应注意，ICS 作为单一制剂目前在英国未批准用于治疗 COPD，它只有在与长效 β_2 受体激动药联合治疗的情况下才能获得许可。

十五、ICS 的不良反应

ICS 通过口咽、肺和肠道吸收，它绕过肠道而不在肝脏进行首过代谢的吸收，更有可能引起全身不良反应。产生全身不良反应和有益效果的剂量 – 反应曲线是不同的（图 15–3）。

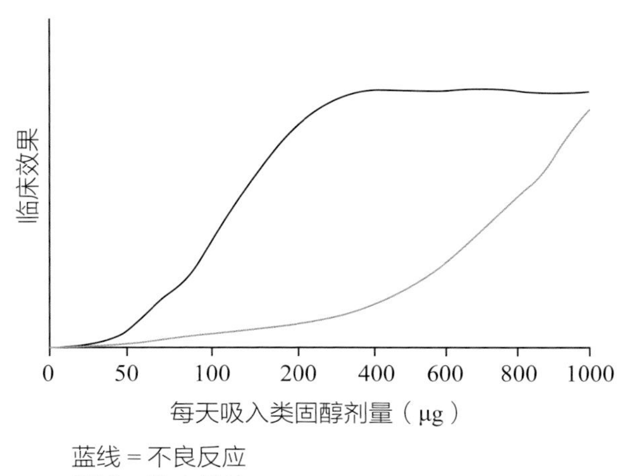

▲ 图 15–3 ICS 有益和不良反应的剂量 – 反应曲线示意

低剂量的 ICS（主要用于治疗哮喘）具有良好的临床疗效和最小的不良反应。随着剂量的增加，如在更严重的哮喘或 COPD 中，不良反应的风险会增加，而临床疗效的改善微乎其微。确定 ICS 的最佳剂量可能很困难，这是由于许多原因，包括 ICS 的效力、所用的给药装置、患者气道的口径、哮喘的严重程度。

（一）局部不良反应

- 口咽部感染，如白色念珠菌。
- 声带问题，如声音嘶哑和偶尔声带麻痹。
- 雾化糖皮质激素与面罩下皮肤变薄有关。

（二）全身性不良反应

- 长时间使用较高剂量的 ICS 有可能引起肾上腺抑制。
- 长期使用高剂量 ICS 后骨矿物质密度可能会降低。
- 长期使用高剂量 ICS 有小部分风险患青光眼和白内障。

（三）相互作用

一般没有相互作用。

十六、ICS 的选择

在开 ICS 处方时需要考虑各种因素，其中包括患者类型、疾病的严重程度、使用的吸入设备、所需 ICS 的剂量、治疗 / 不良反应比率、成本影响。

ICS 的类型

目前市场上有六种类型的 ICS，包括气雾剂和干粉制剂：倍氯米松二丙酸盐，布地奈德，环索奈德，氟替卡松，呋喃莫米松，呋喃氟替卡松。

ICS 的剂量因使用的制剂和吸入系统而异。

十七、口服皮质类固醇

虽然口服类固醇可以非常有效地控制症状，但这些药物也有非常显著的不良反应。它们用于哮喘、慢性阻塞性肺疾病和支气管扩张的急性加重期，偶尔也用作这三种疾病的维持治疗。它们有时也用于维持间质性肺疾病。

在这些情况下，要根据不良反应的潜在风险来判断高剂量全身性口服皮质类固醇的益处。已知不良反应列表包括：体重增加；皮肤变薄；高血压；葡萄糖耐量不足；体液潴留；免疫抑制；情绪变化，如抑郁症或躁狂症；胃肠功能障碍；肌病；白内障；骨质疏松；生长抑制；肾上腺抑制。

在开始口服皮质类固醇之前，应该告诉患者可能的不良反应，特别是当治疗预计会很长的时候。当患者领取处方时，也应该向他们提供类固醇警告卡，这些卡片告知患者潜在的不良反应，如何及何时停止治疗。建议患者向他们接触的其他卫生专业人员出示卡片，以便知道他们正在服用类固醇。

（一）计量方案

全身性皮质类固醇应以最低有效剂量和尽可能短的时间使用，以避免不良事件。

那些服用维持性类固醇的患者应该接受骨质疏松症的监测和治疗。任何需要几个短期疗程或维持口服类固醇的患者都应转诊接受专家评估和监督。

（二）肾上腺抑制

长期使用大剂量皮质类固醇治疗可能导致肾上腺抑制和急性肾上腺危象。可能引发急性肾上腺危机的情况包括创伤、手术、感染、快速减少剂量。

出现的症状通常是含糊的，可能包括厌食、腹痛、体重减轻、疲倦、头痛、恶心、呕吐、意识水平下降、低血糖和癫痫发作。

对于长期接受口服类固醇治疗的脱机患者，应寻求呼吸科专家的建议。

（三）特殊注意事项

当皮质类固醇与大剂量的 β_2 受体激动药和茶碱一起使用时，低钾血症的风险增加。如果在妊娠期间长期或反复使用皮质类固醇，使用全身性皮质类固醇会增加胎儿宫内生长受限的风险。

在接受该药物治疗的女性的母乳中发现了少量泼尼松龙的痕迹。

（四）相互作用

大剂量皮质类固醇会削弱对活疫苗的免疫反应。

十八、联合吸入皮质类固醇和长效支气管扩张药

组合吸入皮质类固醇和长效支气管扩张药（long-acting bronchodilators，LABA）可在一个吸入器装置中使用。目前英国有五种品牌的长效 β 受体激动药 /ICS 组合：Symbicort®（布地奈德和福莫特罗），Seretide®（氟替卡松和沙美特罗），Fostair®（倍氯米松和福莫特罗），Relvar®（糠酸氟替卡松和维兰特罗），Flutiform®（丙酸氟替卡松和福莫特罗）。有许多通用吸入器含有氟替卡松或布地奈德，以及沙美特罗或福莫特罗。Symbicort®、Fostair®、Relvar® 和 Seretide® 已获准用于哮喘和 COPD，而 Flutiform® 目前仅获准用于哮喘。

研究表明，在哮喘和 COPD 中使用联合疗法都有好处，包括减少恶化率，改善症状，改善肺功能，改善健康状况。

ICS/LABA 的结合提供了优势。

- 患者便利性。
- 更高的治疗依从性。
- 预防哮喘患者使用 LABA 的单一疗法。
- 为医疗提供者节省成本，联合疗法更便宜。
- 为患者节省成本，只需支付一次处方费。
- 使用联合吸入器的缺点是，在不改变患者熟悉的产品的情况下，无法独立滴定剂量。
- SYBICORT® 和 FOSTAIR® 被许可为维护和缓解疗法，称为 SMART（SYBICORT）疗法或 MART（FOSTAIR®）。

不良反应和相互作用

与 LABA 和 ICS 类似。

十九、白三烯受体激动药

白三烯受体激动药（leukotriene receptor agonist，LTRA）是用于治疗哮喘的抗炎药，与作用于炎症级联中多个位点的 ICS 不同，LTRA 可阻断气道中半胱氨酰白三烯的作用，白三烯被认为是哮喘支气管收缩的原因。它们还会引起气道壁水肿并吸引气道中的嗜酸性粒细胞炎症。

- 20%～40% 的哮喘患者患有受白三烯调节的哮喘。临床实践建议，对 LTRA 进行 4～6 周的试验，如果这段时间后症状没有改善，则应停止使用。

- LTRA 的优点之一是，它们可以以片剂或颗粒剂的形式口服。目前只有一种药物可用（孟鲁司特）。
- 除运动诱发的哮喘外，该药物未获得单独使用许可。对哮喘急性发作无效。

（一）LTRA 的作用

- 导致峰值流量测量和 FEV 增加。
- 减少 β_2 受体激动药的使用。
- 改善中重度哮喘的症状评分。
- 改善运动诱发的哮喘症状。
- 为使用高剂量 ICS 但仍未控制的哮喘患者提供附加效应。
- 可能降低哮喘急性加重的风险。

（二）LTRA 在过敏性鼻炎中的作用

LTRA 是过敏性鼻炎的有效治疗方法，既可以作为单一药物使用，也可以与口服抗组胺药联合使用。对于患有中度或重度持续性过敏性鼻炎并伴有哮喘的人，应考虑使用它们（➲ 第 7 章）。

（三）LTRA 的不良反应

LTRA 通常耐受性良好，常见的不良反应包括头痛、恶心和呕吐、胃肠道不适、皮疹。

（四）罕见的不良反应

- 肝功能检查异常。
- Churg-Strauss 综合征，其特征是伴有嗜酸性粒细胞增多和哮喘的全身性血管炎。它在女性中比男性更常见。

妊娠期间安全使用孟鲁司特的证据有限，但对于在妊娠前使用其他药物无法实现显著改善的患有哮喘的女性，它可以正常使用。

（五）相互作用

- 扑米酮、利福平和苯巴比妥可降低孟鲁司特的血药浓度。

二十、色酮类

色酮类是一种抗炎药，已获准用于哮喘。目前处方中有两种色酮，包括色甘酸钠和奈多康钠。色甘酸钠是第一个被引入治疗哮喘的非甾体抗炎药。

这两种药物的作用模式还不完全清楚。它们被认为可以抑制在接触特定过敏原后发生的致敏肥大细胞脱颗粒，并有效对抗对过敏原的早期和晚期反应，在一定程度上降低呼吸道的高反应性。然而，它们的抗炎性能不如 ICS。

它们可能对过敏性哮喘或运动诱发的症状有益处，但在实践中，很难预测谁会受益，建议进行 4～6 周的试验以评估临床反应。它们需要每天服用 4 次才能有效，而且在治疗哮喘急性发作方面没有任何价值。

（一）不良反应

难闻的味道。

（二）禁忌证和相互作用

无。

二十一、单抗疗法

（一）奥马珠单抗（Zolair®）

奥马珠单抗是治疗 IgE 介导的哮喘患者的一项新进展。它是一种能选择性结合 IgE 的重组人源化抗 IgE 单抗，这会抑制游离 IgE 与肥大细胞和嗜碱性粒细胞表面的高亲和力 IgE 受体结合，从而降低过敏反应。

它被许可用作成人和青少年（6 岁以上）的附加疗法。

- 证实了 IgE 介导的对吸入性过敏原的敏感性。
- 严重的持续性过敏性哮喘，无法通过高剂量 ICS 和 LABA 充分控制。
- 有记录的哮喘频繁加重。
- 肺功能下降（FEV_1＜预测值的 80%）。
- 频繁的昼夜症状。

（二）贝那利珠单抗

贝那利珠单抗是一种人源化单克隆抗体，可干扰 IL-5 受体结合，从而降低嗜酸性粒细胞和嗜碱性粒细胞的存活率。

它获准用于患有以下疾病的成年人。

- 在过去 12 个月内血液嗜酸性粒细胞数达到或超过 300/μl 的患者。

患者同意并遵循优化的标准治疗计划。

- 在过去 12 个月内有 4 次或更多次需要口服类固醇的哮喘发作。
- 在过去 6 个月内连续口服至少相当于泼尼松龙 5mg/d 的类固醇。
- 在过去 12 个月内血液嗜酸性粒细胞数为 400/μl 或更多，并且在过去 12 个月内有 3 次或更多病情恶化需要口服类固醇的患者。

1. 给药方案：最初每 4 周 30mg，前 3 剂，然后每 8 周维持 30mg。
2. 给药：皮下给药。在治疗 12 个月时，应评估对贝那利珠单抗的反应，如果哮喘反应不充分，则停止治疗。如果哮喘反应充分，则应继续治疗，并且应每年评估患者的反应。
3. 不良反应：头痛，发热，过敏（可能延迟），感染风险增加。
4. 局部注射部位反应特殊预防措施：除非潜在益处大于风险，否则不应在妊娠期间使用。禁止母乳喂养。
5. 注意事项：蠕虫感染应在开始用药前进行治疗。如果患者在治疗期间被感染，并且对抗蠕虫治疗无反应，请考虑中断治疗。
6. 给药方案 2：奥马珠单抗的剂量基于治疗前 IgE 血清水平（范围为 30～1500U/ml）和最大体重＜50kg。
7. 给药 2：奥马珠单抗每 2～4 周通过皮下注射给药 1 次，具体取决于所需剂量。治疗效果应在 6 周后由临床医生进行评估。如果哮喘控制有主观或客观的改善，则继续治疗。
8. 不良反应 2：头痛，注射部位反应。
9. 注意事项 2：除非明确需要，否则不应在妊娠期间使用。禁忌母乳喂养。
10. 相互作用：尚未进行正式的药物相互作用研究。

（三）美泊利单抗（Nucala®）

美泊利单抗是一种人源化单克隆抗体，用于治疗重度嗜酸性粒细胞性哮喘。它针对称为嗜酸性粒细胞的免疫细胞，许多哮喘患者的症状是由这些细胞引起的。

美泊利单抗阻止一种叫作 IL-5 的分子的活性，这种分子将引起哮喘的嗜酸性粒细胞吸引到气道并帮助它们存活。

它获准用于成人和 12 岁以上的青少年，以及用于以下情况。

- 在过去 2 个月内血液嗜酸性粒细胞计数为 300/μl 或更多的患者。

患者同意并遵循优化的标准治疗计划。

- 在过去 2 个月内有 4 次或更多次需要口服类固醇的哮喘发作。
- 在过去 6 个月内连续口服至少相当于泼尼松龙 5mg/d 的类固醇。

1. 给药方案：剂量固定为每 4 周 100mg。

2. 给药：给药剂量皮下给药。

治疗 2 个月后，应评估对美泊利单抗的反应，如果哮喘反应不充分，则停止治疗。如果哮喘反应充分，则应继续治疗，并且应每年评估患者的反应。

3. 不良反应：头痛，腹痛，背痛，湿疹，发热，局部注射部位反应。

4. 特别注意事项：不应在妊娠期间使用，除非潜在益处大于风险。禁忌哺乳药品。

5. 注意事项：蠕虫感染应在开始用药前进行治疗。如果患者在治疗期间被感染，并且对抗蠕虫治疗无反应，请考虑中断治疗。

（四）瑞利珠单抗（Cinqaero®）

瑞利珠单抗是一种人源化的单抗，可以干扰 IL5 受体的结合，从而降低嗜酸性粒细胞的存活率和活性。与甲波利单抗一样，它也适用于患有严重嗜酸性粒细胞性哮喘的患者。

它被许可用于 8 岁或 8 岁以上的患者，作为治疗嗜酸性粒细胞性哮喘的附加选择，尽管使用高剂量 ICS 加另一种药物进行维持治疗但控制不充分。

- 血液嗜酸性粒细胞计数记录为 400/μl 或更多。
- 患者在过去 2 个月内有 3 次或更多次严重哮喘发作需要口服糖皮质激素。

1. 给药方案：瑞利珠单抗的剂量取决于患者的体重，制造商为体重在 35～99kg 的患者提供基于小瓶的给药方案。对于＜35kg 或＞99kg 的患者，推荐剂量为 3mg/kg。

2. 管理：每 4 周通过静脉输注给药 20～50min。

应至少每年根据疾病严重程度和恶化控制水平判断是否继续治疗。

3. 不良反应：血肌酸酐磷酸激酶升高。

4. 特别注意事项：不应在妊娠期间使用。不应在母乳喂养的前几天使用，可以在适当的情况下在母乳喂养期间使用。

其他单克隆疗法将在不久的将来上市，但尚未获得 NICE 在英国的批准。

二十二、化痰药

化痰药是黏液控制剂。它们直接作用于黏液，改变其分子组成并分解黏稠的分泌物，使其更容易咳出。它们通常用于慢性阻塞性肺疾病患者，偶尔用于支气管扩张。

化痰药可考虑用于 COPD 的慢性或急性治疗。

（一）慢性病管理

目前在英国有两种药物：碳半胱氨酸和甲半胱氨酸。临床试验表明有以下益处：减少恶化，减轻症状，减少住院天数，改善症状。

应考虑在慢性咳痰患者中使用，并在症状改善的患者中继续使用。

给药方案

- 最初 750mg，每天 3 次，连续 2 周，然后 750mg，每天 2 次。
- 乙酰半胱氨酸（Nacsys®）600mg，每天 1 次。

（二）急性期管理

厄多司坦已获准作为标准治疗的辅助药物用于 COPD 急性加重的对症治疗。它还调节黏液的产生和黏度，并增加黏液纤毛运输，从而改善排痰。

厄多司坦与抗生素如阿莫西林的共同给药导致痰液中抗生素浓度更高，导致更早和更显著的感染治疗。

给药方案：厄多司坦 300mg，每天 2 次，最多 10 天。

（三）黏液溶解剂的禁忌证

- 有消化性溃疡病史的人应谨慎使用。
- 妊娠早期。

二十三、吸入给药设备

吸入是哮喘和 COPD 治疗的首选给药途径，因为与口服治疗相比，吸入给药产生的全身不良反应更少。药物直接进入气道。因为药物不经过消化系统，大量药物不会被肝脏中的酶清除。与口服制剂相比，通过吸入器给药时可以使用更低剂量的药物，并且不良反应的风险也降低（表 15–2）。

表 15–2　口服疗法与吸入疗法的比较

特　征	吸入疗法	口服疗法
剂量	低	高
起效速度	快	慢
不良反应	少	有些
使用	需要指导	简单
作用部位	直接作用	间接作用

除了口服的黄嘌呤和白三烯受体，以及皮下或静脉注射的单克隆抗体外，所有其他疗法均以吸入形式提供。

基本原则

从吸入器释放的药物剂量通过口腔进入口咽，沿支气管向下进入肺部，到达目标部位。理想情况下，所有的药物都会到达预定的位置，但即使在最好的情况下，大部分剂量也从未到达

（图 15–4）。造成这种情况的原因有很多，但最重要的因素是气溶胶颗粒的大小、气道几何形状、吸入器的效率和所使用的技术。

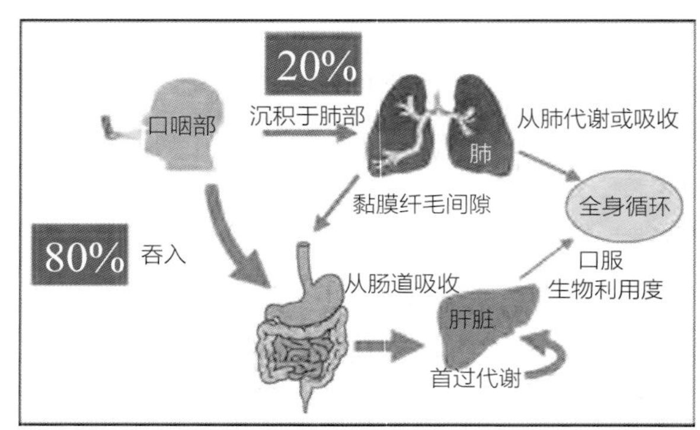

▲ 图 15–4　吸入药物的路径

经许可转载，引自 JBell/Canday Medical Ltd

1. 药物颗粒大小

• 颗粒大小以百万分之一米（ppm）为单位，称为微米（以前以微米为单位）。

• 呼吸系统内的沉积取决于颗粒的大小。

• 为了达到最大效果，药物需要通过较大的气道到达呼吸道肺部深处较小的气道。

• 如果颗粒尺寸太大（＞6μm），它们会沉积在口咽和口腔中。

• 如果颗粒尺寸太小（＜2μm），它们会沉积在周围气道和肺泡，或可以呼出而不会沉积在肺。

• 最佳粒径需要在 2～5μm 才能产生治疗效果。

2. 气道几何形状

• 吸入药物到达肺部必须经过一系列的弯曲和分支（分叉），其中主要的气道分成两个或两个以上较小的气道。

• 在气道最终到达肺泡之前，会有很多个气道分叉。

• 药物颗粒必须在气流中携带，而不撞击到大的气道壁；受影响越大，携带到较小气道的就越少。

二十四、吸气流量

吸入速度对气溶胶进入肺部的效果有重要影响。不同类型装置的气雾剂剂量和颗粒大小可能不会有显著变化，但无论患者吸入的速度有多快，如果吸入速度错误，产生的气雾剂很少会到达肺部的目标部位。

一般原则

• 将吸入器装置放入或靠近口腔会影响吸入的难易程度。

• 允许空气流动的吸入器对吸入速度几乎没有影响，并且会发现阻力较低。

• 阻碍空气流动的吸入器会对吸入速度产生很大影响，并且具有高阻力。

- 仅仅通过观察无法区分高阻力和低阻力吸入器。
- 空气穿过吸入器时的路线将决定其内部阻力。
- 内部阻力也会受到气道阻力的影响，由支气管收缩引起，常见于哮喘和慢性阻塞性肺疾病。
- 当存在阻力时，可以通过加大吸气力度来加快吸气速度，但遇到的阻力越大，克服阻力所需的力量就越大。
- 每个人对于遇到的阻力都有自己的最大吸气流量。
- 这取决于呼吸肌的力量，即吸气时感到舒适的力量，如果有疲劳或疲惫会减少。

二十五、吸入疗法的类型

目前有四种吸入疗法。

- 加压气雾器（表 15–3）。
- 干粉吸入器（表 15–4）。
- 雾化系统。
- 细雾吸入器（RESPIMAT®）（表 15–5）。

所有四个系统都将详细讨论。

在为哮喘和 COPD 患者选择吸入器时，有许多方面需要考虑，包括以下内容。

- 选择患者认为易于使用的设备。
- 患者的年龄及其正确使用设备的能力。
- 适合患者需求的设备。
- 多种药物的使用。
- 费用和报销。
- 给药时间。
- 便利性和耐用性。
- 患者偏好。

患者因素

患者接受该设备是其成功使用的关键。

如果患者在学习使用一种设备时遇到困难，则建议尝试另一种设备。定期和频繁的技术检查对于接受和理解设备至关重要。

医疗专业人员在为患者匹配设备方面的作用至关重要，而患者在选择中也必须发挥关键作用。哮喘和 COPD 的治疗经常会因为症状没有改善或变得更糟而改变或调整。在考虑改变剂量或治疗类别之前，应检查吸入器使用技术，以防患者未正确使用该设备。

二十六、压力定量吸入器

压力定量吸入器（图 15–5）仍然是英国最广泛使用的吸入器装置，超过 75% 的患者使用该装置。由于需要协调驱动与吸气，需要仔细指导患者以确保其能正确使用。吸入速度很重要，气雾剂吸入器需要缓慢吸入，以便气雾剂中携带的药物小颗粒到达较小的气道。

该药物悬浮在由氯氟烃（chlorofluorocarbon，CFC）或氢氟烷（hydrofluoroalkane，HFA）组

表 15-3　气雾剂装置中可用药物的示例

装　置	生产厂家	适用药物
Airflusal	Sandoz	氟替卡松和沙美特罗
Airomir® pMDI 和 Autohaler® 呼吸驱动装置	Teva	沙丁胺醇
Alvesco® pMDI	AstraZeneca	环索奈德
Atimos Modulite® pMDI	Chiesi	福莫特罗
Atrovent	Boehringer Ingelheim	异丙托溴铵
Clenil Modulite® pMDI	Chiesi	倍氯米松
Easi-Breathe® 呼吸驱动装置	IVAX	• 沙丁胺醇 • 倍氯米松
Evohaler® pMDI	GSK	• 沙丁胺醇 • 氟替卡松 • 沙美特罗 • 联合氟替卡松和沙美特罗
Flutiform pMDI	Napp	氟替卡松和福莫特罗
Fostair pMDI	Chiesi	倍氯米松和福莫特罗
普通制剂		• 沙丁胺醇 • 沙美特罗 • 异丙托溴铵 • 倍氯米松
Pulmicort® pMDI	AstraZeneca	布地奈德
Qvar® pMDI，Autohaler 和 Easi-Breathe®	Teva	倍氯米松
Sirdupla pMDI	Mylan	氟替卡松和沙美特罗
Symbicort pMDI	AstraZeneca	布地奈德和福莫特罗
Trimbow pMDI	Chiesi	• 倍氯米松 • 福莫特罗 • 格隆溴铵
Ventolin pMDI	GSK	沙丁胺醇

成的推进剂中。

（一）氯氟烃与氢氟烷

在签署关于减少全球氯氟碳化合物使用的蒙特利尔议定书之后，含有氟氯化碳的聚合计量吸入器正在停止使用。由于对臭氧层的影响，大多数发达国家已停止生产、进口和使用氯氟烃大多数氢氟烷的压力定量吸入器与其含氟氯化。

表 15-4 气雾剂装置中可用药物的示例

装 置	生产厂家	适用药物
Turbohaler®	AstraZeneca	• 特布他林 • 布地奈德 • 福莫特罗 • 联合布地奈德和福莫特罗
Accuhaler®	GSK	• 沙丁胺醇 • 氟替卡松 • 沙美特罗 • 联合氟替卡松和沙美特罗
Breezhalerr®	Novartis	• 茚达特罗 • 格隆溴铵 • 茚达特罗和格隆溴铵
Diskhaler®	GSK	• 氟替卡松
Pulvinal®	Chiesi	• 沙丁胺醇 • 倍氯米松
Spiromax®	Teva	• 布地奈德和福莫特罗 • 罗氟替卡松和沙美特罗
Easyhaler®	Orion Pharma（UK）	• 沙丁胺醇 • 倍氯米松 • 布地奈德 • 福莫特罗 • 布地奈德和福莫特罗
Foradil® Device	Novartis	• 福莫特罗
Novolizer®	Meda Pharmaceuticals LTD	• 布地奈德 • 沙丁胺醇
Forspiro	Sandoz	• 氟替卡松和沙美特罗
Twisthaler®	MSD	• 糠酸莫米松
Aerohaler®	Boehringer Ingelheim	• 异丙托溴铵
HandiHaler®	Boehringer Ingelheim	• 噻托溴铵
Ellipta®	GSK	• 氟替卡松和维兰特罗 • 乌美溴铵 • 维兰特罗和乌美溴铵
Nexthaler®	Chiesi	• 倍氯米松 • 福莫特罗
Genuair®	AstraZeneca	• 阿地溴铵 • 阿地溴铵和福莫特罗
Zonda®	Teva	• 噻托溴铵

表 15-5　软雾吸入装置中可用药物的示例

装　置	生产厂家	适用药物
Striverdi	Boehringer Ingelheim®	奥达特罗
Spirivia Respimat®	Boehringer Ingelheim®	噻托溴铵
Spiolto Respimat®	Boehringer Ingelheim®	奥达特罗和噻托溴铵

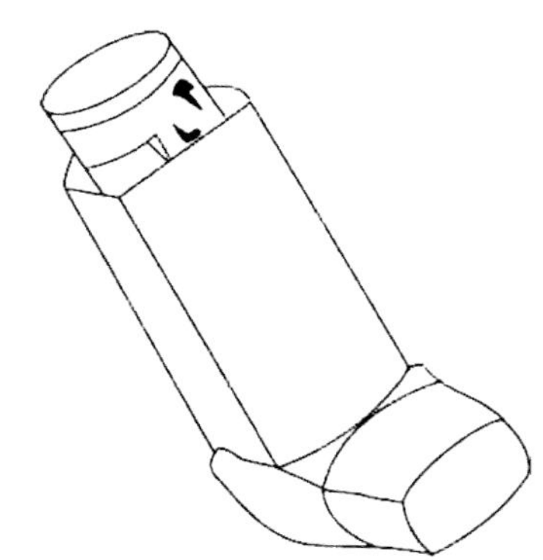

▲ 图 15-5　压力定量吸入器的示例

（二）压力定量吸入器的优点

- 如果使用得当，压力定量吸入器高效且价格便宜。
- 大多数药物类别都以压力定量吸入器形式提供。
- 体积小，携带方便。

（三）压力定量吸入器的缺点

- 难以协调驱动与吸入。
- 药物沉积在口腔后部和喉咙。
- 即使采用良好的技术，也只有大约 10% 的计量剂量到达需要它的下呼吸道。
- 药物对口咽的寒战效应（冷氟利昂效应）可能会影响患者吸入。

（四）压力定量吸入器的雾化方法

- 摇动吸入器时，并做呼气动作。
- 打开盖子。
- 用嘴包住咬嘴。
- 开始吸气时，向下按罐并继续缓慢而深吸气。
- 从嘴中取出吸入器，闭上嘴唇。
- 屏息 10s，或按只要感觉舒适即可。
- 如果需要第二次给药，请等待 30～60s 重复，然后再盖上盖子。

（五）参考要点

压力定量吸入器经常被误用，最常见的问题是在设备启动的同时未能以适当的速率吸气。

有些患者的手指没有足够的力量来压下压力定量吸入器的罐。将正确尺寸的 Haleraid® 安装到设备上可以帮助患者启动设备。

二十七、间隔装置

通过使用间隔装置，可以克服协调驱动 pMDI 和吸入药物的问题。间隔装置降低了气溶胶的速度和随后对口咽部的撞击。间隔装置还允许推进剂有更多的时间蒸发，使更大比例的药物颗粒被吸入并沉积在肺部，同时减少吸收到体内的比例（这通常是造成不必要的影响的原因）。

间隔装置对以下患者特别有用。

- 吸入器技术较差的患者。
- 需要高剂量药物的患者。
- 更容易发生口腔念珠菌病的患者。

可用的间隔装置有两种，分为大容积和小容积。大容积间隔装置（large volume spacer，LVS）（Volumatic）由塑料制成，可容纳约 750ml 的空气。小容积间隔装置（small volume spacers，SVS）（Aero chamber Plus，Able spacer，Opti chamber，A2A）同样是由塑料制成。LVS 和 SVS 都有一个阀门系统，防止药物通过嘴部呼出。

通过静电积累可以减少剂量，药物被吸收到塑料上。这可以通过在肥皂水或洗涤剂中定期清洗设备来避免。建议患者将间隔装置晾干，不要用毛巾擦干。应遵循生产商关于清洗频率的说明。

一些较新的间隔装置现在由抗静电材料制成，并且可以在洗碗机中清洗。

该装置可以安装面罩，可以帮助无法握住面罩的人进行药物管理。当面罩安装在隔离装置上时，吸入器可能需要倾斜以帮助阀门打开。

与单独使用 pMDI 相比，通常认为使用间隔装置后肺沉积增加或不变。吸入技术和间隔装置中存在的静电荷量等因素可能是造成这种现象的原因。

（一）优点

- 更有效的治疗，更少的不良反应，因为更好的沉积模式。
- 使用间隔装置可以减轻因个人吸入技术差的问题。
- 易于被儿童和老年人使用，除了虚弱或手部关节炎的人。
- 在治疗急性发作时可能与雾化器一样有效，但轻便、便宜、免维护、便携，并且可按处方使用。
- 对于首次发作喘息的患者，在以前没有使用吸入剂的情况下，治疗是有用的。
- 在检测手术可逆性时，可使用支气管扩张药，以确定哮喘的诊断。
- 通过基于更便宜的 pMDI 治疗，降低了处方成本。

（二）缺点

- 体积更大且便携性低于单独的压力定量吸入器。
- 需要清洁以减少静电电荷。
- 不适用于所有类型的 pMDI 储雾罐。

（三）吸入器技术

- 取下吸入器烟嘴的盖子，摇动吸入器。

- 将吸入器烟嘴插入垫片末端的孔中。
- 将嘴唇和牙齿放在垫片烟嘴周围（不在其前方，不要咬住），并将嘴唇密封在垫片烟嘴周围。
- 向下按压吸入器中的储雾罐，将一小撮药喷入垫片中。
- 缓慢深吸气，然后屏住呼吸约 10s 或尽可能长时间地舒适地屏住呼吸。
- 呼气，然后通过垫片的烟嘴再次深吸气并屏住呼吸。每次从吸入器喷出时，应该从垫片进行 2 次深吸气。
- 吸入和呼出 5 次（潮式呼吸），保持嘴唇和牙齿在吸嘴周围。
- 如果需要第二次给药，等待 30s，再次振摇吸入器，然后重复上述步骤。

（四）注意事项

- 应在 10s 内吸入剂量，因为药物沉降可减少沉积。
- 应使用单撳而非多撳，因为后者将减少可用于吸入的药物。
- 正确的垫片应与适合的吸入器一起使用。
- 当使用面罩时，应密切接触，因为面罩和面部之间超过 1cm 的间隙将大大减少药物沉积。
- 儿童应使用儿童面罩，以减少外周沉积。
- 垫片在治疗急性重度哮喘中很重要，在给予 β_2 受体激动药方面与雾化器同样有效。
- 应频繁监测首次处方任何储雾罐装置或换用其他装置的患者是否出现症状或症状恶化。

二十八、呼吸驱动压力定量气雾剂

呼吸驱动装置有两种类型（图 15–6）目前可按处方获得：Easi-Breathe® 和 Autohaler 装置。当患者吸气时，真空操作触发机制驱动设备。与压力定量气雾剂一样，需要缓慢吸气。

（一）呼吸驱动装置的优点

- 该技术教学简单。
- 使用这些装置时，无须协调驱动和吸入。
- Easi-Breathe® 具有延长管，用于降低口咽沉积的风险。

（二）缺点

- 这些器械比不适用的压力定量气雾剂体积更大。
- 它们仅可用于沙丁胺醇和倍氯米松。
- 其中一些设备可发出吸气咔嗒声，从而抑制完全吸入。

（三）吸入器技术

- 如果使用 Autohaler，预充设备。
- 振摇装置并呼气。
- 嘴唇和牙齿包住烟嘴。
- 深吸气，缓慢吸气。
- 从口腔中取出装置并闭合嘴唇。
- 屏气 10s。
- 关闭 Easi-Breathe® 装置的盖 – 使吸入器准备好。
- 使用 Autohaler，将控制杆向下推。

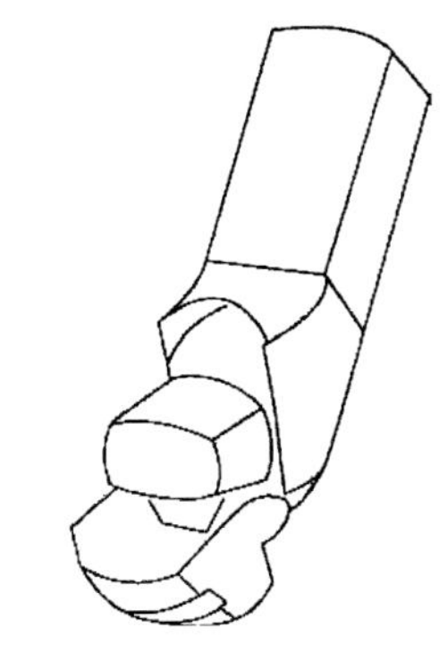

▲ 图 15–6 呼吸驱动吸入器示例

- 如果需要第二次给药，等待 60s 并重复上述操作。

二十九、干粉吸入器

干粉吸入器（图 15–7）旨在克服和协调使用压力定量气雾剂困难相关的问题。它们由粉末形式的药物组成，包含在多剂量吸入器或胶囊中，需要装载到吸入器装置中。

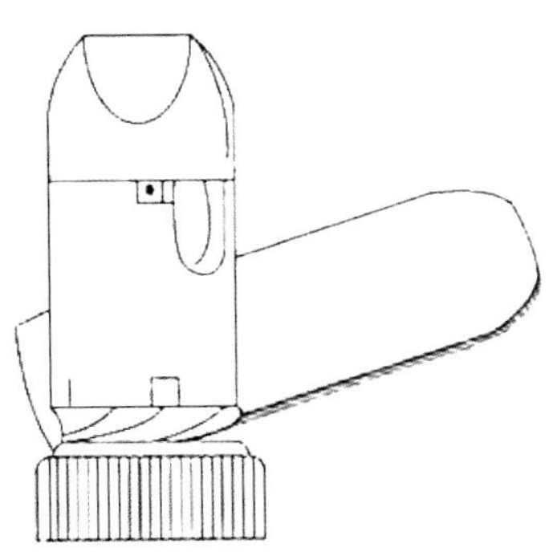

▲ 图 15–7 **DPI** 示例

所有装置均由呼吸驱动，通过装置从吸气开始的湍流提供产生药物颗粒气溶胶的动力。与气溶胶吸入器不同，DPI 依赖于通过器械的气流来产生气溶胶云；它们需要更硬、更快的吸入来产生更好的沉积。有几种类型的 DPI（表 15–5）。

（一）DPI 的优点

- 小巧便携。
- 制备和给药时间短。
- 易于使用和教学。
- 减少不协调问题。
- 无氯氟碳推进剂。
- 剩余可用剂量计数。

（二）DPI 的缺点

- 每种器械可用的药物范围有限。

- 可能对载体物质（乳糖 / 葡萄糖）产生反应。
- 一些器械需要增加吸气流速，以产生足够小的颗粒穿透气道。
- 使用前需要装载一些器械。
- 有时，患者抱怨他们不确定是否已服用药物；器械可能在闲置前被丢弃。
- 干粉可使部分患者咳嗽。
- 手部有关节炎的患者可能会发现其中一些器械难以使用。

（三）吸入器技术

- 按照制造商的说明装载器械。
- 呼气。
- 将嘴唇和牙齿牢牢固定在吸嘴周围。
- 快速深呼吸。
- 重复上述步骤，进行第二次吸入。

（四）注意事项

- 应建议患者在吸气前喷出粉末时不要通过该装置呼气。
- 一些 DPI 可能受湿度影响，器械应保存在干燥环境中。
- 极热也可能影响 DPI 设备。

三十、雾化治疗 1

雾化器是将药物的水溶液变成细颗粒的雾气，然后吸入肺部的设备。雾化器治疗的目的是在较短的给药时间内输送治疗剂量的药物。这通常＜10min。

在以下情况下，雾化器最有益。

- 需要大剂量药物。
- 患者身体不适或无法协调吸入器装置。
- 无法获得吸入形式的药物（雾化治疗见表 15-6）。

（一）使用适应证

- 提供支气管扩张药治疗急性加重的哮喘或 COPD。
- 为从常规治疗中获益的重度哮喘或 COPD 患者定期提供支气管扩张药。
- 为支气管扩张或囊性纤维化患者提供抗生素。
- 为无法使用任何其他形式吸入治疗的患者提供预防性药物，如皮质类固醇。

（二）雾化器类型

通常有两种类型的雾化器，即喷气和超声波。

1. 喷气雾化器：喷射雾化器最常用；由连接面罩或吸嘴的雾化器室组成。雾化器由电泵（压缩机）产生的压缩空气驱动，或由气缸中的压缩空气或氧气驱动。传统的 2L/4L 气瓶不会产生减少吸入药物粒度所需的功率。可使用高压输氧管路。气流通过一个被称为文丘里的精确设计的狭窄孔。

气体在高压下通过文丘里管，在文丘里管周围形成负压。这将用于雾化的液体吸进料管进入气流中，并在气流中雾化成 15～500μm 的大颗粒。然后，这些颗粒被撞击在雾化器挡板上，形成可吸入的小颗粒，这些颗粒从给药盒中排出给患者。将任何剩余的大颗粒捕获在挡板上，

表 15-6　可用的雾化治疗

药物类型	药品名称 / 规格	备　注
β 受体激动药	• 沙丁胺醇单位剂量小瓶 2.5～5mg 溶于 2.5ml 生理盐水 • 特布他林 5mg 溶于 2ml 生理盐水	
抗胆碱能类	异丙托溴铵单位剂量小瓶 250μg 溶于 1ml，500μg 溶于 2ml 生理盐水	使用优于面罩的吸嘴，以减少对眼睛的损伤
药品组合	• 可必特® 也称异丙托溴铵 500μg • 沙丁胺醇 2.5mg	使用优于面罩的吸嘴，以减少对眼睛的损伤
糖皮质激素	• 布地奈德单位剂量小瓶 500μg 溶于 2ml 生理盐水，1mg 溶于 2ml • 氟替卡松单位剂量小瓶 500μg 溶于 2ml 生理盐水，2mg 溶于 2ml	使用优于面罩的吸嘴，以减少药物在口、面和眼睛周围的沉积

并放回液体中进行再雾化。

到达肺部的雾化器溶液比例取决于使用的雾化器类型。其可高达 30%，但通常在 10% 左右。沉积速率取决于以下情况。

- 药物大小：5μm 的颗粒沉积在气道中，适用于哮喘和 COPD 患者。
- 雾化室的特点。
- 压缩气体的输出速度。
- 溶液的黏度：抗生素溶液通常更黏稠。
- 如果两种药物一起给药，应事先充分混合，否则黏性较低的将优先雾化。
- 灌装体积（最小值 2.5ml，最大值变化，参考生产商说明）。

2. 喷射雾化器的使用：该技术对药物递送有重要的影响，因此应遵循正确的步骤。以下因素很重要。

• 驱动气体：在急性哮喘中，应使用氧气作为驱动气体，但前提是有适当的来源。在所有其他情况下，应使用空气。

• 稀释剂和灌装体积：所有雾化器腔室的残留体积均为 0.5～1.0ml。

• 流速：气体流速影响雾化时间和分散液滴的大小。流速增加意味着尽管雾化时间较短，但液滴较小。流速应设定为 8L/min。

• 给药时间：雾化器因残留体积而无法干燥运行。根据药物和雾化器的类型，高达 80% 的总剂量在给药的前 5min 内给药。随着给药时间的延长，依从性降低，当发生飞溅时，应轻拍雾化器腔室。

• 患者体位：如果可能，患者应坐直。确保面罩正确贴合，并鼓励患者正常呼吸。使用雾化器时不鼓励交谈，因为这会降低药物递送的效率。

三十一、雾化治疗 2

（一）超声雾化器

气溶胶颗粒由压电晶体的快速振动产生。

晶体在电池的电流作用下振动。这些振动通过药物溶液传递，导致颗粒从表面断裂。大颗粒撞击挡板。当患者吸气时，阀门打开，通过雾化器吸入空气，将较小的可吸入颗粒带入气道。

1. 超声雾化器的优点

- 小巧便携。
- 可以用电池或汽车点烟器。
- 使用时几乎无声。

2. 超声雾化器的缺点

- 它们在雾化药物混悬液（如皮质类固醇）不是很高效。
- 昂贵。
- 使用时会发热。
- 建议偶尔使用，而不是长期使用。

（二）雾化器护理

1. 喷射雾化器

- 雾化器腔室仅供单名患者使用，必须在出院时处置。
- 已使用抗生素，疗程结束后应处理雾化器，囊性纤维化患者每 24 小时处理 1 次。
- 长期雾化治疗的患者应使用耐用雾化器，每年更换 1 次。
- 耐用雾化器使用后应冲洗并风干。
- 每周 1 次，耐用雾化器和吸嘴在水中煮沸 5min，滴液态洗涤剂 1 滴。
- 使用不耐用雾化器的患者也应在每次使用后冲洗，但每 3 个月更换一次给药盒。
- 压缩机中的过滤器应根据制造商的说明进行更换。
- 使用时，应将压缩机放置在坚硬表面上。
- 应向患者提供备用保险丝和过滤器，以尽量减少在没有可用机器的情况下留下的风险。

2. 喷射和超声雾化器

- 所有雾化器应每年维修 1 次。
- 应建议患者，如果其雾化器通常不能缓解症状，应寻求医疗帮助。

（三）雾化治疗的意义

- 目前的证据表明，雾化器和替代吸入器装置的有效性几乎没有差异。
- 雾化药物比 pMDI 或 DPI 昂贵得多。
- 雾化器可能比较烦琐、昂贵、嘈杂，治疗可能需要很长时间。需要患者在家时间长。
- 优点包括不需要能协调吸入器装置与呼吸技术，因此各年龄段患者均可使用。

拓展阅读

[1] BNF Publications. Available at: http:// www.bnf.org
[2] MIMS. Visual guide to respiratory devices. Available at: https:// www.mims.co.uk/ respiratory- visual- guide
[3] RightBreath. Download the RightBreathe app. Available at: https:// www.rightbreathe.com/

三十二、吸气流速测定仪

由于大多数呼吸系统药物是吸入给药，最佳吸入器技术是疾病管理的重要因素。评估吸气流速可以指导吸入器的使用。

评估吸气流速仪还具有以下效果。

- 确定患者是否能获得足够吸气流量，这是优化治疗的重要一步。
- 可显示患者无法使用特定器械。
- 提醒医疗专业人员患者对某些特定治疗无效果的原因。

（一）吸气流速测定仪的优点

- 经验丰富的呼吸相关专业人员现在认识到，如果没有客观测试，对技术的观察可能不准确。
- 可以向患者展示他们需要修改技术的准确程度。
- 当可以测量进展时，鼓励患者减慢或加快吸入速度更容易。

（二）流速测定仪类型

1. In-check dial®（Clement Clarke）

这是最常用的。它是一种手持式机械流速测量设备，可提供多达 6 个可选择阻力，客观评估吸气流速，即模拟常用的处方吸入器设计。有不同的 In-check dials®，并非所有型号都将模拟英国所有可用的吸入器。

其测量吸气流速范围为 15～120L/min，准确度为 +/–10% 或 10L/min（以最大值为准）。这是唯一可用于评估 pMDI 和 DPI 技术的器械。应遵循制造商说明进行清洁护理。

2. Tone Trainer®（Canday Medical）

这是一种帮助使用 pMDI 吸入器的人学会以正确的速度吸入的医疗器械。其外观与 pMDI 相似，但不含加压气雾罐。

该设备可提供关于气体吸入速度的声音反馈。根据吸入速度过快、过慢或恰好正确，会有不同的音调。当气流达到 30L/min 或以上时，触发较低的音调，患者正确吸气。

只有当气流大于 60L/min（对于 pMDI 太高）时，才会开始第二个音调，应建议患者更慢地呼吸。如果没有听到音调，患者吸气过慢，应建议患者加快呼吸。该器械仅供单名患者使用。

3. Aerosol Inhalation Monitor®（AIM）（Vitalograph）

这是一台检查患者使用 pMDI 和 DPI 能力的机器。其具有视觉显示，表明患者能够实现以下操作。

- 以正确速度吸气。
- 吸入时协调气溶胶喷射。
- 喷雾后停止吸入。
- 吸入后屏气。

应遵循制造商说明进行清洁护理。

三十三、患者参与

吸入器技术差非常常见，通常与哮喘和 COPD 控制不佳相关。

输送装置的选择与其所含药物同样重要（图 15–8）。选择吸入器时，临床医生应考虑以下情况。

- 他们有能力描述个体装置的正确技术。
- 了解生产商关于吸入器装置启动和储存的说明。
- 如果患者难以使用特定装置，有哪些替代装置可用。

（一）患者认知

在选择适当的器械时，临床医生应考虑患者在身体和认知上是否能够正确执行每个步骤。这包括以下情况。

- 患者是否有足够的手和呼吸的协调能力？
- 它们能否在吸嘴周围形成良好的密封？
- 他们是否可以打开、操作和预充装置？
- 患者是否记得使用吸入器的所有必要步骤？
- 患者是否记得何时使用吸入器？

（二）需考虑的关键问题

- 如果患者有一个设备可以舒适地使用，他们更有可能坚持治疗。
- 一些吸入器的特征有助于患者了解其使用过该器械。
  – 剂量计数。
  – 打开和（或）吸入器械时可听到咔嗒声。
  – 吸入器完成预充和吸入后，设备的颜色会发生变化。
  – 患者能感受到粉末 / 喷雾味道。
- 如果患者需要一个以上的吸入器作为其治疗计划的一部分，旨在通过处方相同类型的吸入器装置（如可能）来限制混淆。
- 如果所需的所有药物均不在相同类型的装置中，则尝试处方具有相同类型吸入操作的吸入器。
- 如果患者难以使用特定器械或坚持治疗，考虑使用操作步骤数量可能减少的替代装置。
- 如适用，确保患者照顾者可以协助使用吸入器装置。
- 考虑使用吸入器生产商提供的贴纸，说明该装置需要进行哪些吸入操作（DPI 需要快速和深度，气雾剂需要缓慢和稳定）。

更多信息详见图 15–8。

三十四、安慰剂装置

向患者演示吸入器时，护士应使用不含活性药物的装置。这被称为安慰剂装置。安慰剂吸入器、垫片和吸气流量计设计为单个患者使用，因为存在交叉感染的潜在风险。如果用于多名患者，每个信托和医疗机构必须评估感染的潜在风险。需要平衡交叉感染的风险，而不是不检查或教患者如何使用吸入器。可采取一些步骤将风险降至最低。

- 处理吸入器、垫片和吸气流速测定仪前后洗手。
- 提醒患者自带吸入器检查情况。
- 可清洗的吸入装置和间隔装置应在次氯酸盐溶液（1000ppm）中浸泡 1h，并在进一步使用

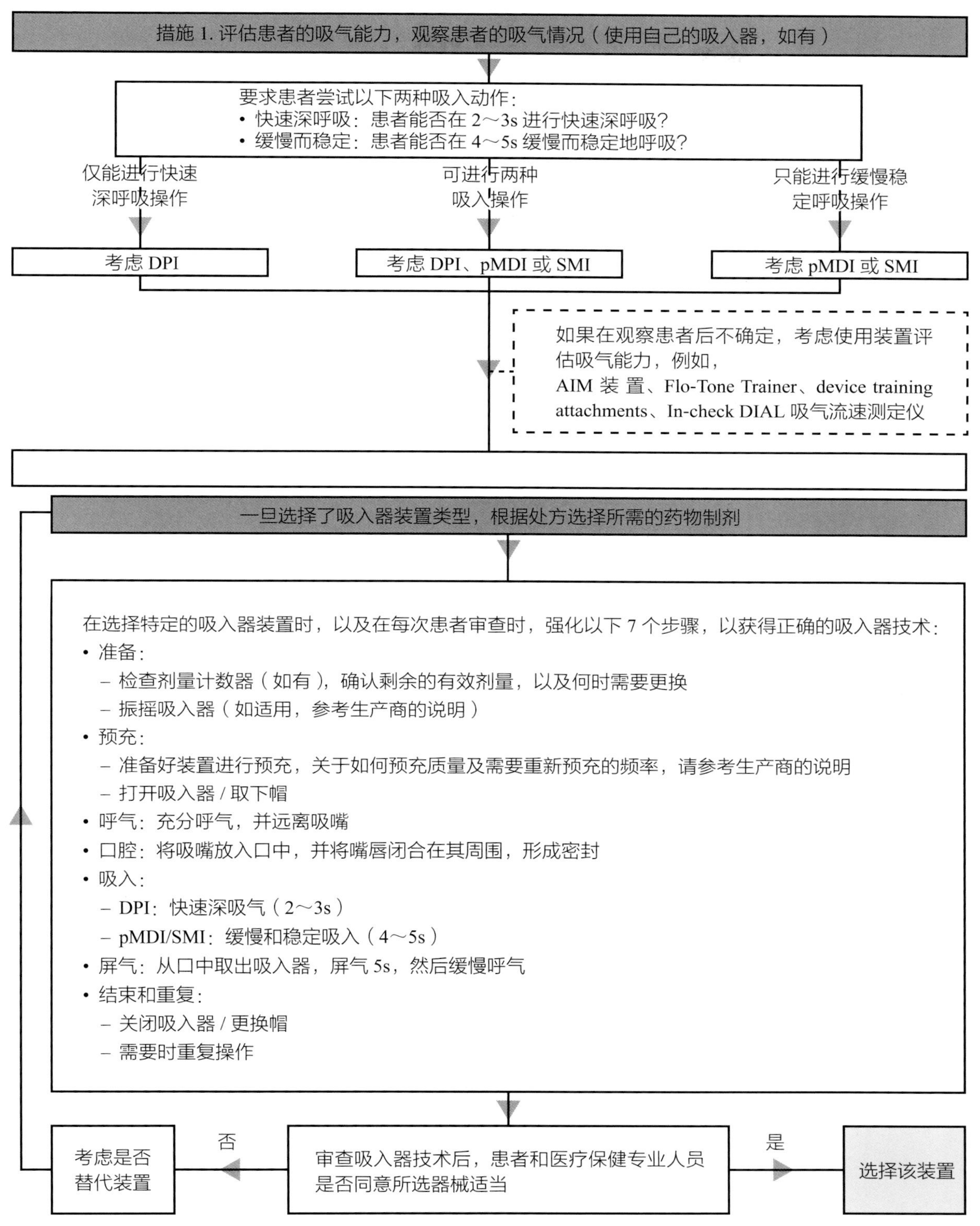

▲ **图 15-8　为哮喘或 COPD 成人选择适当吸入器的指南**

经 Jane Scullion，co-author 许可转载，引自 Usmani O et al.'Inhaler choice guideline' (2017), available at https://www.guidelines.co.uk/respiratory/inhaler-choiceguideline/252870.article

前彻底干燥。

- 一次性吸嘴可用于某些 DPI。
- 应按照 In-check dial® 的制造商说明使用和清洁吸气流速测定仪。

目前很少有证据表明安慰剂吸入器或肺功能设备引起交叉感染，但感染是一个值得关注的问题，应使用一次性器械。

- 获得性免疫缺陷综合征（acquired immune deficiency syndrome，AIDS）。
- 乙肝和丙肝。
- 耐甲氧西林金黄色葡萄球菌（methicillin-resistant Staphylococcus aureus，MRSA）。
- 肺结核。
- 鼻病毒和其他上呼吸道感染。
- 洋葱伯克霍尔德菌。

药品和保健品管理局（Medicines and Healthcare Products Regulatory Agency，MHRA）具有保障公众健康和安全的法定职能和职责。医疗器械由医疗器械管理局监管。

拓展阅读

[1] Devices in Practice: checklists for using medical devices, 2014. Available at: https://www.gov.uk/government/publications/devices-in-practice-checklists-for-using-medical-devices
[2] Inhalers Standards and Competency Document, 2016. Available at: https://www.respiratoryfutures.org.uk/media/69774/ukig-inhaler-standards-january-2017.pdf
[3] MHRA. Managing Medical Devices, 2015. Available at: https://www.gov.uk/government/publications/managing-medical-devices
[4] UKIG Inhaler Standards. Available at: https://www.ukinhalergroup.co.uk

第 16 章　胸腔积液

Pleural effusion

於 静 译　路 璐 校

一、定义

胸膜腔是肺和胸壁之间的区域，由胸膜脏层和胸膜壁层所构成。该空间含有少量胸腔积液，作为润滑剂，使肺在整个呼吸过程中扩张和收缩（➔第 3 章）。

如果液体在胸膜层之间积聚，则认为患者有胸腔积液。胸腔积液可发生在单侧（影响单肺胸膜腔）或双侧（影响双肺）。

胸腔积液是各种不同病理原因的一种常见的表现。

二、病因

健康人胸膜壁层胸膜渗出的胸腔积液不断循环并处于动态平衡。胸膜腔内积聚的胸腔积液有多种原因。

- 胸膜通透性增加。
- 肺毛细血管压升高。
- 淋巴回流受阻。

可根据胸水的实验室结果以辅助诊断。该液体的蛋白质水平有助于确定胸腔积液的可能原因。

低蛋白含量（＜25g/L）的胸腔积液被称为漏出液，常见原因包括左心室衰竭、肝硬化和肾病综合征。

高蛋白含量（＞35g/L）的胸腔积液被称为渗出液。常见原因包括恶性肿瘤、感染和炎症。

漏出液和渗出液渗出的原因见表 16–1。

三、临床特征

胸腔积液的主要临床特征是呼吸急促，呼吸急促的程度受积液量的影响。其他症状（如咳嗽）较为罕见；通常无痰，积液排出后即可减轻症状。

表 16–1　胸腔积液的部分鉴别诊断

漏出液	渗出液
左心室衰竭	恶性肿瘤（包括间皮瘤）
肝硬化	类肿瘤性胸腔积液
低蛋白血症	肺结核
腹膜透析	肺栓塞
甲状腺功能减退	类风湿渗出
肾病综合征	心肌梗死后
二尖瓣狭窄	胰腺炎

引自 British Thoracic Society Pleural Disease Guideline Group ‘British Pleural Disease Guideline 2010’(2010) Thorax 65 (Suppl 2): ii4eii17.

疼痛和体重减轻等症状通常提示基础疾病过程，如恶性肿瘤。发热、出汗、体重减轻和厌食提示感染或脓胸，被认为是危险信号。

检查可见包括胸壁运动减少，叩诊浊音，呼吸音减弱，患侧语颤和共鸣减弱。

病史可发现接触石棉等职业因素。确定症状发作和既往病史非常重要。

四、检查

检查帮助证实临床疑似积液，并有助于诊断。

（一）胸部 X 线检查

胸部 X 线检查是一项有效的检查，它可确认过量液体的范围和分布。胸部 X 线检查可识别出基础病理，如感染、胸膜斑块、骨质破坏或心肌肥大。

（二）超声

床旁胸部超声也可用于确定积液。与胸部 X 线（chest X-ray，CXR）不同，胸腔积液的确切位置、深度和外观可与周围器官一起观察。在不建议 X 线暴露的妊娠期间，可作为首要检查。在进行胸膜手术（BTS 2010）时必须使用胸部超声检查，以确保安全。

（三）胸部 CT

胸部 CT 能够更详细地观察胸腔积液、胸膜和纵隔。如果需要，还可以进行 CT 引导下活检，以帮助诊断和进一步治疗。

（四）胸膜穿刺

进行胸膜抽吸（胸腔穿刺术）是获得用于分析的胸腔积液及缓解呼吸急促症状的一种快速简便的方法。该手术可以在局部麻醉下使用针头和大注射器进行，并且可以是诊断性和（或）治疗性的，取决于清除的液体量。

应检查积液的表现，因为恶臭液体提示感染，脓液提示脓胸。血性液体也可能提示恶性肿瘤。

（五）乳酸脱氢酶

LDH 浓度大于 1000U/L 强烈提示渗出液。

（六）胸水细胞学检查

细胞学仅在 20%～45% 的胸腔积液中有诊断意义。

（七）其他检查

- 全血细胞计数（full blood count，FBC）。
- 血培养和肺炎血清学。
- 肝肾功能。
- 红细胞沉降率。
- C 反应蛋白（C-reactive protein，CRP）。
- 免疫学检测和类风湿因子（rheumatoid factor，RF）。

（八）胸腔镜检查

胸腔镜检查可通过手术（开放手术或视频辅助手术）或药物进行。虽然外科胸腔镜检查涉及全身麻醉，但内科胸腔镜检查在局部麻醉下进行。

两者均可显示胸膜腔，引流间隙，并对受累部位进行活检，如有必要，随后进行胸膜固定术（药用滑石粉）。内科胸腔镜检查的诊断率为 80%～90%，在大多数情况下，它可给出明确的诊断。

在该手术过程中，如果肺出现萎陷，可以决定插入留置胸膜导管（indwelling pleural catheter，IPC）以治疗持续性胸腔积液。IPC 是一种在皮下建立隧道的半永久性引流装置，它使患者能够在医院环境之外连接到引流瓶上。患者既可以自己引流，也可以得到社区护士的帮助。

五、治疗

胸腔积液的治疗取决于病因。

对于漏出液，针对病因进行治疗。如果积液量大，则在开始治疗或增加治疗时，通过抽吸引流可缓解症状。

如果患者有症状，应通过抽吸、胸腔引流、留置胸腔导管或胸腔镜检查引流恶性胸腔积液。还可进行胸膜固定术，对于体能状态和预期寿命良好的患者应考虑进行胸膜固定术。

应在积液被包裹之前尽快进行胸膜固定术，以固定肺。为了使胸膜固定术获得成功，在使用硬化剂之前，应排空空间并扩张肺（框 16-1）。

如果患者正在使用皮质类固醇（➔第 15 章），应在术前停用，因为它们会抑制胸膜炎症反应和粘连形成。

六、护理

（一）症状控制

呼吸急促是胸腔积液的主要症状，但对病因的恐惧和焦虑会加剧症状。护士将参与监测患者的状况并解释进行的任何操作。

（二）引流管和伤口部位的护理

在任何手术或干预之前、期间和之后对患者进行护理是护理和管理的重要部分。如果进行

框 16-1　常用硬化剂

- 滑石粉
- 四环素
- 博来霉素
- 多西环素
- 米诺环素
- 干扰素
- 白细胞介素
- 顺铂
- 自体血
- 虽然滑石粉是首选药物，但由于滑石粉的使用与成人呼吸窘迫综合征相关，因此首选去除较小颗粒的分级滑石

外科手术，则护理和治疗将遵循常规的术前和术后护理。

（三）信息和支持

当积液的根本原因不确定时，会引起患者的焦虑情绪。当确定原因时，患者可能面临生活方式的重大变化，在恶性肿瘤的情况下，可能缩短寿命。

信息和支持在患者旅程的所有阶段都至关重要，以帮助他们改善病情和心理状态。

第 17 章 肺 炎

Pneumonia

王若婧 译　　赵娟娟 校

肺炎是一种单侧或双侧的肺组织炎症，通常由细菌感染引起。典型症状包括咳痰或干咳、胸痛、呼吸困难和发热，肺炎的严重程度各不相同。

大多数类型的肺炎可以通过抗生素得到有效治疗，但也可能是一种严重的疾病，尤其是对于虚弱的老年人、年轻人及那些已经患病或免疫功能低下的人群而言。在这些病例中，死亡率为 5%～14%。肺炎在一年中的任何时候都可能发生，但在秋冬季节更常见。

肺炎主要分为两大类：社区获得性肺炎、医院获得性肺炎（又称医院内肺炎）。

1. 社区获得性肺炎：社区获得性肺炎（community-acquired pneumonia，CAP）是一种常见的疾病。它的发病率很高，是英国第六大死亡原因。CAP 主要是由革兰阳性球菌引起的细菌性疾病，链球菌是主要病原体。英国每年有 0.5%～1% 的成年人会得 CAP。在以下呼吸道感染症状就诊的成年人中，5%～12% 的人被诊断为 CAP，其中，22%～42% 的感染者被收入院治疗，而 5%～10% 的住院患者需要重症监护，其死亡率可高达 50%。在社区接受治疗的社区获得性肺炎患者的死亡率约为 1%。

2. 医院获得性肺炎：医院获得性肺炎在入院 48h 后表现出来。这是一个相当严重的疾病，有很高的发病率和死亡率。

(1) 医院内肺炎的相关描述

- 院内早期：住院 5 天内出现，病原体通常为革兰阳性球菌。
- 院内晚期：住院 5 天后出现，病原体通常为革兰阴性球菌。

(2) 影响医院内肺炎病因的几个因素

- 住院后发病时间。
- 应激性菌群变化。
- 抗生素引起的菌群变化。
- 暴露于医院病原体的污染。

(3) 革兰阳性菌和革兰阴性菌：实验室的细菌鉴定包括，先在培养皿的固体培养基上培养细菌，然后在显微镜下通过目测和染色法观察细菌生长情况。最常见的染色方法是革兰染色法。细菌被紫色染料和碘的混合物染成深紫色，该混合物附着在细菌中存在的核糖核酸镁上。如果紫色不能被乙醇洗掉，细菌就是革兰阳性的。不含核糖核酸镁的细菌很容易被洗掉，因此为革兰阴性的。这是区分细菌类型的重要方法。

吸入性肺炎：吸入性肺炎是由吸入腐蚀性化学物质、食物或呕吐物等物质进入肺部而引起的。吸入性肺炎不具有传染性。

一、肺炎类型

在社区获得性肺炎和医院获得性肺炎两大类中，由于病原体不同，又有不同类型的肺炎。

（一）典型肺炎

①典型肺炎是肺炎中最常见的一类。②通常由细菌感染引起。③最常见的是链球菌肺炎和肺炎球菌肺炎。④病毒也可能是传染源，如流感病毒。

病毒感染和细菌感染可发生在同一患者身上。例如，肺炎链球菌感染通常继发于流感，被称为继发性感染，可以显著减缓康复速度。

（二）非典型肺炎

非典型肺炎的病因较少，包括细菌引起的军团病和病毒引起的重症急性呼吸综合征（severe acute respiratory syndrome，SARS）（➲第 6 章）。

（三）免疫抑制性肺炎

肺炎型症状可能发生在器官移植后免疫系统较弱的患者、AIDS 患者和服用免疫抑制药的患者。常见病原体是真菌感染，如卡氏肺孢子虫，这在免疫功能健全的人中较罕见。

二、症状

症状通常取决于肺部受影响的范围和感染的类型，包括以下内容。

- 干咳。
- 咳痰，痰呈绿色 / 黄色或铁锈色，可伴难闻气味。
- 咯血。
- 呼吸困难，呼吸快而浅。
- 寒战。
- 胸痛。
- 呼吸或咳嗽时不适。
- 发热。
- 食欲不振。
- 肌肉酸痛。
- 发绀。
- 急性意识障碍，多见于老年人。
- 疱疹。

严重程度评估

严重程度评估是通过 CURB 或 CURB-65 评分，这是一个公认的评分系统，用于表示肺炎的严重程度。

C（confusion）：意识障碍。

U（urea）：尿素≥7mmol/L。

R（respiratory rate raised）：呼吸频率增快≥30 次 / 分。

B（blood pressure）：低血压，收缩压≤ 90mmHg 和（或）舒张压≤ 60mmHg。

65：年龄≥65 岁。

CURB 四个核心因素的评分与死亡率相关。

- CAP CURB 评分为 0，死亡率为 0.7%。
- CAP CURB 评分为 1，死亡率为 3.2%。
- CAP CURB 评分为 2，死亡率为 3%。
- CAP CURB 评分为 3，死亡率为 17%。
- CAP CURB 评分为 4，死亡率为 41.5%。
- CAP CURB 评分为 5，死亡率为 57%。

需要注意的是临床判断必须与 CURB-65 评分结果结合使用。

三、传播和危险因素

引起肺炎的微生物在机体发病前可能已经潜伏了一段时间，也可能通过飞沫传播。

有几个因素会降低机体的抵抗力。

- 健康状况不佳。
- 年龄：老年人和婴幼儿更难抵抗感染。
- 吸烟。
- 过量的酒精摄入。
- 心脏病。
- 糖尿病。
- 慢性阻塞性肺疾病 / 哮喘 / 肺纤维化。
- 脾切除术。
- 免疫抑制：AIDS 或化疗会降低抵抗力。

医院获得性肺炎还有其他危险因素。

- 手术或疾病后咳嗽反射减弱。
- 有创通气。
- 免疫系统减弱。
- 不同的细菌感染。
- 耐抗生素的细菌感染。

四、诊断

经以下检查或检验后，可做出肺炎诊断：询问病史，胸部体查，测量体温，测量呼吸频率，尿素和电解质检验，全血计数检验，C 反应蛋白检验，测量血压，胸部 X 线片检查，血培养，痰液检验，CURB65 得分。

五、治疗

（一）抗生素

如果已确定病原体或有怀疑的病原体，则应根据敏感性选择抗生素治疗。在大多数情况下，需要经验性抗生素治疗。

抗生素的选择受以下因素影响。

- 是社区获得性肺炎还是医院获得性肺炎。
- 入院后发病时间（早或晚）。
- 耐药情况。
- 肺炎严重程度：CAP CURB 评分。
- 基础疾病。
- 近期的抗生素治疗。

经验性治疗是在药物敏感性未知的情况下的一种实用的治疗方法，必须涵盖医院获得性肺炎的一系列有机体，尤其是铜绿假单胞菌。

（二）辅助检查

1. 痰培养：痰培养对于经验性治疗无效的患者和未开始抗生素治疗的住院化脓性痰患者可能有用。痰培养也建议用于所有重症肺炎，CURB 评分 3 分或以上的患者。除非有说明，否则不建议对社区获得性肺炎患者进行常规痰标本采集。

2. 血培养：建议对所有肺炎患者进行血培养，最好是在开始使用抗生素之前。

微生物学检测有助于确定最佳抗生素使用方案，可以减少抗生素耐药性，同时又能持续监测病原体的变化趋势。

3. 胸部 X 线片检查：有助于显示病灶区域、受累的肺叶及是否有胸腔积液。

4. CT：不作为常规检查，除非对诊断有疑问，或如果患者病情严重或治疗无效。它也有助于排除潜在的疾病。

5. 血液学检查：包括 FBC、肝肾功能检测、代谢性酸中毒和 C 反应蛋白。这些可能是评估治疗反应的有用参考。

6. 血氧评估：因肺炎入院的患者应监测氧合水平。血氧饱和度 $<92\%$ 或严重肺炎者应查动脉血气。

7. 其他检查：可包括胸腔液检查，病毒性和非典型病原体检测，血清学检测。

8. 其他治疗

- 镇痛药，如对乙酰氨基酚或非甾体抗炎药。
- 抗病毒药物。
- 抗真菌药物。
- 血容量不足时静脉补液。
- 营养。
- 氧疗：缺氧是由于通气 / 灌注不匹配地通过肺实质。CO_2 升高提示可能需要进行机械通气支持。

9. 并发症

- 胸腔积液。
- 呼吸困难：可能需要医疗干预，如机械通气支持等。
- 败血症。

六、预防

（一）抗生素

由于慢性呼吸道疾病而导致免疫系统减弱的人可能需要预防性使用抗生素。

（二）接种疫苗

对于肺炎，可以接种疫苗来预防。

1. 肺炎球菌疫苗：可以预防链球菌肺炎引起的肺炎，目前市场上有两个品牌，即 Pneumovax 和 Prevenar。推荐用于任何有肺部或心脏疾病的人（包括 65 岁以上的人和儿童），并作为儿童免疫计划的一部分。

2.B 型流感嗜血杆菌疫苗（Hib 疫苗）：婴儿、老年人、患有心脏、肺或肾脏疾病的人及免疫系统减弱的人应常规接种。

七、护理

对绝大部分的轻度肺炎患者，卧床休息和退烧药已经是有效的处理方法。但一些较严重的肺炎患者需要住院治疗和静脉注射抗生素。

患者可能需要吸氧，而且需要加湿以避免分泌物干燥，并应补充液体。物理治疗可能有助于有效清除分泌物和患者的早期活动，但它对急性期肺炎的作用不明确。

作为社区肺炎预防的重要措施，护士应鼓励高危人群按本地健康指引每年接种流感疫苗及肺炎疫苗。

第18章 气 胸

Pneumothorax

王若婧 译　　赵娟娟 校

一、概述

(一)定义

气胸定义为胸膜腔内有空气。胸膜腔是胸膜脏壁两层之间的潜在腔隙。气胸可能发生在正常的肺部(原发性气胸)或由于潜在的肺部疾病(继发性气胸)。气胸分为自发性、外伤性和医源性三类。

(二)发病率

在全球范围内，男性原发性气胸的年发病率为18/100万～28/100万，女性为1.2/100万～6 /100万，男女比例约为5∶1。它最常见于20—40岁的高瘦男性。据报道英国的原发性和继发性气胸住院率男性为6.7/10万，女性为5.8/10万(➲拓展阅读)。

根据英国胸科学会2003年胸膜疾病指南指出，1991—1995年原发性和继发性气胸的死亡率分别为1.26/100万和0.62/100万。

(三)危险因素

吸烟是一个主要的危险因素，使女性气胸的风险增加9倍，男性增加2倍。

很少有报道，支气管镜肺活检后死于气胸的案例。

气胸偶尔可以是家族性的。

(四)病理生理学

原发性气胸多在肺尖部，尽管小气道炎症也经常被同时检出，这可能是气道阻力增加的一个促成因素。

继发性气胸可能是由于基础纤维化，如慢性阻塞性肺疾病(占60%)、哮喘、间质性肺疾病、坏死性肺炎、结核、囊性肺疾病、马方综合征、肺癌、食管破裂、肺梗死、月经性气胸、朗格汉斯细胞组织细胞增生症和淋巴管平滑肌瘤病。

气胸可能是患者在确诊基础疾病前的首发症状。

（五）特征

气胸患者通常表现为患侧胸膜性胸痛和（或）呼吸困难。年轻的患者通常有轻微的呼吸困难，但在继发性气胸中呼吸困难会更严重。

气胸会降低肺的顺应性，因此肺会变得硬化。由于患侧肺顺应性降低，吸气时更费力。吸气时需要更大力吸入同样体积的空气进入肺部。因此，呼吸会变得更费力，呼吸困难的感觉会增加。患者也可能有胸膜炎症引起的胸膜炎性胸痛，通常是由于出血，并在试图膨胀患肺时加剧。此时，还时常合并心动过速。

胸部体查时，呼吸运动是单侧的，患侧胸廓扩张相对减弱。

患侧呼吸音会减弱。

语音震颤也会减少，因为胸壁的分离不再传递声音的振动（➔第 5 章）。

叩诊时会有过清音。

Hamman 征是指听诊时可闻及的与心音同步的“咔嗒”声，是由左侧气胸胸膜表面的运动所致。

如果有皮下肺气肿，胸部和颈部皮下可能会感觉到“气泡”或“噼啪声”，患处会出现肿胀。

（六）检查

胸部 X 线对可疑气胸是最有效的辅助检查手段。胸部 X 线可以显示肺组织被压缩，以及清晰可见的肺边缘。仰卧位片不具有诊断意义，很小的气胸可能只在侧位胸部 X 线上显示。

气胸分为以下类型。

- 小量气胸：气胸线到侧胸壁的距离＜2cm。
- 大量气胸：气胸线到侧胸壁的距离＞2cm。

2cm 的空气边缘大约相当于 50% 的气胸。该距离为 2cm 时意味着气胸容量占单侧胸腔容量的 50%。

胸部 X 线也可以显示潜在的呼吸疾病，但如果合并了大量气胸，会影响观察判断。

在过去的 5 年里，数字 X 线摄影（图像存档通信系统）在大多数英国医院取代了传统的基于胶片的胸部 X 线摄影，具有相当大的优势，如放大、测量和对比度操作，易于传输、存储和复制。

目前建议，在根据胸部 X 线做出初步诊断的地方，可使用诊断 PACS 工作站进行图像检查。

计算机断层扫描现在被认为是小气胸检测和大小评估的金标准。它对于诊断外科肺气肿和大疱性肺疾病，鉴别其他肺部疾病（如恶性肿瘤）也是很有用的。

CT 检查也适用于怀疑出现了气胸的外伤患者。

血气分析可以帮助评估缺氧的程度，继发性气胸可能有高碳酸血症。

二、治疗

气胸的临床处理中存在差异。

处理取决于病灶范围、气胸大小、症状、呼吸困难、疼痛、缺氧、血流动力学和基础病的轻重。治疗方法如下。

- 抽吸（胸腔穿刺术）。

– 对患者来说会很痛苦。
– 严重咳嗽患者穿刺困难。
– 大量气胸容易穿刺失败。
– 首次胸穿若不成功，1/3 的患者会需要再次穿刺。

• 胸腔引流。
– 对大多数原发性自发性气胸患者不是必需。
– 有一定死亡率。
– 在大多数情况下，小口径引流管（10～14F）就足够了，对患者来说可能更舒适。

• 氧疗。
– 如果没有 CO_2 潴留，需给予大约 10L/min 的高流速氧疗。
– 降低血液中氮的分压，促进空气从胸腔中排出，从而帮助治疗气胸。
– 有助于治疗气胸，并可减轻患者的焦虑。

• 外科手术。
– 对那些持续漏气的患者，应该在诊断 48h 后与胸外科医生讨论是否进行外科干预，虽然大部分患者保守治疗 14 天也会自动缓解。
– 目的：修补漏口，封闭胸膜间隙。
– 术式包括胸腔镜手术（video-assisted thoracoscopic surgery，VATS）、开胸手术或微创开胸手术。

预后

原发性气胸：30% 在 2 年内复发，吸烟增加复发风险。第二次气胸后复发率约为 40%，第 3 次后复发率＞50%。

继发性气胸死亡率约为 10%。

继发性气胸的复发取决于肺部基础疾病，年龄的增长会增加复发风险。

三、护理

气胸患者的护理取决于气胸的程度、患者的症状和治疗方案。患者护理贯穿于整个治疗过程。患者出院后如有进行性加重的呼吸困难，应建议返院观察。

患者出院后应由呼吸内科医生随访，直到气胸完全消失。

患者还应该被告知乘坐航空工具的风险，因为上升到一定的高度可能是不安全的。虽然一般的建议是在气胸完全消失之前避免飞行，但一些患者最好 1 年内不飞行。建议所有患者不要潜水，除非患者接受了双侧手术切除，且术后肺功能和胸部 CT 正常（➔第 5 章）。

（一）气胸与妊娠

• 气胸在妊娠期常见复发，对母亲和胎儿都有危险，需要胸部内科医生、产科医生和胸外科医生密切合作。

• 新的微创干预措施及穿刺治疗更适用于妊娠期，可在足月或近足月时选择辅助分娩和局部麻醉。

• 分娩后应考虑进行手术治疗。

（二）胸腔引流管的护理要点

插入胸腔引流管对患者来说是有创的操作，患者在整个过程中需要多方面的护理支持，包括体位指导，以及术前、术后帮助缓解疼痛。

- 由于有张力性气胸的危险，不应夹闭还有气泡溢出的胸腔引流管。
- 当气泡溢出似乎停止时，夹闭引流管几个小时，然后进行胸部 X 线检查，以检测非常缓慢或间歇性的漏气。虽然这可以避免不必要的引流，但需要更加仔细观察患者，并且只有在病房且有擅长引流管护理和管理的专科护士时才可以。
- 引流情况应该观察并记录，以确保水柱随呼吸而移动，即随着患者呼吸，液面上下移动。如果水柱没有波动，那么应该检查管子，特别是在管子进入皮肤的地方，以防管子有扭结；另一种可能是管子堵塞、夹得过紧或错位。
- 建议患者将引流管位置保持在胸部以下，尤其是当他们需要四处走动或离开病房进行手术时。
- 引流管应摆放在合适的位置，更有助于患者睡眠和卫生清洁的需要，特别是更换衣服时。
- Heimlich Flutter 活瓣（一种单向活瓣）或气胸排放设备有时用于替代胸腔引流，因为它们允许患者更大范围的活动，这主要用于在门诊治疗的患者。
- 胸腔引流管的拔除应由有经验的医务人员根据流程来操作。

拓展阅读

[1] MacDuff A, Arnold A, Harvey J, et al. Management of spontaneous pneumothorax: British Thoracic Society Pleural Disease Guideline 2010. Available at: https:// thorax.bmj.com/ content/ 65/ Suppl_ 2/ ii18

第 19 章　肺栓塞
Pulmonary embolism

王若婧　译　　赵娟娟　校

一、定义

肺栓塞（pulmonary embolism，PE）是指部分或全部肺血管的阻塞。最常见的原因是来自远处的血栓脱落，如腿部。

（一）概述

每年 PE 的发生率是 10 万人中有 60～70 例，其中 50% 的患者来自住院患者或医疗护理机构，可能是由于活动不足。PE 仍然是英国孕产妇死亡的主要原因。

据估计，综合医院每年诊断出大约 50 例 PE 病例，但这个数字可能更低，因为许多是在尸检中发现的。据估计，大约 1% 的急诊入院可能是由于 PE（➲ 拓展阅读）。

由于 PE 导致的住院死亡率估计在 6%～15%。

（二）病因

大多数肺动脉栓塞源于下肢深静脉中形成的静脉血栓。也有来自其他部位如右心腔和骨盆的血栓。

非血栓性栓子，主要有脂肪、空气和羊水，但这些情况比较少见。

使个体易于形成静脉血栓及随后的 PE 的因素可分为三大类：瘀血，凝血通路的改变，血管壁异常。通常在大多数患者中存在，至少一个易感因素。

大多数可疑的肺栓塞是急性事件，尽管轻微或反复发作可能表现为更隐匿的心肺症状。

这些危险因素记录在表 19–1 中。

二、临床特征及评估

（一）临床特征

PE 最常见的临床特征具体如下。

- 呼吸困难。
- 呼吸急促（＞20 次 / 分）。

表 19–1　肺栓塞的危险因素

类　别	原　因
手术	• **腹部 / 骨盆手术** • **髋关节 / 膝关节手术** • 重症监护：手术后
下肢疾病	• **骨折** • 静脉曲张 • 脑卒中、脊髓损伤
恶性疾病	• 腹部、盆腔疾病 • 转移性 / 晚期疾病 • 化疗
心肺疾病	• 急性心肌梗死 • 严重呼吸系统疾病
产科疾病	• 妊娠 / 产褥期
其他	• 高龄 • **既往血栓性疾病** • 制动超过 1 周 • 凝血障碍 • 创伤 • 航空旅行 • 口服雌激素（如他莫昔芬） • 使用中心静脉导管 • 脱水 • 吸烟 • 肥胖 • 血栓栓塞性疾病家族史

注：粗体字表示更常见的原因

- 胸痛。
- 咳嗽。
- 咯血。
- 腿痛。
- 临床深静脉血栓形成。
- 突然气短（不常见）。

此外，还有一种被描述为“末日即将来临的感觉”（濒死感）。

某些临床特征的存在未必能支持 PE 的诊断，但某些症状的缺失则基本上可以排除 PE。约 90% 的病例中，存在呼吸困难和呼吸急促这两个最常见的表现，这两种症状再加上胸痛则是 97% 的病例中所存在的。其余病例要么有胸部 X 线改变，要么动脉氧分压下降。

大面积肺栓塞的症状，包括气短、休克、严重呼吸困难和右心衰竭。

（二）临床评估

对患者进行准确的临床评估很重要，包括准确的病史收集，以评估 PE 的可能性；注意是否存在明显的危险因素，是否有与血栓栓塞性疾病一致的体征和症状。这些发现可以用来预测 PE 发生的概率。

若较多体与 PE 的常见体征一致，则患者诊断 PE 可能性更大；主要是呼吸困难和（或）呼吸急促，伴有或不伴有胸痛和（或）咯血。

如果能够排除其他可能的疾病，同时又存在 PE 主要危险因素，则 PE 发生的概率很高；如果无法排除其他疾病或 PE 的主要危险因素不存在，那么诊断为 PE 的概率中等；如果无法排除其他疾病而 PE 的主要危险因素又不存在，那么发生 PE 的概率是低的。

必须定期对 PE 发生风险进行评估，从而引导进一步必要的检查，但要避免不必要的检查。对于中 / 高风险的患者来说，D– 二聚体检测是不必要的，因为患者需要进行通气 / 灌注扫描和（或）计算机断层扫描、肺动脉造影（computerized tomography pulmonary angiography，CTPA）。

三、辅助检查

对 PE 的诊断，需要包括以下部分或全部的检查。

（一）胸部 X 线检查

PE 的胸部 X 线改变缺乏特异性，约 40% 的病例可见少量积液。其他表现包括肺动脉节段性塌陷、中央肺动脉膨隆（Fleischner 征）、膈肌半抬高、血管标记缺失（Westermark 征）和局灶性浸润。胸部 X 线也有助于排除其他病变，如左心室衰竭、气胸、肺炎或肺癌。

（二）心电图

PE 患者心电图常发生改变，但可能是非特异性的；最常见的改变是窦性心动过速，也可看到心房颤动、右束支传导阻滞、ST 段改变和（或）T 波倒置。大的肺栓子可能导致右心劳损的迹象。心电图有助于鉴别其他疾病，如心包疾病或心肌梗死。

（三）动脉血气分析

由于肺栓塞的特点是 VQ 比值的不匹配，由于过度通气，常可看到生理性分流、缺氧和低碳酸血症。如果栓子引起循环障碍，可能会出现代谢性酸中毒。但在青壮年的患者中动脉血气也有可能是正常的。

（四）D– 二聚体检测

血浆 D– 二聚体检测是一种简单的血液检测方法，在诊断和排除 PE 中具有重要作用。主要是进行交联纤维蛋白二聚体的检测。在急性栓塞者中，该值异常很常见（＜200）。然而，D– 二聚体也会在一些其他情况下升高，包括感染和创伤。

这项测试的价值在于，如果 D– 二聚体＜200，基本可以排除 PE 的诊断。但是如果临床上已经高度怀疑为 PE，D– 二聚体的阴性检测结果对于诊断没有参考价值。

（五）VQ 扫描

VQ 扫描包括静脉注射放射性同位素和吸入不同的放射性同位素，以比较通气与血流灌注的比例。VQ 扫描通常应在症状出现后 24h 内进行，因为超过这个时间，许多扫描结果已恢复正常；超过一半的患者在 1 周内可恢复正常。VQ 扫描对胸部 X 线片正常的患者是有辅助诊断价值的。

扫描报告会结合患者的临床情况，并结合最近高质量胸部 X 线记录，报告是否诊断为 PE 的低、中或高的概率，因为这些结果需要与临床表现相关。

尽管在临床怀疑 PE 的大多数患者中，VQ 扫描的正确识别率非常高，但其仍有局限性。由于许多呼吸系统疾病的存在，包括先前出现过 PE、COPD、肺纤维化和肺肿瘤，那么解读出来的结果可能不准确甚至会误导。左心室衰竭也可引起肺灌注的局部变化。在这些情况下，计算机断层扫描与肺血管造影是优选的。

（六）计算机断层扫描肺血管造影（CTPA）

CTPA 对 PE 具有较高的敏感性和特异性，被认为是诊断 PE 的金标准。使用 CT 可以识别和确定位于肺动脉中央和第二至第四节段的非侵入性肺栓塞。

主要缺点是由于血管直径较小，CTPA 不能检测到亚节段性肺动脉栓塞，并且在此水平以下的血管和血栓增强不足。值得怀疑 VQ 扫描和肺动脉造影时也是如此。

亚节段性栓塞的临床意义值得怀疑，只有 1.6% 的亚节段栓塞患者在 6～12 周会进展为有症状的 PE。CTPA 还有其他优点，它可以确定血栓的存在时间，并鉴别其他类似 PE 临床表现的疾病，如肺炎、气胸或主动脉夹层。

CTPA 的操作快捷，很少需要进一步的检测或成像；当排除 PE 时，它可以提供另一种诊断。然而，需要专科医生来解读报告。

四、治疗

抗凝是治疗的主要手段。除非有禁忌证，如果有高度或中度怀疑 PE 存在，应在进一步的检查结果出来之前启动肝素抗凝。

一般使用标准肝素和低分子量（low-molecular weight，LMW）肝素，除非需要早期快速逆转血高凝的效果。LMW 具有抗凝快速、可预估疗效、易于皮下给药、注射剂量固定、无须实验室检测等优点。在引入华法林治疗期间继续使用肝素，直到达到充分的抗凝效果，一旦国际标准化比值（international normalized ratio，INR）在 2.0～3.0 治疗范围内，肝素即可停用。

直接口服抗凝药（direct oral anticoagulant，DOAC）也被用于 PE 的治疗，不需要反复的监测。与患者讨论两种治疗方法的优缺点，并允许他们参与方案的选择，更有利于提升用药的依从性。

如果引起静脉血栓栓塞的危险因素是暂时的，（例如手术后），那么 6 周～3 个月的抗凝治疗足以防止复发。抗凝治疗的持续时间越长，在减少血栓方面的好处就越大，但要注意平衡出血的风险。PE 首次发作通常只需要 3～6 个月的治疗。复发性栓塞，可能需要终身抗凝。

（一）其他治疗措施

溶栓（使用链激酶或尿激酶）、肺栓塞切除术和下腔静脉过滤器（dinferior vena cava，IVC）可用于治疗肺动脉栓塞，但并不常用，通常前两者用于大量 PE，而后两者用于复发性多发性肺栓塞的患者。

（二）高流量氧疗

对怀疑患有 PE 的患者通常给予高流量氧疗；应遵守常规的用氧注意事项（➔第 14 章的“氧

气输送装置：低流量设备 2”）。

五、护理

由于肺栓塞的共性，护士可能会在多个层面上接触疑似和确诊肺栓塞的患者。

（一）临床评估

护士可能是肺栓塞患者的第一线接触者；他们需要了解出现的症状，以便及时开始治疗和管理。在某些情况下，护士可能会进行临床评估和初步调查。

（二）门诊患者深静脉血栓管理计划

许多地区已经建立了以门诊患者为基础的支持患者的计划，并且可能由护士管理。持续监测患者的国际标准化比值非常重要。

（三）信息与支持

患有肺栓塞的患者将需要有关处方药和相互作用、剂量目的、给药时间和不良反应的信息。有关预防措施和生活方式改变的信息对于持续管理也很重要。

拓展阅读

[1] British Thoracic Society Standards of Care Committee, Pulmonary Embolism Guideline Development Group. British Thoracic Society guidelines for the management of suspected acute pulmonary embolism. Thorax 2003;48:470-484.
[2] British Thoracic Society. Suspected acute pulmonary embolism: a practical approach. *Thorax* 1997;52:S1-24.

第 20 章　肺动脉高压

Pulmonary hypertension

李　琴　译　　刘洁珍　校

肺动脉高压（pulmonary hypertension，PH）是一种经常被误诊的肺部疾病，作为原发性特发性疾病或作为大量呼吸系统和心脏疾病的并发症发生。肺动脉高压主要是由血管阻力增加、肺血流量增加或肺静脉压升高所致。肺动脉高压也可能在有或没有可识别原因的情况下发生。它以前被认为是一种罕见的疾病，具有不断进展的病程和较少的治疗选择的特点。然而，越来越多的人认识到它与其他病症有关，并且最近的进展导致了有效疗法的开发。这已将注意力集中在进行早期和准确的诊断上。尽管最近取得了这些进展，但重要的是要考虑到它仍然是一种令人担忧的预后不良的难以治愈的疾病。肺动脉高压描述了许多导致呼吸困难、运动能力减退、因右心衰竭而导致的死亡的恶性疾病。右心衰竭或肺心病是许多肺部疾病的病理诊断，但最常见的原因是继发于慢性阻塞性肺疾病，占肺心病的 90%。肺动脉高压在 COPD 和严重的 COPD 之间的发病率为 5%～40%，并且与该疾病的死亡率增加明显相关（➔ 第 9 章）。

一、定义

肺动脉高压定义为静息状态下平均肺动脉压力（mean pulmonary artery pressure，MPAP）≥25mmHg 或运动时 MPAP＞30mmHg。静息状态下正常的 MPAP 为 14mmHg，2015 版 ESC/ERS 指南指出，肺动脉高压的诊断与治疗还增加了肺动脉楔压≤15mmHg 及肺血管阻力（pulmonary vascular resistance，PVR）＞3WU 作为必要条件。

世界卫生组织对肺动脉高压进行了分类并确定了五个主要类别（框 20–1），这种分类说明了确定肺动脉高压的原因在定义治疗中的重要性。例如，动脉性肺动脉高压患者可以通过选择性肺动脉血管扩张药得到改善（框 20–2）。然而，这些相同的药物可导致肺静脉高压患者出现肺水肿。

肺动脉高压是一种在诊断、准确分类和治疗上具有挑战性的疾病。从出现症状到诊断通常有长达 3 年的延迟。对于因更常见的呼吸困难原因而接受治疗且病情未能稳定或改善的患者，应检查是否存在肺动脉高压，这一点很重要。它很少在常规的医学体检中发现。即使在晚期，疾病的症状也可能会与其他影响心脏和肺部的疾病相混淆。因此，从出现肺动脉高压症状到做

框 20–1　2015 版 ESC/ERS 肺动脉高压指南

- 动脉性肺动脉高压
- 左心疾病所致肺动脉高压[1]
- 肺部疾病和（或）低氧血症所致肺动脉高压
- 慢性血栓栓塞性肺动脉高压（chronic thromboembolic pulmonary hypertension，CTPEH）
- 其他组

1. 在这些情况下，治疗最好针对潜在疾病，通常这些患者不需要专科评估

引自 Galiè N, Humbert M, Vachiery J-L et al. (2015)‘2015 ESC/ERS Guidelines for the diagnosis and treatment of pulmonary hypertension’.Eur.Resp.J.46:903-975.

框 20–2　动脉性肺动脉高压

特发性肺动脉高压

- 特发性
- 遗传性

与以下疾病相关

- 胶原血管病
- 门静脉高压
- 先天性心脏病
- HIV 感染
- 药物 / 毒物
- 新生儿持续性肺动脉高压
- 伴有明显的静脉或毛细血管受累的动脉性肺动脉高压

出明确诊断之间可能要经过很长时间。

诊断过程目前需要侵入性检查，治疗有效但通常很复杂。直到 20 世纪 80 年代引入移植术之前，还没有专门针对肺动脉高压的治疗方法。已经被开发出的新的治疗方法已被证实可以改善肺动脉高压患者的症状和生存率。患有严重疾病的患者在接受支持治疗后的 5 年生存率仅为 27%，而在接受某些靶向治疗后可增加至 54%。这些治疗通常很复杂，使用它们需要大量的专业知识。

二、流行病学、诊断和分类

（一）流行病学

虽然特发性肺动脉高压不常见，但与其他疾病相关的肺动脉高压并不少见。对肺动脉高压的认识正在增加，估计患病率为 20/100 万～50/100 万。据估计，英国每年约有 50 例新发病例。它对女性的影响往往大于男性（男女性别比 =2.3 : 1）。特别是对育龄期女性。确诊后的中位数生存期为 2.8 年。现在越来越多地认识到肺动脉高压与其他疾病相关，如系统性硬化症、先天性心胜病和 HIV 感染。

（二）病理生理学

肺动脉高压的特点是肺血管阻力增加，右心负荷增加。在肺动脉高压中，典型的变化见于小动脉内侧平滑肌肥大、血管内膜增厚或纤维化，伴有原位纤维化，在某些情况下还可见丛状病变。

（三）诊断与分类

肺血管疾病症状的非特异性和体征的不易察觉性常常延误诊断。

（四）功能分类

一旦诊断出肺动脉高压，患者将被按照纽约心脏病协会开发的功能分类系统进行分类。它是基于患者关于他们舒适地活动强度的报告。

- 1 级：正常工作时无呼吸困难的心脏病。
- 2 级：呼吸困难导致活动轻微受限。
- 3 级：呼吸困难导致活动明显受限。
- 4 级：休息或轻微运动时呼吸困难。

三、临床特征和调查

（一）临床表现

肺动脉高压的早期症状是非特异性的，包括劳力性呼吸困难、头晕、虚弱和疲劳，通常是轻微的，并且在许多其他情况下很常见。在休息时，通常没有症状，也没有明显的疾病迹象。肺动脉高压通常只有在检查并排除其他情况后才能被诊断。与肺动脉高压相关的症状的非特异性意味着不能仅根据症状来进行诊断。需要进行一系列的检查才能做出初步诊断。

肺动脉高压的主要症状是呼吸困难，因为右心无法在运动时充分增加心输出量。最初症状可能是轻微的，但会逐渐加重，后来可能伴有胸痛（通常类似于心绞痛）和晕厥，通常在运动时出现。随着右心衰竭的加重，通常会出现足踝肿胀、腹胀和全身疲劳的症状。极少数情况下，咯血、声音嘶哑和心律失常也可能是肺动脉高压的特征。

（二）检查

对疑似 PH 患者的检查包括排除其他导致 PH 的潜在病因。它还将包括疾病的严重程度的评估以判断预后和治疗。

大多数有严重呼吸困难的患者会寻求医疗建议并进行一些检查。可能提醒存在 PH 的关键基础检查具体如下。

- 心电图：可以正常，但在有症状的 PH 中，90% 的病例是异常的。常见的异常范围从窦性心动过速到明显的右心室肥大和劳损。右束支传导阻滞也很常见。
- 胸部 X 线：可以是正常的，常见的异常是肺动脉段凸出，在 PH 和心脏肥大中外周血管的“残根”征。
- 肺功能测试：患者可能有轻微的限制性或阻塞性通气功能障碍，但如果原因主要是呼吸，呼吸困难的程度明显大于单独肺功能测试所预期的。
- 经胸超声心动图（transthoracic echocardiogram，TTE）仍然是最重要的非侵入性的筛查工具，右心导管检查（right heart catheterization，RHC）是诊断的金标准，是确诊的必要条件。

如果怀疑有明显的 PH，则应将患者转诊至专科中心进行进一步检查和评估。由左心问题和潜在呼吸系统疾病引起的 PH 患者最有效的治疗是解决根本原因。这些患者通常不需要专科评估，尽管人们对 PH 并发呼吸系统疾病的治疗重新产生了兴趣。例如，在与间质性肺疾病或结节病相关的严重 PH 患者中，特定的肺动脉血管扩张药可能是有价值的。

四、评估和重点检查

（一）进一步评估

英国目前有八个专业的 PH 中心。这些中心的设立旨在为疑似 PH 患者提供高质量、一致的专科诊断和管理，以改善发病率和死亡率、功能能力和生活质量。

一旦转诊至专科中心，其目标具体如下。

- 确认或排除 PH 诊断。
- 评估疾病严重程度。
- 确定疾病病因。
- 在患者的同意下制订教育管理计划。

（二）重点检查

当疑似 PH 的患者转诊时，通常需要进行侵入性检查（RHC）以确定诊断并提供重要的预后信息。通常进行血管扩张药激发试验以评估肺循环的血管反应性。进一步的检查见表 20–1。

初步评估包括许多非侵入性检查。最重要的是，患者能够与包括医疗、护理和相关人员在内的多学科团队成员会面。它提供了一个理想的机会，可以向患者及其家人 / 朋友提供有关疾病的信息，并尝试回答患者可能对他们的诊断提出的一些担忧。

（三）临床检查

1. 呼吸系统

➲ 第 5 章的“呼吸功能测试”。

- 室内空气中的动脉血气。
- 肺功能包括 FEV_1、FVC、肺总量、单次呼吸氦气稀释体积（VA）、一氧化碳弥散量（TLCO）、一氧化碳转移系数（KCO）。
- 胸部 CT。
- 核素肺通气 / 灌注显像。
- 夜间血氧饱和度监测。

2. 心脏病学

- 心电图。
- 次极量运动试验（6min 步行或穿梭步行试验）。
- 心导管检查（包括具有饱和度和血流动力学的 RHC，酌情进行急性肺血管反应性试验）。

3. 血液学检查包括

- 常规生化和血液学。
- 血栓形成筛查。
- 甲状腺功能。
- 自身免疫筛查。
- 肝炎血清学。

表 20-1　影像学检查在肺动脉高压评估中的应用

检　查	说　明
胸部 X 线	可能表现为心腔增大、肺动脉扩张、肺灌注不足和实质性肺病的证据
高分辨率 CT	可能表现为弥漫性肺实质病变，马赛克灌注（肺血管栓塞或血栓形成的一种迹象，但还有其他原因如空气栓塞），以及肺静脉高压的特征
CT 肺动脉造影	用于检查肺动脉肿大和充盈动脉缺陷，检测支气管循环扩大
核素肺通气 / 灌注显像	在识别慢性肺血栓栓塞上比 CT 肺血管造影敏感性高，但当存在潜在的肺实质病变时帮助性不大
通过直接肺动脉注射行选择性肺血管造影	慢性肺血栓栓塞鉴别的金标准，但可能被 MRI、血管造影或多层螺旋 CT 替代
超声心动图	肺动脉高压筛查工具的选择，检测心脏疾病（先天性、心肌性、瓣膜性、腔内血栓或肿瘤）
心脏 MRI	右心室显像的最佳检查，有助于描述先天性心脏缺陷和肺循环
腹部 B 超	用于肝脏疾病和疑似门脉高压症的检查

- 血清 ACE。
- HIV。

五、治疗

如果可以发现潜在的疾病或病症，则该疾病或病症的治疗应该是整体 PH 护理的一部分。目前尚无治愈PH的方法，但对这种疾病如何发展的理解的进步意味着现在有可用的治疗方法，理想情况下，PH 患者的治疗最好在专科中心进行。他们在启动、持续使用和监测靶向药物治疗、患者教育和支持所需的基础设施方面拥有丰富的经验。许多用于治疗 PH 的药物都很复杂且非常昂贵。他们在选择患者进行手术治疗和手术时机方面也具有专业知识。这些患者的治疗具有挑战性，但通常是有益的。

任何慢性疾病（尤其是快速进展的疾病）管理的核心是患者参与。对肺血管疾病的病理生理学进行清楚的解释有助于患者理解为什么他们会呼吸困难，以及在什么情况下他们最有可能昏迷等。这有助于患者获得对疾病的控制。

PH 的标准支持治疗包括抗凝药（华法林）、利尿药、钙离子通道阻滞药和氧疗。建议使用华法林进行慢性抗凝以预防血栓形成，并且在回顾性研究中已证实可以延长 PH 患者的生命。由于肺血流缓慢、右心腔扩张、静脉功能不全及相对缺乏运动，PH 患者容易发生血栓栓塞。建议保持国际标准化比值在 2.0～3.0。如果华法林不合适，也可以使用其他抗凝药。钙通道阻滞药，如硝苯地平、氨氯地平和地尔硫䓬，可作为血管扩张药。与无反应的患者（5 年存活率 55%）相比，约 25% 的原发性 PH 患者会出现急性反应，肺血管阻力显著下降，并且存活率显著提高（5 年存活率 95%）。钙通道阻滞药的推荐剂量高于通常推荐用于治疗系统性高血压或心绞痛的剂量。地高辛经常被开处方，因为它已被证明可以减慢发生房性心动过速的 PH 患者的心室率。由于缺氧是一种有效的肺血管收缩剂，因此识别和逆转低氧血症至关重要。低流量补充氧疗可延长低氧血症患者的生存期。利尿药用于控制和管理这些患者的心力衰竭。

用于治疗 PH 的特定靶向疗法

目前将这些药物分为三类。

1. 内皮素受体拮抗药：内皮素通过对肺血管系统的作用参与 PH 的发病机制。发现 PH 患者内皮素水平升高，内皮素水平与疾病严重程度和预后直接相关。内皮素受体拮抗药（endothelin receptor antagonist，ERA）是口服治疗药物，可以单独阻断 ETA 受体或同时阻断 ETA 和 ETB 受体。这些药物包括安立生坦、波生坦和马昔腾坦。安立生坦和波生坦可引起肝毒，因此需要每月监测肝酶。它们已被证明可以提高 PH 患者的运动能力，降低临床恶化率，提高生存率。

2. 前列环素类似物：这些药物将通过连续静脉输注或皮下注射或通过间歇雾化输送。迄今为止，口服药物的效果有限。这是一种可以放松肺部血管，减轻肺部血管内瘢痕形成和细胞生长的过程，从而防止进一步狭窄的强效血管扩张药。它们还可帮助增加心输出量和氧饱和度。它们已被证明可以提高 PH 患者运动耐力并延长生存期。历史上，这些药物被用作移植的桥梁，但现在已成为移植的替代品。虽然这组药物在治疗这种破坏性疾病方面发挥着重要的作用，但它们的给药可能很复杂，并且需要经验丰富的 PH 临床人员选择适当的患者以避免潜在的重大并发症。

3. 磷酸二酯酶 5 抑制药：它们通过阻止环磷酸鸟苷（cyclic guanosine monophosphate，cGMP）水平的降低来诱导血管平滑肌细胞的松弛和增生受益而发挥药理作用。它们是强效的血管扩张药。此类治疗 PH 最常用的药是枸橼酸西地那非和他达拉非。它们的作用是放松全身血管中的平滑肌，从而增加血流量。

六、护理和建议

PH 患者的护理是针对患者的症状做出反应，解释疾病和治疗方法，以及进行最佳支持性护理。PH 显然是一种预后不良的疾病实体，患者及其照顾者面临着不良的预后。简单的建议可以帮助缓解症状。如果病情进展迅速或为了缓解呼吸困难等令人痛苦的症状，应将患者转诊至当地的姑息治疗服务机构。

给 PH 患者的建议

- 在症状限制范围内尽可能保持运动。考虑转诊至肺康复。
- 尽可能避免妊娠。应告知患者妊娠的高风险，如果他们妊娠，建议与产科医生、PH 团队密切合作。
- 通过计划他们的日常活动和节奏来保存精力。
- 规律饮食。
- 避免吸烟和饮酒。
- 避免感染，建议注射流感和肺炎球菌疫苗。
- 确保良好的口腔卫生。
- 遵医嘱服用药物，包括吸氧。

- 不要害怕寻求建议或社会心理支持。
- 提前做好出行准备，没有足够的氧气补充时避免海拔超过 500～2000m。
- 告知患者及其家属、照顾者有关自助团体的相关信息，如英国肺动脉高压协会和英国肺部基金会（British Lung Foundation，BLF）。

拓展阅读及网站

[1] The Joint Task Force for the Diagnosis and Treatment of Pulmonary Hypertension of the European Society of Cardiology (ESC) and the European Respiratory Society (ERrS). 2015 ESC/ ERrS Guidelines for the diagnosis and treatment of pulmonary hypertension.
[2] British Lung Foundation. Available at: https:// www.blf.org.uk
[3] PH Association. Available at: https:// www.phassociation. org
[4] PHA UK. Available at: https:// www.pha-uk.com

第21章　无创通气

Non-invasive ventilation

李　琴　柯彩霞　译　　刘洁珍　刘琼慧　校

无创正压通气（non-invasive positive pressure ventilation，NPPV）是一种有效的通气辅助形式。它在20世纪初被首次使用；此后，人们对其在治疗2型（高碳酸血症）呼吸衰竭中的作用越来越感兴趣。

在过去的20年中，NPPV在慢性阻塞性肺疾病急性加重的管理中发挥了重要作用，但它的使用不仅限于COPD脱机支持患者。最初，NPPV主要用于支持患有神经肌肉疾病、脊髓灰质炎和肺水肿的患者。之后，许多不同的患者群体被发现受益于NPPV，包括需要桥接移植前、术后呼吸支持及机械通气脱机支持的患者。NPPV也越来越多地用于支持脊柱损伤患者。

NPPV在最近的文献中被描述为无创通气，这些术语在本章中可以互换使用。

一、呼吸衰竭

急性呼吸衰竭常见于所有急性环境。它可分为1型（低氧血症）和2型（高碳酸血症）。前者通常通过氧疗和治疗基础疾病来控制。如果1型呼吸衰竭严重且需要通气，则通常使用持续气道正压通气，尽管最近研究表明使用无创通气（non-invasive ventilation，NIV）治疗低氧血症有一些好处。

许多患有神经肌肉疾病和慢性呼吸系统疾病的患者每天都会出现慢性呼吸衰竭；NIV对这些患者的整体管理产生了显著影响，尤其是在减少住院方面。

大多数试验支持使用NIV治疗伴有高碳酸血症的低氧血症性呼吸衰竭，尤其是在COPD患者中。如果严重呼吸困难时没有呼吸机支持，无法维持稳定的$PaCO_2$（正常或持续升高），则会发生高碳酸血症性呼吸衰竭。

高碳酸血症性呼吸衰竭患者可能会出现以下症状和体征。

- 严重呼吸困难。
- 疲劳。
- 嗜睡。
- 中枢性发绀。

- 高碳酸血症潮红。
- 可能的胸痛。

临床上，这些患者的心血管症状可能稳定，但也可能有心动过速，尤其是在接受β- 肾上腺素能受体激动药（如沙丁胺醇）治疗的情况下。SpO_2 监测会显示缺氧（通常<90%）。动脉血气分析应在无吸氧或患者的常规家庭治疗中进行，但是如果患者病情严重，则可以在患者吸氧的情况下进行动脉血气分析，在观察结果时应考虑到这一点。

了解这些症状和体征非常重要，因为它们将帮助快速识别重症呼吸道患者。

二、呼吸机和接口

有几种类型的呼吸机可用于急症。这些设备从完全可以为患者提供足够呼吸支持的大型呼吸机（在重症监护病房上看到的机器）到用于病房或家庭环境的小型便携式呼吸机。

可用的呼吸机类型具体如下。

- 容积辅助控制呼吸机将设定的容量输送给患者。
- 压力辅助控制呼吸机，可以是正压或负压。正压呼吸机提供容量或压力支持。负压呼吸机通过胸壁辅助吸气，通过肺部的弹性回缩呼气。
- 双水平辅助自主呼吸呼吸机，在选定的吸气和呼气正压（IPAP 和 EPAP）之间提供压力支持。

英国胸科学会关于 NIV 的指南表明，双水平辅助自主呼吸呼吸机可能是提供 NPPV 的最佳机器，因为它们易于使用，而且购买和运行起来相对便宜。

所有希望提供全面 NIV 服务的设置应确保压力和容量控制机器都可用于治疗可能对一种方式，比另一种更有效的复杂患者。

用于管理急性呼吸衰竭的 NIV 呼吸机应提供以下功能。

- 压力控制。
- 压力支持高达 35cmH_2O。
- 能够支持至少 60L/min 的吸气流量。
- 辅助控制和双水平压力支持模式。
- 至少呼吸 40 次 / 分的速率能力。
- 敏感流量触发器。
- 断线报警。

NIV 接口有多种形状和尺寸，但基本上是以下类型。

- 鼻罩（各种面部模具可供选择）。
- 全面罩（面部外伤患者也可使用全面罩）。
- 鼻枕。

重要的是所有种类的 NIV 接口都可供使用。对于急性呼吸衰竭的初始管理，全面罩是首选，因为它可以帮助在极度呼吸窘迫时可能用口呼吸的患者。如果需要，一旦患者稳定下来，就可以将其更换为鼻罩，这是理想的，因为它不会影响患者的视力。

安装接口时请记住以下要点。

- 适当尺寸。

- 适合患者。
- 最小泄漏。
- 没有破损区域，如果有的话，请说明所涉及的区域。
- 患者依从性，可以通过护理的方式获得。这可能需要一些时间。

三、使用适应证

根据 BTS 指南，NIV 可以分为三个级别使用。

- 将考虑在气管插管前采取有助于患者通气的保护措施。
- 如果 NIV 失败，则尝试插管。
- 作为不适合插管患者的治疗首选。

框 21–1 强调了所涉及的关键原则，以及何时考虑启动 NIV。

框 21–1　何时使用 NIV

患者

- COPD。
- 胸壁畸形、神经肌肉疾病、失代偿性 OSA。
- 心源性肺水肿，对 CPAP 无反应。

血气分析

- 呼吸性酸中毒（$PaCO_2$>6.0kPa，pH<7.35kPa），尽管进行了最大限度的药物治疗和适当的控制氧疗，但酸中毒仍持续存在。请注意，pH<7.25 的患者反应较差，应密切观察患者的病情变化与需求，或置于 ICU 中进行看护。
- 低 A-a 氧梯度（对于严重危及生命的低氧血症患者，可通过气管插管进行更有效的救治）。

临床状态

- 病重但未濒临死亡。
- 能够保护气道。
- 有意识且可以合作。
- 血流动力学稳定。
- 没有过多的呼吸道分泌物。
- 并发症较少。

排除禁忌证

- 面部烧伤 / 外伤 / 近期面部或上呼吸道手术。
- 呕吐。
- 持续上呼吸道阻塞。
- 未引流的气胸。

发病前的状态

- 恢复到患者可接受的生活质量的可能性。
- 考虑到患者的意愿。

经 BMJ Publishing Group 许可转载，引自 British Thoracic Society Standards of Care Committee (2002) ‘BTS guidelines on non-invasive ventilation in acute respiratory failure’.Thorax 57:192-211.

在开始 NIV 尝试之前，应做好气管插管、护理配合和患者好转的准备。这应该清楚地记录在患者的医疗记录中。

临床上，NIV 试验适用的标准如下。

- COPD 急性加重或支气管扩张的患者，表现为持续性呼吸性酸中毒（pH＜0.35kPa，$PaCO_2$＞6.0kPa），尽管有最大限度的医疗管理和氧气供应。
- CPAP 治疗无效者（术后、肺炎、移植后呼吸衰竭、心源性肺水肿），只在 ICU 使用。
- 胸壁畸形或神经肌肉疾病引起的急慢性呼吸衰竭患者。
- 作为 ICU 脱机时的辅助。

四、禁忌证

随着对 NIV 治疗急慢性呼吸衰竭的研究不断深入，新的指南可能会被应用。

为使 NIV 成功，开始前应考虑遵循以下禁忌证。

（一）绝对禁忌证[1]

- 严重面部畸形。
- 面部烧伤。
- 持续上呼吸道阻塞。

（二）相对禁忌证

- pH＜7.15（pH＜7.25 和其他不利特征）。
- 意识模糊 / 躁动。
- 认知障碍（需要加强观察）。

五、护理和监测

护理和监测是成功实施 NIV 服务的关键。开始 NIV 的患者最初可能需要大量的心理护理，以确保他们能够耐受干预和呼吸支持。如果有足够的时间支持患者，使用 NIV 的成功概率会更大。

可能有误吸的风险，继发于胃扩张和呕吐。如果 NIV 长期使用，则有发生脱水、营养摄入不良和鼻梁、下巴压疮的风险。如果患者血流动力学不稳定，严格监测对 NIV 的安全实施至关重要。

如果进行基本的日常护理，这些可能的并发症是可以避免的。

- 常规血压、脉搏、SpO_2 和呼吸观察（15～60min）。
- 每小时进行血气分析。
- 定期摘掉面罩 / 鼻罩（最好每小时摘掉一次），以确保充分补水和咳痰。
- 可能插入鼻胃管。
- 如果实施了气管切开术应定期进行气管切开术护理。

---

[1] British Thoracic Society. The BTS/ICS Guideline for the ventilatory management of acute hypercapnic respiratory failure in adults. *Thorax* 2017; 71 (Suppl 2):ii1-35.

- 用于支气管扩张药治疗的雾化器。
- 定期检查 NPPV 输送和胸腔引流。

如果患者出现过多分泌物，应转诊进行定期呼吸理疗，以帮助将其清除。

如果做得够多且有同理心，对患者开始 NIV 治疗相对简单。安抚很重要，因为能否成功取决于患者的依从性。框 21–2 强调了在患者身上启动 NIV 的重要阶段，框 21–3 是机器设置的建议设置。

框 21–2　如何设置 NIV

- 如果 NIV 试验失败，与高级医护人员讨论后决定治疗方案，并记录在医疗记录中。
- 决定 NIV 试验的实施地点（HDU/ICU 或呼吸科病房）。
- 考虑通知 ICU。
- 向患者解释 NIV。
- 选择适合患者的面罩，并将其固定在合适的位置。
- 呼吸机设置（框 20–3）。
- 连接脉搏血氧仪。
- 在最初的几分钟内将面罩放在适当的位置。
- 用带子和头罩固定好面罩。
- 几分钟后重新评估。
- 必要时调整设置。
- 如果 SpO_2＜85%，则增加氧流量。
- 指导患者如何取下面罩及如何求助。
- 临床评估以及 1～2h 重复动脉血气分析。
- 如果需要，调整设置 / 氧气。
- 如果 $PaCO_2$ 和 pH 在 NIV 最佳设置下 1～2h 后恶化，则制订替代管理计划。如果没有改善，考虑继续使用 NIV，并在 4～6h 后重新评估动脉血气分析。如果 $PaCO_2$ 和 pH 在 4～6h 没有改善，则实施替代管理计划。

引自 British Thoracic Society.The BTS/ICS Guideline for the ventilatory management of acute hypercapnic respiratory failure in adults.Thorax 2017; 71 (Suppl 2):ii1-35.

框 21–3　COPD 急性高碳酸血症呼吸衰竭患者双水平气道正压通气的典型呼吸机设置

- 模式：自发 / 定时 EPAP4～5cmH_2O。
- IPAP12～15cmH_2O（在允许的范围内增加到 20cmH_2O）。
- 触发最大灵敏度。
- 呼吸频率每分钟 15 次。
- 吸呼比为 1∶3。

引自 British Thoracic Society.The BTS/ICS Guideline for the ventilatory management of acute hypercapnic respiratory failure in adults.Thorax 2017; 71(Suppl 2): ii1-35.

六、服务提供

每个机构都是不同的，因此适用于无创通气的环境也会有所不同。专科中心可能具备在几个临床领域提供无创通气的专业知识；而更多的综合医院可能要求在一个指定的环境中提供无创通气。提供的服务类型取决于以下方面。

• 谁主导无创通气服务：医生、麻醉师、临床物理治疗师、呼吸生理学家、顾问护士或理想情况下通过多学科团队。

• 临床护士的技能。

• 为启动和提供护理的人员培训。

• 为并发症提供的支持。

• 一旦确诊，必须定期检查患者的依从性，复查血气分析，补充耗材。基本上，临床团队的任何成员都可以主导、提供和管理该服务。但是，为提供有效的服务团队，所有成员都应该发挥积极作用。即使护理人员不决定机器的设置，他们也必须对无创通气患者的护理有良好的理解和能力。咨询护士和理疗师等专家均可管理无创通气服务。在许多机构中，家庭无创通气是由呼吸生理学部门管理和提供的。这是理想的，因为他们可以在家里或在诊所看患者，在那里他们可以进行肺部检查，并在一个环境下评估有无必要使用无创通气。

七、结论

无创通气是一种必要的治疗方式，应该在所有急救中心使用。使用无创通气需具有强有力的证据基础，特别是在慢性阻塞性肺疾病急性加重和急性过渡到慢性过程中。一旦对患者进行了临床评估，制订了正式和可行的计划（包括确定治疗的上限）就可以开始无创通气了。

服务应由训练有素和有能力的临床医生或护士在适当和安全的环境中进行。临床医生和护士在实施无创通气时可以遵循规程和指导，给予患者舒适的体验。

拓展阅读

[1] British Thoracic Society. The BTS/ ICS Guideline for the ventilatory management of acute hypercapnic respiratory failure. Thorax 2017;71(Suppl 2):ii1-35.

[2] Cortegiani A, Russotto V, Antonelli M. Ten important articles on noninvasive ventilation in critically ill patients and insights for the future: A report of expert opinions. BMC Anestesiol 2017;17:122.

[3] National Institute for Clinical Excellence. Motor neuron disease assessment and management. NICE Guideline NG42, 2016. Available at: https:// www.nice.org.uk/ guidance/ ng42

[4] Plant PK, Owen JL, Elliott MW. Early use of non- invasive ventilation for acute exacerbatins of chronic obstructive pulmonary disease on general respiratory wards: a multicentre randomised controlled trial. Lancet 2000;355:1931-1935.

[5] Smith TA, Davidson PM, Jenkins CR, Ingham JM. Life behind the mask: the patient experience of NIV. Lancet 2015;3(1):8-10.

[6] Smith TA, Kim M, Piza M, et al. Specialist respiratory physicians' attitudes to and practice of advance care planning in COPD. A pilot study. Respir Med 2014;108: 935-939.

第 22 章 肺结核

Tuberculosis

柯彩霞 译 刘琼慧 校

世界卫生组织于 1983 年宣布结核病为全球突发卫生事件。自那时以来，已经确定了全球、国家和各级地方降低结核病发病率的目标。2015 年，英国国民医疗服务体系和英国公共卫生部启动了 2015—2020 年英格兰结核病合作战略，该国的结核病发病率有所下降。据估计，全球有 1/3 的人口感染了结核病；1/10 的感染者有发展为活动性结核病的风险。

结核分枝杆菌是包括牛分枝杆菌在内的分枝杆菌家族的一部分。牛分枝杆菌在人类中并不常见，尽管它经常感染牛和獾。

结核分枝杆菌可感染身体的任何器官，本章将集中讨论英国成年人肺结核的诊断、治疗和预防。

- 结核病是一种必须报告的疾病。
- 所有结核病患者都应该有一个指定的社会工作者。如果治疗护理计划有任何变化，必须立即通过电话联系社工。
- 所有患者都应由一名经常治疗结核病的呼吸或传染病医生照顾。
- 应与合适区域的微生物学相关实验室或该领域的公认专家讨论耐药结核病。

结核病的预防、控制和最终消除将为英国国家医疗服务体系、专员和公共卫生节省大量资金。有效的结核病护理旨在减少与诊断、治疗药物敏感和耐药结核病有关的总费用，并减少为防止更多病例而开展的公共卫生活动的费用。此外，它的目标是尽量减少该疾病对家庭和社区的更广泛的社会经济影响。

一、流行病学和病理生理学

- 在英国，公共卫生状况的改善及随后可用抗生素治疗结核病，导致结核病发病率在 20 世纪初下降。然而，结核病发病率在 20 世纪 80 年代和 90 年代继续上升。
- 2011 年，英国结核病发病人数达到 8280 人的峰值。之后，报告的结核患者数下降了近 40%，至 2017 年的 5102 人。9.2/10 万是英格兰有记录的最低结核病发病率根据世界卫生组织目前的定义（10/10 万以下被诊断为结核病），它现在被认为是一个低发病率国家。

- 结核病仍在城市流行，伦敦的发病率最高。
- 并非所有人口群体都经历了相同的下降趋势，下降比例最大的主要是不在英国出生的人群。
- 从症状出现到明确诊断延迟的人数比例仍然居高不下，对多种药物耐药的结核病患者的比例最近也没有下降。
- 不将结核病从鉴别诊断列表中排除仍然很重要，因为结核病可能影响任何人。

危险因素

结核病感染的高风险人群包括以下情况。

- 与传染性结核病患者密切、长时间和反复接触。
- 来自结核病高负担国家的移民（可在世界卫生组织网站上找到）。
- 曾在监狱中度过的人。
- 无家可归或有过无家可归的历史。

如果被感染，患结核病的风险很高。

- 免疫缺陷患者（包括 HIV 感染）。
- 接受类固醇治疗的患者。
- 滥用药物和酒精。

二、活动性肺结核的体征和症状

- 咳嗽持续超过 3 周，特别是在抗生素无法解决的情况下。
- 咯血。
- 无法解释的体重下降。
- 盗汗。
- 食欲不振。
- 流感样感觉。
- 胸痛。

在检查肺部疾病患者时，临床评估、病史及胸部 X 线都很重要（图 22-1）。更详细的计算机断层扫描或 MRI 扫描也可能有帮助。

三、调查

- 至少进行 3 次自主咳嗽的痰标本抗酸杆菌（acid-fast bacilli，AFB）检测。
- 如果在光镜下可以看到痰液中的杆菌，则该患者被归类为“涂片阳性”，并被视为具有传染性。
- 看不到杆菌并不能排除结核病。
- 所有的痰都应该送往实验室使用液体培养基进行培养，随后的生长被称为“培养阳性”。
- 如果患者不能自主地咳痰，则应进行支气管镜检查以获取样本。
- 诱导排痰必须在一个合适的环境中进行，如负压室。
- 进行血液检查。
  - ESR 和 CRP。

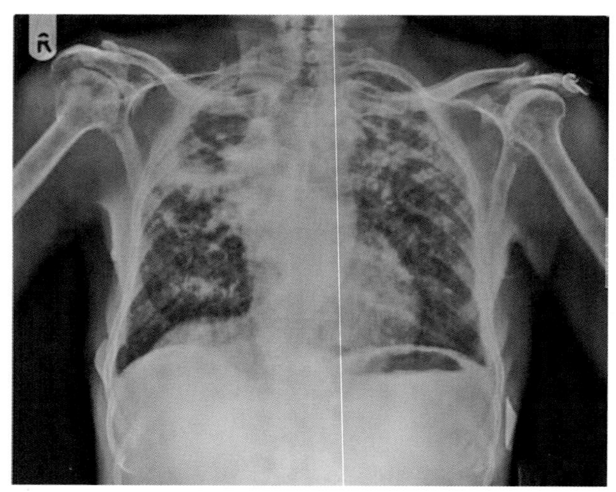

▲ **图 22-1　前后位胸部 X 线片显示右上区有一个大腔：这也与肺容量损失有关，表明纤维化。肺部的其他部分都有空气阴影，这与结核病相一致，空气阴影表明有活动性疾病**

经许可转载，引自 Stephen Ellis，Radiology Department，Barts and the London NHS Trust.

– 肝功能检查（liver function test，LFT）：如果患者接受抗结核治疗，需要在基线进行检查。

理想情况下，应在抗结核治疗开始之前将痰液标本送至实验室，除非患者病情严重。如果存在耐药菌，最初的药物敏感度检验显得尤为重要。

治疗阶段

- 应评估所有患者是否存在可能影响治疗依从性的因素。
- 在治疗开始 2 周后复查 LFT，如果出现任何肝脏毒性症状，则应紧急复查肝功能。
- 在开始使用乙胺丁醇时，应进行视力测试，包括基线色觉和视野，并记录在案。
- 痰液中未有抗酸杆菌生长并不能排除结核病。有临床反应的患者应继续治疗 6 个月。
- 如果未培养出分枝杆菌，而且胸部 X 线检查结果或症状均没有改善，需考虑耐药性情况或其他诊断。
- 所有被诊断为结核病的患者都应接受 HIV 检测。
- 结核病药物的大多数不良反应可以对症治疗。出现药物不良反应时患者应告知病例管理人员，以便获得相应支持。任何治疗变更都应该由负责患者结核病诊治的医生进行管理。
- 如果出现严重的不良反应，如肝脏毒性、呕吐不止、黄疸或红斑性荨麻疹时，应停止治疗。
- 如果出现严重的不良反应，请紧急转诊给负责患者结核病诊治的医生。分阶段重新引入结核病药物必须在医生的严密监测下进行。

四、标准药物治疗

英国指南（NICE 2016）建议所有新患结核病的患者均在开始时接受四联疗法。标准的结核病治疗至少持续 6 个月；阶段 1，使用 4 种药物治疗 2 个月；阶段 2，使用 2 种药物治疗 4 个月（英国国家药典，表 22-1）[1]。

表 22-1　结核病治疗推荐

药　物	体　重	剂　量
为期 2 个月的初始治疗阶段		
卫非特®（利福平、异烟肼、吡嗪酰胺）	≤40kg	每天 3 片
	41～49kg	每天 4 片
	50～64kg	每天 5 片
	≥65kg	每天 6 片
为期 4 个月的延续阶段		
利福平	<50kg	每天 450mg
	≥50kg	每天 600mg
异烟肼		每天 300mg
或作为联合用药		
卫非特®（利福平、异烟肼）	<50kg	每天 3 片卫非特®-150
	≥50kg	每天 2 片卫非特®-300

与乙胺丁醇的联合制剂可用于治疗。

在整个治疗过程中应监测体重。耐药性可由抗结核药物剂量不足引起，如果有任何关于治疗的疑问，应该咨询专家的意见。

服用异烟肼的患者建议常规服用吡哆醇（维生素 B_6），以预防周围神经病变的发生。

五、直接观察疗法

影响结核病治疗结果最重要的因素是患者坚持和完成规定疗程的能力。直接观察疗法（directly observed therapy，DOT）应被视为所有依从性差风险增加的结核病患者治疗开始时的照护标准。DOT 包括对服用抗结核药物的人进行监督，由受过训练的卫生专业人员或其他负责人在专业人士的支持下进行监督，由他们提供处方药物，并观察患者服用每一剂药物的情况。

虽然年龄、性别、种族、文化程度和社会经济地位等人口统计学因素不能准确预测依从性，但精神疾病、药物滥用（酒精和毒品）和无家可归通常可以预测不依从性。不依从性的最佳预测因素是患者既往存在不依从结核病治疗的情况。任何 DOT 照护计划都应以患者为中心，而不是以服务为中心。

英国大多数地区提供每周 3 次的 DOT 药物间歇性给药（表 22-2）。

表 22-2　直接观察疗法的间歇性用药

药　物	体　重	剂　量
为期 2 个月的初始治疗阶段		
吡嗪酰胺	＜50kg	2g，每周 3 次
	≥50kg	2.5g，每周 3 次
异烟肼		15mg/kg（最大 900mg），每周 3 次
利福平		600～900mg，每周 3 次
乙胺丁醇		30mg/kg，每周 3 次
为期 4 个月的延续阶段		
异烟肼		15mg/kg（最大 900mg），每周 3 次
利福平		600～900mg，每周 3 次

六、耐药性结核病

（一）单一耐药结核病

据估计，全世界约有 8% 的结核病患者对利福平敏感，对异烟肼耐药。这些情况下的治疗遵循世界卫生组织公布的治疗指南（2018）。

（二）多重耐药结核病（MDR-TB）和广泛耐药结核病（XDR-TB）

多重耐药结核病被定义为对异烟肼和利福平产生耐药，伴或不伴有对其他一线药物（first-line drug，FLD）的耐药性。

广泛耐药结核病是指至少对异烟肼和利福平，以及任何氟喹诺酮类药物和 3 种二线注射药物（阿米卡星、卷曲霉素和卡那霉素）产生耐药。

上述任何一种情况的抗结核药物治疗方案必须与结核专家共同决定。多重耐药结核病临床咨询服务是临床医生治疗多重耐药结核病患者的资源，可从以下网址获得：https://mdrtb.brit-thoracic.org.uk/WebPages/Login/frmLogin.aspx。

患者可因以下途径患耐药性结核病。

- 感染耐药菌（原发性感染）。
- 抗结核药物处方不当。
- 对结核病治疗的依从性差或不依从。

切勿将单一药物引入失败方案，应与区域微生物参考实验室或多重耐药结核病国家临床咨询服务中心共同讨论该病例。

七、妊娠

- 结核病在子宫内传播的风险非常小。
- 未发现结核病的药物治疗对胎儿的风险。

- 所有的妊娠患者都应服用吡哆醇。
- 不应使用链霉素。
- 利福平会降低联合口服避孕药的疗效，因而可使用其他治疗方法。
- 尽管在大多数情况下是可以进行母乳喂养的，但仍需与专家共同讨论决定。

八、护理

专科护士病例管理是对疑似或确诊的结核病例进行全面跟踪。病例管理需要多学科团队的协作。如果需求评估表明患者有临床和（或）社会方面的复杂需求，应提供更高水平的病例管理。

标准和强化的病例管理通常由结核病专科护士或（在低发病率地区）负责结核病的护士提供。英国指南（NICE 2016）[1] 规定，所有的结核患者都应该有一个容易联系的指定的关键工作人员。结核病专科护士将在整个治疗过程中为患者提供各方面的支持，并成为他们的第一联络人。所有的结核病患者都应该从诊断开始就知道如何接触到病例管理员 / 结核病专科护士。

除非有临床指征或社会情况需要，否则患者不应常规入院治疗。对于具有传染性的患者，建议在开始治疗后至少居家 2 周。如果他们对治疗有临床反应，并且痰液样本不再呈涂片阳性，那么在此之后，他们可能可以重新开始工作和社会活动。具体应向负责的临床医生和英格兰公共卫生局健康保护小组的工作人员征求建议。

所有疑似肺结核患者应在隔离间进行护理。疑似或已知的 MDR-TB 或 XDR-TB 患者应在负压环境下进行护理。如果患者需要离开隔离室，那么在室外必须戴上口罩。应严格遵守预防感染的措施，同时也要注意隔离和戴口罩可能对患者产生的心理和情绪影响。

九、接触者追踪

活动性肺结核患者的所有接触者应根据现行的国家指南进行评估 [1]。风险评估必须包括密切家庭接触者和社会接触者。每个个体的情况有所不同，评估将根据患者的传染性、环境状况及接触者的脆弱性进行。在英国，所有活动性肺结核病例都必须被报告和记录在强化结核病监测系统。主治医生有责任确保已进行上述报告和记录。

在大多数情况下，肺结核护理个案管理师将进行接触者追踪，与英国公共卫生署的健康保护小组联系，并安排适当的调查。

在某些高危情况下，如首例病例（传染性肺结核患者）是一名学生、一名卫生保健工作者、与同事有长时间的密切接触，或他们近期曾乘坐飞机长途旅行或曾是医院开放病房的住院患者，则应考虑进行更广泛的筛查。筛选方案中可能会有一些局部调整；但是，所有服务机构均被要求对每种情况进行风险评估，并通过肺结核队列审查评估报告筛查结果。

参考文献

[1] NICE. UK *TB Clinical Guidelines*. London: NICE, 2016.

拓展阅读

[1] Davies PDO. *Clinical Tuberculosis*, 5th edition. Boca Raton, FL: CRC Press, 2014.

[2] Pratt JP, Grange MP, Williams VG. *Tuberculosis: A Foundation for Nursing & Healthcare Practice*. London: Hodder Arnold, 2005.
[3] Royal College of Nursing. *Tuberculosis Case Management & Cohort Review. Guidance for health professionals*. London: RCN, 2012.
[4] NHS/ PHE National Collaborative TB Strategy 2015. Available at: https:// www.gov.uk/ government/uploads/ system/ uploads/ attachment_ data/ file/ 403231/ Collaborative_ TB_ Strategy_ for_ England_ 2015_ 2020_. pdf

第23章　姑息治疗

Palliative care

柯彩霞　译　　刘琼慧　校

姑息治疗是对那些对治疗无效的患者进行积极、全面的治疗。姑息治疗的目标是为患者及其家人提供最佳的生活质量。

（全国临终关怀和专科姑息治疗委员会，1998）

一、姑息治疗的重要性

虽然有些呼吸系统疾病是急性的，治疗效果良好，但许多疾病最终可能被视为基本上处于姑息治疗或末期阶段。许多呼吸系统疾病本质上是慢性的，一些患者从诊断时就应被视为需要姑息治疗。许多慢性呼吸系统疾病的管理是缓解症状而非积极治疗，因此对于这些患者来说，不可避免地会出现逐渐恶化的情况，随之而来的是所有处理晚期疾病的患者所面临的问题。

越来越多的证据表明，终末期肺部疾病患者会经历健康状况下降、焦虑、抑郁、疲乏、应对困难和躯体占位，如果这些症状未被识别，那么患者的基本需求可能无法得到满足。

二、医疗保健服务和姑息治疗的不均衡

姑息治疗的理念源于临终关怀运动和圣克里斯托弗医院的成立，圣克里斯托弗医院是20世纪60年代主要为癌症患者提供姑息治疗的中心。姑息治疗是用于患有进展性和不可治愈疾病患者的治疗方法，这似乎适用于许多呼吸系统疾病患者。这是一种致力于情感、身体、社会和精神方面综合护理的跨学科方法。

传统的姑息治疗主要是为癌症相关诊断的患者提供，为其他疾病的患者提供的姑息治疗则有限，即使他们有愿意接受姑息治疗。医疗保健服务面临的主要挑战是将有限的资源分配给所有可能受益的人，以及如何最好地向所有生命受限性疾病的患者提供姑息治疗。

三、护理与管理1

需要姑息治疗的呼吸系统疾病患者的护理和管理，应关注患者的问题、症状和个人需求。这些可能疾病发展轨迹的不同时期会有所不同。

（一）呼吸急促 / 呼吸困难

呼吸急促或呼吸困难通常是大多数患者的主要症状，在呼吸系统疾病的后期可能需要考虑其他疗法和替代疗法。呼吸困难的感受是个性化的，与潜在肺部疾病的严重程度几乎没有相关性，但会因感知、应对机制等因素而复杂化。使用风扇作用于面部的感觉感受器，可能有助于缓解呼吸困难和焦虑。

对于那些获益的患者，应该尽量充分利用吸入器或雾化药物形式的支气管扩张药。

口服糖浆剂型或片剂的可卡因可减轻呼吸困难，也可用于治疗咳嗽。阿片类药物已被证明对呼吸困难和咳嗽有效，特别是吗啡口服溶液，但会引起一些不良反应，特别是便秘。很少有证据表明可雾化吸入吗啡，口服是推荐的给药途径。便秘可能是患者特别关注的问题，造成额外的压力和紧张，泻药可能与可待因或吗啡一起使用。

呼吸抑制是一个值得与患者和家属讨论的重要问题，但不应被视为是疾病终末期患者的问题。一些医务人员可能会担心上瘾问题，但对于患有慢性进行性疾病的患者来说，这几乎没什么影响。

使用医学研究委员会呼吸困难量表提供的一个客观工具测量运动耐受性，与感知呼吸困难有良好的相关性（表 23–1）。

下列详细介绍的许多其他管理策略对治疗呼吸困难也有很好的效果。

表 23–1　医学研究委员会呼吸困难量表

等　级	与活动有关的呼吸困难程度
1	只有剧烈运动才会呼吸困难
2	平地疾走时呼吸急促
3	因呼吸困难平地步伐比同龄人慢或以自己的步伐平地行走时需要停下来呼吸
4	走了 100m 或平地行走了几分钟后呼吸急促
5	因呼吸困难而不能出门或在洗澡或脱衣服时呼吸困难

经许可转载，引自 Medical Research Council.

（二）戒烟

吸烟与大多数呼吸系统疾病有关，戒烟可以避免肺功能恶化。戒烟是疾病终末期的一个敏感问题，在此阶段，患者可能会认为戒烟的好处被戒断反应所抵消。因此，这个问题需要谨慎处理，特别是在考虑一些其他的治疗方案，如氧气疗法时。

（三）药物

在疾病发展的各个阶段都应优化用药方案。随着疾病进展，通常需要评估患者的所有药物，考虑替代方案，并停止使用不再使患者获益的药物。患者可能伴有并发症，并且可能正在接受多重药物治疗。

应使用个体化的药物治疗，并监测患者的用药反应。当然，随着疾病的进展，可能需要增加某些治疗；有些治疗可能不再有效，在没有显著效果的情况下需要停药。

（四）放松和呼吸训练

教会患者简单的呼吸练习或放松技巧可能有助于控制呼吸困难和惊恐的感觉。当患者对自身病情感到焦虑时，他们往往会过度换气，而浅快呼吸会减少肺泡的通气量，加重呼吸困难。放松和呼吸训练可以坐位进行，对于卧位患者也适用。

照顾者也可以学习这些有用的技巧，这样照顾者会具有参与感并能够为患者提供帮助，这些可能会缓解他们自身的焦虑。

（五）胸部廓清

如果患者能够有效地清理他们气道内的分泌物，就有可能减轻呼吸困难，减少胸部感染。呼吸的“主动循环”可能有帮助（➔第 27 章）。充足的液体摄入对于松动气道分泌物十分重要，这也是呼吸系统疾病护理中的一个要点。对呼吸困难的恐惧使得患者通常会限制液体摄入，这样他们就不必像往常那样频繁地去洗手间。其他治疗措施包括使用蒸汽吸入法、生理盐水雾化吸入或震动排痰仪，尽管震动排痰仪可能被认为是更积极的治疗方法。应尽量避免吸痰，因为吸痰会给患者带来巨大的痛苦。可使用东莨菪碱类药物来收敛过多的分泌物。

四、护理与管理 2

（一）焦虑和抑郁管理

焦虑和抑郁在疾病终末期经常出现，可通过抗焦虑药和抗抑郁药有效治疗。三环类药物具有抗毒蕈碱作用和镇静作用，这两种作用可能对特定的疾病终末期患者有益。丁螺环酮也可以减轻焦虑和抑郁。有关呼吸系统疾病中的抑郁和焦虑的研究尚无定论，但似乎呼吸疾病患者的焦虑和抑郁往往没有被（医务人员）识别，更没有得到治疗。

（二）疼痛

对于一些患者来说，疼痛让人感到十分痛苦。这种疼痛多为胸痛，可能由于呼吸肌缺氧和（或）肌肉骨骼问题导致，并且多见于体力活动水平较低的老年人群。各阶梯的镇痛药都可以用于缓解疼痛，但在呼吸系统疾病中，（患者的）疼痛往往是被忽视的。可待因不仅可以镇痛，还能减轻呼吸急促和咳嗽症状，然而便秘的不良反应可能限制了（该药物）在部分患者中的使用。

疼痛的非药物治疗包括体位摆放、活动辅助装置、制动、热疗、经皮神经刺激（transcutaneous nerve stimulation，TENS）或在剧烈疼痛的情况下使用局部神经阻滞或脊髓镇痛治疗。在一些情况下，给患者进行理疗可以帮助缓解疼痛。

（三）氧疗

已有研究表明，氧疗对一些呼吸系统疾病有益，密切观察患者的氧疗需求并给患者进行氧疗应成为护理的一部分。使用氧疗应有明确的氧疗指征及医嘱，然而，在呼吸系统疾病的晚期，患者通常不符合氧疗的适应证，使用氧疗作为姑息治疗的一部分可能是有意义的，但仅有较少的研究证据支撑，而在有关姑息性疾病的研究中，证实空气（与氧疗）具有同样效果的研究也十分有限。是否使用氧疗应权衡患者自身的氧疗意愿。

（四）咳嗽

咳嗽常让患者感到痛苦，这可能是可待因或吗啡的不良反应。

（五）营养状态

体重下降是呼吸系统疾病预后不良的一个可靠指标。体重下降可能与食欲不振、呼吸困难、口干，或与终末期疾病相关的全身肌肉萎缩和恶病质有关。可以建议患者少食多餐，使用膳食补充剂，尽管表明这些干预有效的证据还十分有限。

口腔卫生：在呼吸系统疾病中，许多患者张口呼吸，导致口腔非常干燥，容易发生感染。良好的口腔卫生可以避免这种令人痛苦的结局。

（六）社会问题

患者可能需要个人独立支付或出勤津贴等福利政策帮助，生存期小于 6 个月的患者可以填写 DS1500 表格。随着疾病的进展，可能需要对房屋进行改造，或采取一些实际的解决方案，如将床搬到楼下或更靠近厕所的位置。这些改造措施需要及时开始，因为改造过程往往很漫长：需要尽早认识和解决各种问题。

（七）机械通气

应该与患者就是否进行机械通气治疗、行有创通气或是经鼻腔通气这些问题进行讨论。这些讨论最好在病情变化出现之前进行，以便（在抢救时）能够考虑患者的意愿。但这个话题很难在一个恰当的时机提出，尤其是如果患者曾经从这些抢救措施中获益；当患者真正面临生命危险时，他们的想法可能会发生改变。

（八）补充疗法

患者可能会希望使用补充疗法，在此情况下应该（与患者）进行开诚布公的讨论，以确保这些疗法不会与当前的任何治疗发生冲突。

（九）临终 / 死亡护理

尽管一些呼吸系统疾病的终末期不易确定，但在某些时候，患者和照顾者（如果合适的话）可能会对坦诚告知疾病预后和讨论临终愿望的行为表示感谢。在初级护理实践中，“黄金标准框架”的使用覆盖了临终前 6～12 个月（的护理内容），并能够使所有参与临终护理的人员获得患者临终愿望和治疗方案的明确计划。良好的沟通至关重要，以便所有参与患者临终护理的人员知晓何人被告知了何事。

五、护理

呼吸系统疾病终末期患者需要姑息护理。呼吸系统疾病晚期的预后较差，病情的不确定性意味着患者可能在长时间处于健康不佳且逐渐恶化的状态，尽管可能不时伴有间歇性急性发作。人们逐渐认识到呼吸系统疾病的姑息护理需求及与目前姑息护理的差距，但很少为终末期呼吸疾病患者实施正规的姑息护理。认识到这一问题并提供一些相对简单的护理措施可以使患者及其照护者更容易应对疾病的姑息治疗阶段。

无论病房环境以及病因如何，临终患者都应该得到良好的护理和支持。

护士的角色可能包括以下方面。

- 提供信息。
- 症状控制。
- 护理协调。
- 支持。
- 需求评估。
- 与其他医务人员和社会工作人员联络。

- 患者的代言人。

要点

- 许多呼吸系统疾病是慢性病，造成了相当大的发病率和死亡率。
- 对呼吸系统疾病患者的最佳护理支持包括满足身体、心理、社会和情感需求。
- 药物和非药物干预对于提供良好的姑息照护都非常重要。
- 在疾病的各个阶段都应为每个患者提供个性化的治疗。
- 姑息治疗适用于呼吸系统疾病患者。
- 无论疾病诊断是什么，所有终末期患者均应得到姑息护理照护。

拓展阅读

[1] Bajwah S, Koffman J, Higginson IJ, Rross JR, Wells AUau, Birring SS, Riley J. ‘I wish I knew more’— the end- of-life planning and information needs for end- stage fibrotic interstitial lung disease: views of patients, carers and health professionals. BMJ Support Palliat Care 2013;3(1):84-90.
[2] Bajwah S, Higginson IJ, Ross JR, et al. The palliative care needs for fibrotic interstitial lung disease: A qualitative study of patients, informal caregivers and health professionals. Palliat Med 2013;27(9):869-876.
[3] Bowman B. Palliative care for respiratory disease: an education model of care. Chron Respir Dis 2018;15(1):36-40.
[4] Could I. Palliative care for people with respiratory disease or critical illness. Am J Respir Crit Care Med 2018; 197(10): P17-P18.
[5] Rushby I, Scullion J. Managing dyspnoea in end- stage chronic obstructive pulmonary disease (COPD). Primary Health Care 2004;14(1):43-49.
[6] Scullion JE, Holmes S. Palliative care in patients with chronic obstructive pulmonary disease. Nurs Older People 2011; 23(4):32-39.

第 24 章 肺康复

Pulmonary rehabilitation

柯彩霞 王 燕 译 刘琼慧 高元秀 校

一、背景

肺康复（pulmonary rehabilitation，PR）是慢性肺部疾病患者，尤其是慢性阻塞性肺疾病和间质性肺疾病患者管理、护理和治疗的重要组成部分。肺康复有许多定义，其中最为广泛使用的是美国胸科学会的定义。

肺康复是一项针对慢性呼吸障碍患者进行的多学科护理方案，旨在改善患者的身体、社会功能表现及自主性。

肺康复是一项有组织的运动和教育方案，针对因症状而有功能缺陷患者的个人情况制订方案。其目的是增强身体健康和提高社会幸福感，并帮助患者的残疾、损害和障碍等由肺部疾病引起的症状得到控制。

肺康复的目的如下。

- 增强功能表现。
- 提高生活质量。
- 促进身体自理能力。
- 改善社会心理健康。

这些目标结合起来使患者恢复到独立功能的最高水平，改善呼吸和健康状况。

二、为什么肺康复是必要的

许多肺部疾病患者，尤其是慢性阻塞性肺疾病和间质性肺疾病患者，最常见的症状是呼吸困难。这是潜在的肺部疾病的症状，因为肺不能有效地工作为患者提供足够的氧气，以满足他们的身体所需。这种呼吸困难使得患者缺少活动的基本条件，限制活动，变得不那么健康，然后患者运动量减少，导致在更低的运动水平下呼吸困难，进一步缺少条件。这个过程持续发展，带来了其他的问题，如社交孤立、抑郁和焦虑，这个过程被称之为呼吸困难的循环（图 24–1）。

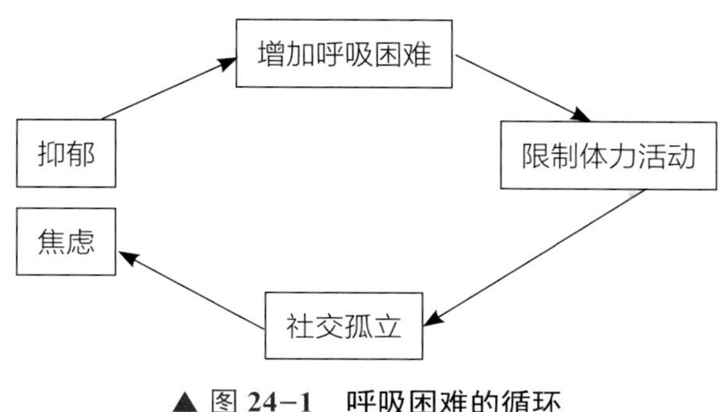

▲ 图 24-1 呼吸困难的循环

大多数患者出现呼吸困难症状时会对他们的生活产生重大影响。刚开始，呼吸困难可能与需要体力的活动有关，如锻炼、园艺或家务劳动，患者可以通过减少体力活动来缓解症状。最终，呼吸困难会影响到患者的基本日常活动，促使患者寻求帮助。由于呼吸困难，患者的病情稳步恶化，这与呼吸系统疾病和健康水平下降有关。当患者变得越来越没有行为能力时，他们会变得孤立，经常焦虑和抑郁。

肺部康复旨在扭转这种恶性循环。

慢性阻塞性肺疾病患者报告的第二大常见症状是疲劳，被认为部分原因是呼吸困难、失调和其他因素，如睡眠模式差导致。疲劳还会增加抑郁和社交孤立的感觉。

三、哪些人能从肺康复中受益

不同疾病严重程度的患者都能从肺康复中获益，但那些有改善生活动机的人、在康复后继续锻炼的人收益效果可能更好。康复的理念是任何经历呼吸困难影响到他们生活的患者都有可能收益（表 24–1）。

表 24–1 肺康复适应性

无障碍	有障碍
FEV_1	伴随疾病
年龄	交通问题
性别	地理位置
残疾程度	语言障碍
氧依赖程度	缺乏动机
吸烟状况	

越来越多的人认识到，肺功能的严重程度与个人对呼吸困难的感知和体验几乎没有相关性。单纯的靠肺活量测量来定义患者描述的呼吸困难是不容易的。一个有用的测量方法是医学研究委员会呼吸困难量表，可以评估患者的残疾程度，并给出一些运动耐受力的指标。一般来说，处于 MRC 呼吸困难量表第 3 期及以上的患者似乎受益于 PR（表 24–2）。

表 24-2 医学研究委员会呼吸困难量表

等级	与活动有关的呼吸困难程度
1	没有呼吸困难，仅在剧烈运动时
2	在平地上快走或爬小山坡时呼吸急促
3	由于呼吸困难较同龄人走得慢或按自己的速度行走时需要停下来换气
4	行走约 100m 或行走几分钟后需停下来呼吸
5	呼吸困难不能出门或在穿脱衣服时出现呼吸困难

在开始肺康复前，患者应得到最适宜的医学和药理学管理，病情应达到临床稳定。康复为所有不同严重程度的残疾患者，包括吸烟者，提供了益处。如果在治疗期间可以获得 O_2，则没有理由针对需要吸氧的患者进行选择。

严重共病的患者不适合进行肺康复，应阻止他们进行该计划。

营养状况是评估的重要方面，营养不良患者不利于锻炼。

致力于完成计划并希望改善的患者能从肺康复中获得最大的效果。重要的是，患者应接受锻炼的建议，并有动力在家中进行并继续锻炼计划。这对于在正式训练结束后保持健康水平是很重要的。在制订患者的训练计划时，应该考虑到患者对课程的期望（框 24-1）。

框 24-1 患者可能的期望

- 增强活动能力
- 减少残疾程度
- 无症状
- 病情稳定
- 增加疾病相关知识
- 统一的治疗护理方法
- 疾病得到控制

四、肺康复方案应包含哪些内容

肺康复传统上包含两个要素。

- 运动锻炼。
- 教育成分。

虽然这些可能是不同的组成部分，但它们相互补充。

（一）评估

课程开始前，应评估患者的运动耐受力、健康状况、心理状况和完成日常生活活动的能力。在这个过程中，有许多工具可以提供帮助。尽管由于 COPD 是不可逆的，完成肺康复后肺功能测试不会得到改善，但肺功能测试依然可以用来评定患者的肺损害程度。

（二）体育锻炼

康复证据表明，患者进行下肢有氧运动，如骑自行车、走路或散步，是有益的。上肢运动的益处并不明显，但低强度的外周肌肉训练已被证明是有益的。患者的运动水平被规定在个人峰值能力的 60%～80%，也就是说，在一个足够高的水平上引起生理训练反应。有证据表明，高强度的训练可能更有效。为了确定个人的运动耐受力，可以进行正式的实验室运动测试，或进行实地运动测试，如走廊行走测试。

所有的运动都应该进行个体化制订，这可能解释患者为什么不能从集体运动课程中获益。

（三）教育

肺康复的教育内容可能会因课程而异，但多专业的方法似乎非常有效。在某些情况下，这是不可能的，而由相对较少的保健专业人员实施的方案仍然是有益和有效的。

肺部康复的患者教育涵盖了广泛的主题，以非正式和更实际的方式进行课程教育。如果没有方案中的锻炼部分，肺康复的教育部分本身似乎并没有效果。

肺康复的效果测量包括运动耐受力和健康状况的改善。运动耐受力可以用以下方法测量。

- 6min 步行测试：患者被要求在 6min 内走尽可能多的路。
- 测量最大容量的往返行走试验，有两种形式。
- 递增穿梭步行测试，即一种有节奏的递增测试，患者在两个相距 10m 的锥体之间以磁带盒声音所指示的速度行走。步行速度每分钟增加一次，并使患者达到症状受限的最大运动强度。
- 耐力往返行走测试将工作负荷设定为恒定的步速，患者以此步速行走，直到出现不适症状限制其行走步速。

健康状况可以通过各种经验证的问卷来测量。

- St George 呼吸问卷（St George’s Respiratory Questionnaire，SGRQ）。
- 简易 36（Short Form 36，SF36）健康调查表。
- 慢性呼吸系统疾病问卷。
- 医院焦虑抑郁量表（Hospital Anxiety and Depression Scale，HADS）。

然而，结果显示健康状况与功能能力的相关性很弱。

五、肺康复应该在哪里进行

肺康复主要在医院进行，康复内容与康复地点相比较而言更为重要。初级和二级护理的地点都有其优缺点。在初级护理中，地点可能更容易为患者所到达，但设施和人员可能不如二级护理充足。

很明显，为了证明生理康复训练效果，患者需要按以下康复计划进行锻炼。

- 持续 4～12 周。
- 每周至少 2 次。
- 每次 20～30min。

六、随访

接受肺康复治疗并在课程结束后继续锻炼的患者比完成课程后又重新转向不积极生活方式

的患者的康复效果更好。因此，应鼓励患者通过加强锻炼来保持健康的水平；短期的理疗升级计划可能是实现这一目标的一种方式。

越来越多的证据表明，重急症患者在康复以后再施以补充的治疗手段更有益处。

应鼓励患者在康复后加入理疗升级计划小组，如呼吸放松训练，以保持他们在康复过程中获得的信心。

参加当地的健身房的运动推荐计划也可以帮助患者在康复计划后保持适当量的运动水平。

肺康复使个人能够快速适应慢性疾病，在康复过程中，应鼓励患者保持最大限度的功能和独立性。除此之外，肺康复是疾病管理中一个至关重要的缓解过程，旨在改善症状并协助个体的应对机制。此康复计划减轻了个人及其家庭的疾病和经济负担，对国民健康保险制度产生了积极影响。

要点

- 肺康复要结合锻炼、教育和相关的支持。
- 康复计划的位置设置没有康复内容重要。
- 康复计划可以由团队配合实施，但也可以由个人单独实施。

拓展阅读

[1] American Thoracic Society. Pulmonary rehabilitation. Am J Respir Crit Care Med 1999;159:1666-1682.

[2] British Thoracic Society Pulmonary Rehabilitation Guideline Group. British Thoracic Society guideline on pulmonary rehabilitation in adults. Thorax 2013;68 (Suppl 2):ii1-30.

[3] Celli BR. Pulmonary rehabilitation. Available at: https:// www.uptodate.com/ contents/ pulmonary- rehabilitation

[4] Doman L, Hill CJ, Holland AE. Pulmonary rehabilitation for interstitial lung disease. Cochrane Database Syst Rev 2014;10:CD006322.

[5] Rochester CC, Vogiatzis I, Holland AE, et al. An official American Thoracic Society/ European Respiratory Society Policy Statement: enhancing implementation, use and delivery of pulmonary rehabilitation. Am J Respir Crit Care Med 2015;192;137.

第 25 章　吸烟与公共卫生

Smoking and public health

王　燕　符　霞　何金爱　李春群　**译**　　高元秀　刘　婷　林燕珊　**校**

公共卫生实践的重点是提高全体人群的健康，而不是治疗个别患者。本章将人群定义为所有患有呼吸道疾病的人群，旨在研究各种促进呼吸系统患者健康的方法。

影响健康的决定因素很多，包括以下内容。

- 个人生活方式的影响因素，如吸烟、饮食和锻炼。
- 社会、经济和自然环境，以及住房的质量、医疗保健和优质食品的获取、空气污染水平等影响因素。例如，一直以来，人们一直认为贫困与健康状况不佳有直接关系。较贫穷的人往往比较富裕的人去世得更早。
- 针对烟草、酒精、温室气体影响和全球变暖，从而制订与社会、经济、自然环境相关的更加广泛的政策。

呼吸系统疾病从业者的大部分工作都涉及康复理疗。呼吸科护士的职责包括预防性护理和健康促进。本章将探讨更广泛的护理团队如何为呼吸系统患者的健康和福祉做出贡献。

一、关于吸烟的事实

尽管公众知道吸烟的不良影响，但英国约有 800 万成年人是烟民。大多数吸烟者在青少年时期就对烟草上瘾，因此应将烟草使用视为一种始于儿童的慢性复发性毒瘾。儿童吸烟成瘾的危险因素具体如下。

- 社会经济地位低。
- 教育程度低。
- 与其他吸烟者同住。

每支香烟中含有 4000 多种化学物质，其中 600 种是已知的致癌物质（➲ 第 25 章的“吸烟对呼吸系统的生理影响”）。大多数吸烟者都知道吸烟是有害的，2/3 的吸烟者想戒烟，但如果不治疗就无法戒烟。超过一半的吸烟者最终会因烟瘾而死亡。吸烟者患肺癌、慢性阻塞性肺疾病（chronic obstructive pulmonary disease，COPD）、肺炎、心脏病、脑卒中、类风湿关节炎、痴呆、耳聋、糖尿病和黄斑变性等疾病的概率要高得多。戒烟是 COPD 中最重要的干预措施，也是唯一能显著改变该疾病自然史的干预措施（➔ 第 9 章）。

烟草成瘾

烟草中的尼古丁会使人上瘾，但相对无害，反而对健康造成可怕影响的是烟草中的其他成分和吸入燃烧的烟草烟雾。

吸入香烟产生的烟雾后，尼古丁通过肺部被吸收，高浓度的尼古丁在 7～10s 被吸收，比静脉注射尼古丁更快。这会使吸烟者立即感受到尼古丁，从而导致依赖。当尼古丁水平开始下降时，吸烟者会出现戒断症状，包括烦躁、不安和注意力不集中；他们渴望再次“吸一口”。

正是这种尼古丁成瘾使吸烟者难以戒掉。此外，使成瘾持续并难以停止的其他因素具体如下。

- 手对嘴运动（每天抽 20 支烟，相当于每天 250 次这种动作）。
- 社交环境中的吸烟，如与用餐、社交场合和记忆等活动相关。
- 医疗从业者未提供治疗。
- 害怕戒烟失败。
- 因未能成功戒烟而被医疗从业者、家人或朋友责骂，而不是被鼓励再次尝试戒烟。
- 担心体重增加。
- 媒体（包括电影和电视）将吸烟描绘为魅力四射的行为。

吸烟的身体成瘾和社会背景意味着，如果没有医疗从业者提供的正规治疗，戒烟可能非常困难。

二、吸烟对呼吸系统的生理影响

（一）烟草烟雾的有毒成分

当烟叶燃烧时，吸烟者接触的化学物质超过 4000 种。烟草烟雾中含有颗粒物质和气态化学物质。烟草烟雾中发现的许多物质已知会致癌。其中包括苯、氯乙烯、环氧乙烷、芳香胺、砷、镍、铬、镉和放射性元素。

针对形成焦油的颗粒物，市场引入了低焦油香烟。众所周知，吸烟者在从高焦油香烟转向低焦油香烟的同时需要摄取所需的足够尼古丁量来进行烟瘾补偿。

吸入烟雾气体中许多成分对呼吸道也非常有害。例如，一氧化碳是点燃香烟时形成的主要气体。一氧化碳比氧气更容易与血红蛋白结合，这意味着血液携带的氧气更少。气体的其他成分包括放射性元素、丙酮、氨、丙烯醛、一氧化碳、氮气、氢气、甲烷、苯酚、甲醛和苯。

（二）损伤机制

烟草烟雾的成分会对整个呼吸道造成损害。

- 上呼吸道出现纤毛损伤和黏液腺肥大。
- 外周气道炎症、上皮细胞纤维化和分泌性充血。
- 肺泡气体交换表面积减少和气道灵活性被破坏。
- 细支气管和肺泡的小动脉和毛细血管的血管变化。
- 支气管细胞的炎症导致鳞状上皮化生（癌前病变）、平滑肌肥大与纤维化。

三、肺部疾病与吸烟

吸烟引起的两种最常见的呼吸道疾病是肺癌和 COPD。在西方国家，吸烟是这两种疾病的主要危险因素，而这两种疾病的死亡风险增加与每天吸烟的香烟数量大致呈线性关系。

（一）COPD

吸烟是导致 COPD 的主要原因，占 80%～90% 的病例。25% 的吸烟者比不吸烟者或非易感吸烟者肺功能下降更快、更严重（➲第 5 章的“肺功能测定”）。刺激性烟草烟雾引起的变化产生了可识别的慢性阻塞性肺疾病症状，包括持续性咳嗽、需要抗生素定期治疗的胸部感染和呼吸短促。

（二）肺癌

与 COPD 一样，80% 以上的肺癌死亡是由吸烟引起的。吸烟产生的致癌物在所有肺癌（鳞状细胞癌、腺癌、小细胞癌和未分化癌）的发展中起主要作用（➲第 12 章）。

（三）哮喘

近段时间以来，人们发现，被动吸入烟草烟雾增加儿童和成人哮喘发作的频率和加重严重程度。目前尚不清楚暴露于烟草烟雾中是否会增加成人患哮喘的风险（➲第 7 章）。

（四）肺炎

吸入烟雾刺激性作用，伴随着黏液腺肥大和免疫系统受损，会增加肺炎的发生风险。吸烟者中，肺炎更为常见，这种疾病甚至可能会危及生命（➲第 17 章）。

（五）吸烟引起的其他非呼吸道疾病

- 心血管疾病。
- 主动脉瘤。
- 克罗恩病。
- 胃和十二指肠溃疡。
- 白内障和老年性黄斑病变。

四、戒烟

戒烟应该是所有患者管理的一个组成部分。吸烟者越来越迫切地需要戒烟来改善健康。

积极主动地激励患者戒烟是很重要的。尽管一些吸烟多年的患者可能不愿意戒烟，或一开始认为戒烟是徒劳的，但大多数人都会有戒烟的动机，并深知戒烟的好处，急需亲友的鼓励、同情和激励。

大多数人至少需要 6～7 次尝试才能成功戒烟，这个过程可能会持续多年。

卫生专业人员

许多专业人士很难与吸烟者谈论他们的吸烟行为，因为他们大多数人没有接受过治疗烟草依赖症的初级培训或高级培训。烟草成瘾现在往往被视为像糖尿病、高血压一样慢性疾病。需要以一种不具威胁性的方式敏感地处理该主题。

当被问及戒烟时，约 70% 的吸烟者希望戒烟。健康从业者可以提供建设性的建议、鼓励与支持，帮助吸烟者从考虑戒烟到戒烟成功。

以审查或评判的方式帮助戒烟是徒劳的，反而可能会使患者更抗拒戒烟。这种严苛的方式甚至可能让患者对去诊所或手术感到恐惧，因为他们害怕受到责备。实践中，有用的方法应该是让吸烟者认识到戒烟会给他们带来什么样的益处。

- 促进健康。

- 节省开支。
- 身上闻起来更好。
- 家庭和汽车中更加清洁。
- 获得更好的社会名声。

表 25–1 说明了戒烟对健康的益处。健康从业者提供的戒烟建议简单有效，尽管他们经常说时间是不足提供建议的障碍。但从业者每给 40 名患者提出保健的建议，就会多一名戒烟者。每一次的医疗保健咨询都是产生影响的契机持续或后续的建议可以帮助保持良好的戒烟率。

表 25–1　戒烟对健康的益处

时　间	健康获益
20min	血压恢复正常，四肢循环逐渐改善并变暖
8h	血氧恢复正常，心脏发病概率开始下降
24h	一氧化碳被清除体外，黏液及其他吸入废物开始从肺部排出体外
48h	体内不再检测到尼古丁，嗅觉、味觉得到改善
72h	随着支气管平滑肌放松和恢复能量水平增加，呼吸变得更顺畅
2～12 周	循环改善，步行更轻松
3～9 个月	随着肺功能的提高，呼吸问题（如咳嗽、气短、喘息）改善 5%～10%
5 年	心脏病发生风险较吸烟者减少一半
10 年	肺癌发生风险较吸烟者减少一半，心脏病发生风险与不吸烟者无显著差异

所有管理呼吸系统疾病患者的卫生专业人员都应该接受戒烟方面的适当培训，以提供给吸烟者永久戒烟的最佳建议。

五、戒烟的药物治疗

鉴于尼古丁的高度成瘾性，吸烟者发现戒烟很困难。为了成功戒烟，吸烟者需要有动力才能戒烟，动机水平越高，戒烟成功的可能性越大。尽管动机很重要，但单靠意志力不足以让吸烟者戒烟。

许多患者由于自身的尼古丁戒断症状（如易怒、紧张和烟瘾）而未能成功戒烟。对再次出现这些症状的恐惧阻止了一些烟民进一步尝试戒烟。

患者应该明白，戒烟既有身体因素，也有行为因素。戒烟治疗应该药物治疗与行为支持相结合。

推荐使用药物治疗来帮助患者减少戒断症状，同时，药物治疗可以将戒烟率提高 1 倍。治疗烟草依赖的药物应基于以下方面。

- 吸烟者的偏好。
- 吸烟者对特定药物的依从性。

- 提供咨询和支持。
- 既往戒烟药物的使用经验。
- 药品的禁忌证和不良反应。

六、尼古丁替代治疗

尼古丁替代治疗（nicotine replacement therapy，NRT）已被证明可以使想戒烟者成功的机会增加 1 倍。它通过逐渐使用药用尼古丁替代烟草中尼古丁，最大限度地减少了戒断症状，同时增加戒断尼古丁的可能性，让吸烟者成功戒烟。

尼古丁药物替代品可以通过处方或非处方获得，如在超市就可以购买到，但低收入的患者可能承担不起。NRT 有多种制剂可供选择。

- 尼古丁透皮贴剂。
- 吸入剂。
- 喷鼻剂。
- 舌下含片。
- 含片。
- 咀嚼剂。

表 25–2 说明，应根据吸烟习惯偏好选择适当的 NRT 剂型，同时患者在接受 NRT 时不能吸烟。

（一）NRT 相关的不良反应

- 恶心。
- 头晕。
- 头痛。
- 肠胃不适。
- 血压变化。
- 口腔溃疡（吸入剂、咀嚼剂、舌下含片）。
- 皮肤反应（贴剂）。
- 鼻腔刺激（喷鼻剂、吸入剂）。

（二）电子烟

电子烟是最受吸烟者欢迎的尼古丁替代品。它通过防止尼古丁戒断症状和复制手到嘴的吸烟运动来帮助达到戒烟者戒烟目的。同时，它受到严格监管，并得到戒烟服务、英国 NICE 和英国公共卫生部的支持。

七、非尼古丁药物疗法

除尼古丁替代治疗外，还有两种其他疗法可帮助吸烟者戒烟，分别是安非他酮和伐尼克兰。这些药物需要通过处方获取，并建议与动机一起使用。

（一）安非他酮

安非他酮最初是作为抗抑郁药开发的。就作为戒烟的辅助手段而言，虽然其具体作用机制不完全清楚，但据报道它可以改变多巴胺水平和去甲肾上腺素能活性，从而减少吸烟欲望和相关戒断症状。

表 25–2　尼古丁替代治疗与吸烟偏好

制　剂	吸烟偏好	剂　量	使用方法
吸入剂		10mg	• 想抽烟时吸入 • 最初每天使用 6～12 盒，使用时间最多 8 周 • 在接下来的 2 周内将数量减少一半，然后停止
咀嚼剂	＜20 支香烟 / 天 ＞20 支香烟 / 天	2mg 4mg	• 当有吸烟冲动时，开始咀嚼 1 片，时间 30min • 在 3 个月内逐渐停止使用 • 提供无糖、薄荷和甘草口味
贴剂 *	＞10 支香烟 / 天 ＜10 支香烟 / 天	15～21mg 10～14mg	• 高强度贴片持续 6 周，然后减至中等强度贴片持续 2 周 • 中强度贴片 6 周，然后降低至低强度贴片 2 周
含片	＞30 支香烟 / 天 ＜30 支香烟 / 天	2mg 1mg	• 当有吸烟冲动时，每 1～2 小时含服 1 粒 • 每天最多 30mg • 3 个月后逐渐减量退出
舌下含片	＜20 支香烟 / 天 ＞20 支香烟 / 天	2mg 4mg	• 每小时舌下含服 1 片 • 最大剂量 80mg/d
喷鼻剂		500μg/ 计量喷雾	• 每个鼻孔喷 1 剂 • 每天喷雾最大限度为 64 剂

*. 以上剂量仅供参考，请查阅产品说明书

1. 剂量：戒烟治疗过程需要 10～17 天，吸烟者可以在此期间继续吸烟。每天服用 1 粒 150mg 安非他酮片剂，连服 6 天，接下来的疗程中每天服用 2 次，至少间隔 8h，持续 2 个月。吸烟者在指定的戒烟日期停止吸烟，但继续服用安非他酮 8 周。

2. 不良反应：安非他酮通常具有良好的耐受性，不良反应通常都很轻微，通常在停药后消失。不良反应包括失眠、口干、头痛、情绪激动和全身性皮疹。

3. 禁忌证 / 注意事项包括以下情况。

- 当前或既往的癫痫病史。
- 当前或既往的饮食失调。
- 双相情感障碍史（躁郁症、精神病）。
- 严重肝硬化。
- 脑肿瘤。
- 正在戒酒或戒苯二氮草类药物的患者。

4. 药物相互作用：接受其他已知可降低癫痫发作阈值的药物治疗的患者在服用安非他酮时应格外小心，它可以与抗抑郁药、抗癫痫药和抗病毒药相互作用。

（二）伐尼克兰

伐尼克兰是一种专为戒烟而研发的药物，它于 2006 年 12 月在英国上市，戒烟者可凭处方

获取。其作用方式与安非他酮不同，它是一种烟碱型乙酰胆碱受体部分激动药，通过降低吸烟者的吸烟冲动和缓解戒断症状来发挥作用。如果患者在使用伐尼克兰期间抽烟，可能会降低吸烟满足感。

1. 剂量：在戒烟前 1 周开始伐尼克兰治疗。初始剂量逐渐增加至每天 2 次，每次 1mg 的治疗剂量，持续 11 周，总疗程为 12 周。如果患者在 12 周结束时戒烟，患者对保持戒烟状态没有信心，临床医生可以考虑是否再进行额外的 12 周疗程。

2. 不良反应：主要不良反应是恶心，建议患者服用药片期间多喝水以减轻此症状。少数患者报告失眠和梦魇，建议这些患者在晚餐时服用第二次剂量，避免在睡前服用此药。暂未发现严重的不良反应。

3. 禁忌证 / 注意事项：伐尼克兰已获准用于所有 18 岁以上的患者，但严重肾功能不全、孕妇或哺乳期女性应除外。

八、戒烟服务

戒烟服务为想要戒烟的吸烟者提供本地化支持。注册戒烟顾问根据当地政策和患者偏好提供团体和一对一支持。这些顾问中大多数都是经过专门培训的执业护士或药剂师。

地方政府现在提供戒烟服务，并支持那些可以自我介绍或由专业卫生人员推荐的人戒烟。戒烟服务可以发生在全科医生诊所、戒烟者工作场所、急症医院信托或社区环境中。最近，许多仅提供电话戒烟的服务热线或已完全取消。

（一）护士在戒烟中发挥的角色

护士在影响患者健康方面发挥着关键作用。无论护士身处何处，他们都是鼓励患者戒烟的理想人选。在鼓励吸烟者戒烟或寻求戒烟帮助中，即使护士进行最基础的干预也会产生深远的影响。

护士需要接受充分的理论和实践培训，以便能够提供恰如其分的建议、戒烟鼓励、药物治疗建议。

实践护士在戒烟建议提供方面发挥着重要作用，因此每当看到吸烟的患者时，就应当即提供戒烟建议。由于吸烟状况记录是一般医疗服务（General Medical Service，GMS）质量指标的重要组成部分，因此在初级保健机构中，更应该主动提出戒烟问题。

强烈建议二级保健机构的护士参与到记录门诊和住院患者吸烟状况系统中来，并时刻更新这些记录以确保能够向患者提供合适的戒烟建议。现在许多医院都提供本地戒烟服务，护士应该将这些服务提供给需要戒烟的住院患者。

即使护士自己也抽烟，也应将戒烟信息视为专业建议并以客观方式对待。吸烟的护士熟悉吸烟者的生活经历，可以能够提供可及的 NHS 戒烟服务和治疗建议。

（二）探索动机和信心

提出以下问题可以促进讨论并使戒烟者进入行动阶段，即计划停止（0 表示没有动力，10 表示非常有动力）。

- 你戒烟的积极性如何？
- 是什么让你走到戒烟的这一步？
- 需要做什么才能让你更有戒烟的动力？

- 需要做什么才能让戒烟看起来更重要？
- 你对自己可以戒烟的信心有多大？
- 你需要做什么才能提高戒烟动力？
- 你对吸烟有何看法？
- 你有什么顾虑吗？
- 你对戒烟的准备程度如何？

自我满足的吸烟者不应被强迫或唠叨而戒烟，但他们应该知道，如果他们改变主意，他们将获得戒烟支持。

拓展阅读

[1] Action on Smoking and Health (ASH). Available at: http:// www.ash.org.uk
[2] Department of Health. Information on stopping smoking. Available at: https:// www.gov.uk/ government/publications/ health-matters-stopping-smoking-what-works

九、戒烟支持

国家戒烟和治疗中心（National Centre for Smoking Cessation and Treatment，NCSCT）推荐“三个 A”[询问（Ask）、建议（Advise）、行动（Act）] 戒烟支持方法。

如果护士认为患者已为戒烟做好准备，则应将他们转介到适当的戒烟服务处，一对一支持服务可能更适合某些人，而其他人可能会从群体戒烟中获益更多。

（一）团体戒烟

团体戒烟通常由训练有素的戒烟顾问主持，互动性很强。戒烟的实践课程和参加团体的吸烟者的建议可以帮助吸烟者保持戒烟兴趣，同时对参与者和护士也有益处。

团体戒烟的效果取决于两个因素：护士或协助者的技能和热情，以及参与者的承诺。对于在小型诊所工作的护士来说，可能需要一些时间才能召集足够多的患者来组建一个团体，而且难免会有人中途退出。参与人数少可能会使群体动力变得困难，并可能影响群体的凝聚力。

- 团体戒烟方法具有成本效益，因为与单独咨询相比，许多患者可以在更少的时间内得到帮助。小组方法的其他优点如下。
- 归属感和被重视感。
- 可以发现并分享共同的问题。
- 一种满足感和动力，患者可以帮助团体中的其他人。
- 可以从其他小组成员的经验中获益。

对于一些患者来说，前往团体场所的交通可能是个问题，而且那些工作时间不规律的人可能无法每周在固定时间参加团体戒烟。其他人可能会发现参加小组令人畏惧，这可能会成为他们戒烟的障碍。一些患有严重疾病的患者可能身体不适而无法前往团体环境，而一对一的支持可能是最佳选择。

（二）一对一支持

由于各方面的原因，团体干预并不适于每一个人，针对某些患者的偏好，一对一的支持可能更加合适。虽然团体支持中的某些患者也可以进行一对一的支持，但这样会耗费护士更多时间，效率也会随之下降。

（三）戒烟后复吸

尽管有很多方法可以帮助吸烟者戒烟，但他们可能需要做出多次尝试才能最终成功戒烟。这个过程可能需要几个月或数年才能达到效果。不仅是尼古丁成瘾导致戒烟后复吸，还有压力、抑郁等其他因素的影响。

许多戒烟者在第 1 个月就会复吸。大脑需要适应尼古丁激增的缺失，吸烟者必须学会应对外部刺激，如饮酒、社交、情绪不安、压力和无聊等外部刺激。许多吸烟者戒烟前都习惯将这些刺激物与香烟联系起来。

作为戒烟支持成员之一，护士应该帮助戒烟者确定他们吸烟的特殊诱因，并帮助他们确定危险情况及如何应对。如果戒烟者确实复吸了，护士应该给他们信心，告诉他们之前的失败并不意味着不值得再尝试一次。提醒他们，复吸很常见，下一次尝试成功的可能性更大，也更容易一些。

参考文献

[1] *Smoking and tobacco control— an updated guide for nurses.* RCN London.

十、在工作场所的呼吸健康监测

健康监测是建立一套系统化且恰当的操作，用于检测员工接触了某些健康风其中出现的与工作有关的健康问题早期征兆，适用于显著接触呼吸致敏剂的所有员工。

呼吸致敏剂是指有可能引起致敏（过敏）的物质，如鼻炎和职业性哮喘（➔第 7 章的“职业性哮喘”）。在有暴露于空气中过敏原风险的工作场所，呼吸健康监测至关重要。

健康监测可以采取多种形式。

- 自我评估。
- 负责人对疾病征兆进行基本检查。
- 由专家对个人进行的临床 / 心理评估，包括筛选过程。

（一）健康监测的类型

健康监测可以根据已知的危险和风险及任何法定要求做好计划或不定期进行。

1. 计划外的健康监测：可能是由于报告有相关症状的员工；雇主通过个人报告或医学证明监测意识到相关症状；潜在的风险或存在暴露情况。

2. 按计划进行的健康监测：呼吸监测必须符合法定要求。在英国，主要适用的法规是控制危害健康的物质（Control of Substances Hazardous to Health，CoSHH）[1]。为遵守 CoSHH 的规定，雇主需要完成以下工作。

- 评估工作场所存在的呼吸致敏剂对健康造成的危害性。

[1] http://www.hse.gov.uk/coshh

- 决定应采取怎样的预防措施来预防或控制风险。
- 确保控制措施的正确使用和维护。
- 监测工作暴露情况。
- 提供适当的健康监测。
- 告知、指导和培训员工所需要的风险防范措施。

（二）相关告知

在提供呼吸健康监测之前，应让每一位雇员了解监测的原因和性质。还应让他们知道以下内容。

- 法定的健康记录将被保存 40 年。
- 根据数据保护法，他们有权查阅他们自己的健康记录。
- 如果监控结果表明需要进一步的评估员工及其工作时，将向员工和雇主提供反馈。

根据健康监测结果，可能需要对工作场所或工作岗位做出修改。员工应被告知必须遵守这一法律要求，或停止在该环境下工作。

（三）呼吸健康评估

那些从事与呼吸致敏剂相关工作的员工需要接受呼吸健康评估，除非他们暴露的风险极低。这将根据 CoSHH 规定进行风险评估来确定。

健康评估通常由专门的健康护士或医生进行。典型的基线评估可包括以下内容。

- 完成一份调查问卷，以评估健康史和是否存在任何呼吸道症状。
- 肺功能评估（肺活量测定）。
- 体格检查。
- 教育员工报告任何可能提示致敏的新的呼吸道症状。

健康评估应在任何暴露或潜在暴露发生之前进行，并且应每年监测 1 次。有时在暴露水平较高的场所，应在首次暴露或潜在暴露后 6 周和 6 个月进行额外的监测，因为这是致敏加重的最危险时期。如果暴露量意外增加，就算在事件发生后，也应安排额外的监测。

十一、住房和呼吸健康

住房的质量和性质对健康水平具有重要影响。考虑到死亡率问题，住房使用权（自住或租房）在很大程度上被认为是一个家庭社会阶层几个维度的有用指示。自住者的死亡率已被证明低于市政委员会或其他租户。

糟糕的住房可能导致许多呼吸系统疾病，而且有一系列与住房有关的因素会影响健康。主要包括以下因素。

（一）潮湿

潮湿导致健康状况不佳的发生率较高。潮湿的住房对健康构成危害的方式之一，是通过室内尘螨和霉菌而发生作用。过敏反应和感染在儿童、老年人和那些患有基础疾患者群中的风险最高。室内尘螨和空气传播的霉菌孢子可引起或加剧呼吸系统疾病，如哮喘及喘息等症状。住在潮湿住房的儿童发生喘息和咳嗽概率是住在干燥住房儿童的 2 倍。

（二）寒冷

许多家庭的供暖系统效率低下。因此，中央供暖系统的存在并不一定意味着拥有一个温暖的住房。在考虑寒冷住房对健康的影响时，经济负担和燃料效率等问题是非常重要的。对于那些燃料不足的家庭，主要是指需要花费家庭收入的10%以上用于能源方面才能保持足够的温暖水平，这很可能特别不堪一击。在冬天保持家庭足够的供暖能力，以及对这种状况的担忧，已被证明与不良的健康结果有关。冬季过多的死亡人数也与冬季较低的温度有关。冬季死亡最主要的原因是心血管和呼吸系统疾病，如肺炎，特别是对高龄群体。

（三）过度拥挤

早在19世纪人们就意识到住房拥挤的健康风险，当时这种情况与结核病等传染病的传播有关，并催生了一项广泛的清除贫民窟的方案。过度拥挤仍然被认为是影响健康的风险因素，并与传染病及哮喘的传播有关。

（四）流浪汉

那些生活在街上的流浪汉特别容易患上许多呼吸系统疾病，其中包括结核病和肺炎。

（五）养老院

由于养老院人群聚集，肺炎容易在老年居民中迅速传播。建议以接种流感和肺炎疫苗的形式进行预防。

（六）监狱

监狱人群的呼吸系统健康状况尚不清楚，但很可能会有一定的关系，这反映了可能在更广泛的社区中的患病率问题，尽管有可能存在诊断不足致使治疗不足。

（七）室内污染物

家庭室内空气污染对健康构成一定的威胁。最大的风险与热液状况（湿度和温度）、氡、室内尘螨、环境烟草烟雾、一氧化碳和用于烹饪的生物燃料等有关。

空气污染物往往对哮喘患者和老年人的危害性最大。家庭过敏原水平的增加与儿童哮喘风险的增加有关，暴露于这些过敏原可能会引发哮喘发作。

（八）石棉

吸入石棉纤维会导致两种癌症：间皮瘤和肺癌。它还可引起石棉肺、弥漫性胸膜增厚和良性石棉胸膜斑块。

石棉有许多来源，可能会致使非职业接触，许多石棉材料还会存在于家庭中。暴露的风险与石棉纤维的释放有关，如在家庭翻新或维修期间，或当建筑表面材料已经损坏或恶化时。接触非职业性石棉和肺部疾病之间的关联性凸显了在家庭中使用无石棉材料的重要意义。

十二、环境与污染

污染物是在空气、水、土壤、食物或家庭环境中发现的源自人类的化学物质（➲表25-3）。空气污染物是呼吸系统疾病的主要环境原因；在全球范围内，它们是导致下呼吸道感染和慢性阻塞性肺疾病高发的原因。环境污染物对呼吸道疾病的影响程度尚不清楚。目前仍在尝试估计全球范围内由环境导致的疾病负担，重点关注有确凿证据表明与污染物相关的健康状态。

空气污染

英国的烟雾主要是由于燃煤造成的，其空气质量自20世纪50年代以来有所改善。这归功于清洁空气法和随后的环境健康立法。然而，空气污染的特点发生了变化：一些污染物已经减少了，而其他的污染物增加了。

表 25-3　空气污染对健康和环境的影响

污染物	来　源	健康和环境影响
二氧化硫	煤和油燃烧	与大气中的水分反应形成硫磺雨（酸雨）
二氧化氮和氮氧化物	燃料的燃烧	会刺激呼吸系统；在高浓度下，氮氧化物会引起气道炎症
一氧化碳	汽车尾气	可以阻止血液从肺部吸收氧气
颗粒物	柴油车尾气，工业	可以深入肺部，导致呼吸道症状、哮喘，并导致患有肺部疾病的人非正常死亡
铅	汽车尾气，工业	会影响神经系统。但由于无铅汽油，现在空气中的铅含量减少了
臭氧	二次污染物	刺激呼吸系统
苯	汽车尾气，加油站，工业	非常高的致癌性

当今空气污染的主要原因是汽车尾气排放。二氧化氮和颗粒物都与急性和长期呼吸系统健康问题有关。特定的天气条件会使受污染的空气滞留在地面，并阻止空气上升并扩散到大气中，从而加剧污染问题。树木，尤其是路边的树木，通过吸收污染物和过滤灰尘来帮助净化空气。另一个主要的污染源是燃烧化石燃料。企业和家庭使用的取暖、机械和设备大规模燃烧化石燃料也会向空气中排放污染物，这极大地加剧了全球空气污染，尤其是气候变化的影响。

空气污染可能会对儿童的肺功能产生长期影响。空气污染可能会降低 10—18 岁儿童的肺部发育。而肺部发育通常在 18 岁时完成，因此肺功能不太可能恢复。哮喘会因空气中的污染物（如柴油微粒）而加重。虽然哮喘的患病率和发病率与一般空气污染之间是否存在因果关系尚不清楚，但人们普遍认为哮喘与靠近交通的生活之间存在关联。儿童的呼吸系统健康，尤其是患有哮喘的儿童，将因减少空气污染（尤其是机动车尾气）而获益良多。

十三、收入与呼吸道疾病

据发现，一个人的收入水平与许多的健康指标相关；许多用于衡量社会劣势的措施都是收入的替代指标。

（一）健康不平等

最令人担忧的是那些收入低和生活贫困的人。贫困通常被认为是健康最重要的决定因素，也是最难实现变革的领域之一。可支配收入水平影响患者的生活方式、家庭和工作环境的质量，以及父母为孩子提供他们想要的照顾的能力。最明显的健康不平等的表现在以下方面。

• 过早死亡率和发病率：与低收入相关。有证据表明，最富裕和最不富裕人群之间的健康差距正在扩大。

• 婴儿死亡率：包括死胎、新生儿死亡率和婴儿死亡率，越贫困的社区往往死亡率越高。

• 低出生体重：营养不当或吸烟会降低出生体重和产前发育。早期生长缓慢与晚年的一系列呼吸系统健康问题有关。

• 心理健康问题：压力和抑郁会降低患者应对慢性阻塞性肺疾病和结核病等疾病的能力。

• 健康相关行为：吸烟、不良饮食和缺乏营养锻炼在低收入社会群体中可能更常见。增加人们获得更健康生活方式的机会是实现重大长期健康收益的途径之一。

• 急诊入院：低收入的 COPD 患者比例更高。

• 居住条件差：这些家庭罹患结核病等传染病的概率往往更高。

（二）社会不平等

与其他疾病相比，由社会不平等导致的呼吸系统疾病的死亡比例更高。

• 与 28% 的缺血性心脏病死亡相比，几乎一半的死亡（44%）与社会阶层有关。

• 从事非技术型体力劳动的 20—64 岁男性死于 COPD 的可能性是从事技术型工作的男性的 4 倍左右，死于肺结核的可能性高出 9 倍左右。

十四、营养与呼吸系统疾病 1

呼吸系统疾病患者有许多问题，这些问题会影响他们维持健康饮食的能力。

1. 呼吸困难：呼吸困难的患者可能会发现咀嚼和吞咽的费力，从而会减少他们的进食量和享受进食的乐趣。少食多餐和进食前使用支气管扩张药吸入器（➲ 第 15 章的“短效和长效吸入 β_2 受体激动药”）可能会有所帮助。

2. 氧疗：佩戴氧气面罩会使进食和饮水变得困难，可以改用鼻导管给氧（➲ 第 14 章“氧气输送装置：低流量设备 2”），这样可以让患者在吸氧的同时进食和饮水。

3. 口腔问题：有多种因素会导致口腔问题，这都会导致进食困难。

• 呼吸困难的患者，接受氧疗的患者，或使用抗胆碱能药物、口干的风险增加的患者。

• 吸入高剂量皮质类固醇的患者可能会出现口腔念珠菌病，导致口腔和喉咙疼痛。

• 很多体重减轻的患者可能会出现不合适、过于松动的假牙。

保持良好的口腔卫生、充足的液体和定期的牙齿护理可以帮助个人社区充足的饮食。

4. 姿势：重要的是确保患者处于能够进食和饮水的合适位置。物理治疗师或职业治疗师（occupational therapist，OT）可以提供有关定位、辅助工具和器具的帮助和建议，以使患者能够舒适地进食及饮水。

5. 行动不便：行动不便会影响患者购物、准备和做饭的能力。护士或物理治疗师可以向患者提供省力的方法和建议（➲ 第 27 章的“呼吸物理治疗师的作用”），这可以帮助患者应对行动不便的问题。也可以通过社会服务帮助患者购物和准备膳食。

6. 经济因素：许多呼吸道疾病患者来自社会经济地位较低的群体。缺乏经济资金可能会让他们无法获得优质食品，这种情况可能是缺乏负担得起的交通工具，也可能是因为新鲜食物价钱高。

营养不良：许多慢性肺病患者存在营养不良。尤其在慢性阻塞性肺疾病、肺结核、囊性纤维化和肺癌患者中很常见。这些患者的营养不良可能是进行性的，可迅速导致恶病质样综合征。

营养不良具有临床意义，它已被证明是 COPD 患者死亡率的预测指标：体重减轻的人比体重在预测值范围内的人具有更高的发病率和死亡率。

营养不良可以造成以下后果。

• 影响呼吸肌的组成和功能。

- 损害骨骼肌功能。
- 通过影响运动从而加剧损伤和残疾。

呼吸系统疾病患者也可能经历能量消耗的增加，可能是由于以下因素。

- 工作量增加和呼吸能量消耗增加。
- 体力活动能量消耗增加。
- 全身炎症或感染。
- 药物的代谢作用。

BMI 是识别体重过轻患者的有用方法（➲ 第 5 章的“体重指数”）。BMI＜20kg/m^2 或前 6 个月体重减轻 5% 表明营养不良或恶化状态。

营养不良的管理：确定营养不良患者是适当管理营养问题的第一步。识别包括测量患者的 BMI 并询问他们是否有任何体重减轻的历史。一系列的干预研究表明以下结论。

- 以无人监督的形式提供的营养补充剂对增重改善有限。这是因为患者服用的是补充剂而不是正常饮食。
- 营养补充剂与运动等能刺激代谢的措施相结合，再加上饮食干预教育，效果会更好。

十五、营养与呼吸系统疾病 2

（一）肥胖

肥胖被归类为 BMI＞30kg/m^2。肥胖的人更容易患上下列疾病。

- 阻塞性睡眠呼吸暂停。
- 肥胖综合征之通气不足（皮克威克综合征）。

肥胖是一些呼吸系统疾病患者的可能存在的问题。它可能因并发疾病（如糖尿病）或皮质类固醇治疗而加重，也可能因呼吸困难导致行动不便所致。

许多吸烟的呼吸道患者被鼓励戒烟。戒烟会降低能量消耗率并增加食物摄入量，这与体重增加有关。

对正常人而言的轻微肥胖都可能加重呼吸系统患者的呼吸负担，导致更严重的劳力性呼吸困难。肥胖还会导致运动能力和活动水平降低，从而加重肥胖的症状。

（二）肥胖症的管理

理想情况下，需要将减肥饮食与锻炼计划相结合（➲ 第 24 章），但呼吸系统疾病患者的体重通常很难明显下降。患者必须同意减肥的目标并有动力。参加减肥俱乐部可能会获得同伴支持。

（三）呼吸系统疾病患者的营养支持

- 全面评估。
- 获得呼吸营养师的咨询途径。
- 教育。
- 关于膳食补充剂或减肥饮食的实用建议。
- 厨房适应性的职业治疗。
- 与患者共同设定目标。
- 检查呼吸药物的使用。

第 26 章　性、性认知与呼吸困难

Sex, sexuality, and breathlessness

何金爱　李春群　译　　林燕珊　校

性是人际关系中不可或缺的一部分。对这些问题的讨论是整体患者评估的重要组成部分，但医疗保健专业人员常常会回避该主题。患有各种呼吸系统疾病的患者可能需要有关性问题的建议和支持。这可能包括男性囊性纤维化患者的不育问题、抗结核药物服用者的避孕问题，以及其他出现症状和适应疾病过程的患者的一系列问题。对于患有呼吸系统疾病的人来说，进行性生活可能会有困难；有些人可能会发现很难完全参与这项可能很费力的活动。除了实际的性行为之外，更重要的可能是在面对疾病时维持一段亲密关系。

（一）性和慢性病

患有慢性病的人通常被视为没有性生活的成年人。他们受制于某些既定的观点和信仰；人们要么假定他们没有或不能发生性行为，要么认为即使他们有性生活，也是功能失调和令人不满意的。

这些观点通常基于年龄歧视的刻板印象，因为性与年轻和身体吸引力有关。这种刻板印象和错误信息可能导致许多专业人士对慢性病患者的性关系持有消极或冷漠的态度。

假设性表达是人类生活中自然而重要的一部分（表 26-1），那么否认慢性病患者的性行为就是剥夺他们表达的基本权利。

（二）性和呼吸系统症状

呼吸困难可能是患多种疾病及病程长的呼吸系统患者转诊最常见的原因。呼吸困难的经历可能非常令人痛苦，并且常常伴随着恐慌和焦虑。

呼吸困难的分级从轻微到危及生命，症状从轻微到非常严重。虽然呼吸困难是肺部疾病的主要症状，但有研究表明，除非静息状态下出现呼吸困难，否则该症状并不代表严重的问题。因此，应该让患者相信即使呼吸困难为症状，性活动仍然是可能的。

患有某些呼吸系统疾病的患者可能需要张口呼吸，因此经常口干舌燥，从而导致他们接吻或进行亲密接触时会感到尴尬。产生痰液的人可能对自己的口腔卫生感觉不自信，或因此感到尴尬。

显而易见的是，尽管进行了有效的医疗管理和肺康复，仍有一群患者由于呼吸系统疾病而

表 26-1　性表达

性	性行为
生理学	完整的人
事实	态度
男性 / 女性	男性特征 / 女性特征
生殖器	个性
身体愉悦	亲密感
做事	存在感
自我导向	关系
我们做什么	我们是什么

经历相当大的障碍。慢性病会影响患者的身体、心理、社交和情绪。随着身体功能的下降，信心也会下降，这将对个人的亲密关系和幸福感产生影响。

许多患者无法区分生理功能和心理功能，医疗保健专业人员同样很少解决他们的状况对其性心理功能的影响。

患者无法改变导致呼吸困难的肺部疾病，但他们或许可以通过呼吸锻炼减少由此引发的过度劳累。患者应尽可能减少呼吸并节省体力。如果他们只有有限的精力，可以鼓励他们为生活中重要的事情节省体力。然后，这种体力可以用于他们生活中他们希望的任何领域，例如性活动。

一、护理

近年来，护理的作用有所扩大，但基本技能（如倾听和观察患者而不仅仅是观察疾病）和高级护理实践对患者的健康同样重要。

与性和性行为和性关系有关的问题与护理实践高度相关。护士在帮助遇到困难的个人方面具有独特的作用。他们可以为患者提供适当的信息，帮助减轻他们的焦虑，并在适当的时候向他们保证性活动是无害的。

当患者透露了性问题，如果护士以开玩笑来转移注意力，甚至假装没听见，均会使患者感到被暴露、被误解、被指责、生气或尴尬。

作为医疗保健专业人员，我们有责任承认患者的性取向。患者护理计划中，标注在“性”标题下的“不可用或拒绝评估”或“剃去阴毛”或“无月经”等评论对为患者提供真正全面的服务几乎没有作用。

从伦理上讲，保密是最重要的。因此，我们应该向患者解释并给予保密的承诺。护士应时刻保持职业操守，保持谨慎，以免过度探究，超出职业范畴，从而使患者感到痛苦（框 26-1）。

框 26–1　进行性评估的指南三项注意事项

- 意识到自己的局限性
- 对自己的角色保持敏感
- 能把握评估的深度及寻求帮助的时机

处理患者性需求的难度不应被低估，因为恰当地处理性行为可能需要解决复杂的文化和情感问题。英国皇家护理学院认为为患者的性健康需求提供支持是护理实践的一部分，并且护士在培训的各个阶段都需要接受更好的性教育。框 26–2 列出了可以帮助护士更善于处理性问题的方法。

框 26–2　有用的提示

- 保持开放
- 不带偏见
- 提供实用的建议 / 忠告
- 做好准备
- 随叫随到
- 反应灵敏
- 介绍性和性行为的主题
- 讨论并接受性
- 准备好教育材料
- 保持积极的态度，接受性和性生活是一些人生活的重要组成部分
- 使用开放式问题
- 不带偏见或有刻板印象
- 使用舒适的语言
- 做一个好的倾听者
- 鼓励和支持
- 对患者有帮助
- 提供文献参考

性评估

性评估的目的是获取身体、医疗和心理相关信息，以便制订合理的护理计划。英国皇家护理学院建议护士还应评估患者对自身及其功能的理解程度，以及患者对性和性健康的知识和意识。

虽然在这个领域几乎没有适用于日常实践的正式的评估工具，但一种简单的方法是询问：“你了解疾病会影响亲密关系吗？一切都还好吗？”这种询问是不具有威胁性，又可以允许患者表达他们可能存在的任何担忧。如果患者感受到被理解，他们可能会透露他们的担忧，亦可能选择保持沉默。另一个时机是在讨论药物时，说明许多药物会导致性欲或性功能，这样患者能够用语言表达任何疑虑。避免尴尬和冒犯，就需要谨慎地进行说明。在开始讨论性问题之

前，必须始终征得患者的同意。如果讨论是尊重、保密和专业的，大多数成年人都非常愿意谈论性问题，而且大多数患者认为护士与他们讨论性问题是合适的。

护士通常不愿意进行性评估。避免性功能评估的原因如下。

- 感觉患者的性史与疾病不相关。
- 缺乏相关的培训。
- 担心尴尬。
- 害怕冒犯患者。

即使是有经验的护士也可能害怕进行性评估，他们会有以下顾虑。

- “我会让事情变得更糟吗？我会遇到什么棘手的事吗？”
- “我将如何避免自己的观点和感受？”
- “我真的想卷入如此私密的事情中吗？”
- “我怎样才能控制住不可预测的情绪和问题？”
- “我能为患者做些什么呢？”

二、性表达和呼吸系统患者

性交对很多人来说是人类爱的一种表达，也是亲密关系中的关键因素之一。显然，患有肺病的人可能会发现很难完全参与性生活。甚至一些患者认为接吻是对他们有害的，因为他们认为这可能会阻碍呼吸。因疾病导致急性呼吸困难发作的人可能对性生活过于谨慎。患有呼吸道癌症的人可能害怕将疾病传染给其他人，同时他们的伴侣或照顾者也可能害怕感染这种疾病。

尽管一些患者对在性交过程中可能死亡感到焦虑，但实际上，在性交过程中猝死的情况很少见。虽然在性爱过程中呼吸会变得呼吸困难，但随之而来的呼吸频率增加和呼吸急促是完全正常的。如果能够忍受这种程度的呼吸困难，就无须过度担忧。

如果关注的是体力，许多研究表明，在性生活（包括性高潮）期间消耗的体力仅相当于爬一小段楼梯（最多 14 步）所消耗的体力。这对一些患者来说或许是难以实现的，但对许多患者来说是可以实现的，特别是当他们按照自己的节奏进行性生活时。

限制性生活的原因不仅仅是呼吸急促，低自尊和害怕无法满足伴侣的需求也是原因。来自不患呼吸疾病的伴侣的恐惧也应得到解决。他们可能错误地认为停止性生活有利于患者康复，而事实恰恰相反，与伴侣恢复亲密关系可以帮助缓解被诊断患有慢性病的人所感受到的孤独和孤立。

三、药物的不良反应

在开发治疗肺部疾病的药物方面已经取得了长足的进步，然而，这些相同的药物会对性欲和性能力产生深远的影响。

支气管扩张药等常见药物会引起紧张和焦虑，从而加剧某些患者的现有问题。类固醇会引起不良反应，如体重增加、情绪波动和抑郁，这可能会降低性欲。表 26–2 列出了其他可能影响性活动的药物。

表 26-2　可影响性活动的药物

阳　痿	性欲减退
利尿药	抗高血压药
抗高血压药	抗精神病药
抗胆碱药	抗组胺药
抗精神病药	抗抑郁药
抗组胺药	镇静药
抗抑郁药	酒精
镇静药	
酒精 / 香烟	

实用建议

呼吸系统疾病患者可能需要具体的方案来改善性生活，护士可以提出一些简单实用的建议。

- 进行性生活前充分休息。
- 开始性生活前私下锻炼如何控制咳嗽。
- 在任何活动前使用支气管扩张药。
- 进行性生活时通过鼻导管吸入正常量的氧气。
- 避免尝试在大餐或酒精后进行性生活。
- 保持室温舒适。
- 如果可能，让你的伴侣扮演更积极的角色。
- 避免空气中的过敏原，如香水。
- 谨慎选择合适的性爱姿势。

酒精可能会抑制性唤起，因此建议患者避免饮酒很重要。讨论正常的衰老过程有助于消除年长的慢性病患者可能存在的任何疑惑或恐惧。

选择合适的姿势来限制能量消耗有助于减少性生活过程中耗费的体力，同时最大限度地增加愉悦感。对于患有肺部疾病的患者，他们的伴侣可能需要承担更多的重量，或使用枕头支撑可能会有帮助。例如，一个简单的姿势是汤匙式。个人性行为及性辅助器的使用可能有助于患者在诊断为呼吸系统疾病的情况下继续保持多样化和积极的性关系；另外值得一提的是，并发症的存在，如关节炎，可能会进一步限制姿势的选择。

四、要点

与性相关的问题在患有长期呼吸道疾病的人群中很常见，一个人处理性问题的方式是该人性格和自我形象不可或缺的一部分。就像 COPD 被认为是心血管疾病的并发症一样，勃起功能障碍越来越多地被认为是慢性阻塞性肺疾病的并发症。

尽管事实上，性行为、性相关问题及其解决至少部分属于护理的范围，但或许是因为不确定、担忧和焦虑，护士们不能总是让患者自然地谈论性问题。

而对于所有患有长期呼吸道疾病的人来说，性是一个重要的健康问题；因此，它应该在健康实践中引起重视。护士必须让患者有机会就性问题进行公开和真诚的交流，由此为将人视为完整的个体建立了基础，当然，这就是护理的重要内容。

- 性和性行为是生活中不可或缺的一部分。
- 呼吸困难是许多呼吸系统疾病患者的主要症状，最常见于慢性阻塞性肺疾病和间质性肺疾病患者。
- 慢性病会影响患者的情绪和心理功能，并最终影响他们的亲密关系。
- 亲密关系问题在护理呼吸系统疾病患者时很少得到解决。
- 呼吸系统疾病并不妨碍对积极性生活的渴望。
- 在适当的时候，与患者讨论性问题应该成为常规护理评估的一部分。
- 开放的态度、良好的倾听技巧及保持同理心是护士为患者提供简单的性咨询时所需要的技能，认识到可能存在的问题对解决问题大有帮助。
- 可以提出一些实用的建议来帮助呼吸系统疾病患者享受充实的性生活，至少要为患者提供解决该问题的小册子。

第 27 章　多学科团队

The multidisciplinary team

何金爱　李春群　刘　旭　译　林燕珊　杨小月　校

应以综合方式提供呼吸服务，同时考虑到患者人数和护理人员的职能重叠情况。大多数呼吸系统疾病患者都由来自初级和二级保健机构的卫生专业人员团队进行护理。

初级医疗保健社区和二级医疗保健领域都有相当多的技能基础。通过在多学科团队中提供所有这些技能，患者将有可能在对他们来说更方便的地方获得更好质量的护理，从而减轻患者、卫生服务和社会的疾病负担。

呼吸专科护士是多学科团队（multidisciplinary team，MDT）的一部分。MDT 团队包括医生、病房护士和门诊护士、物理治疗师、职业治疗师、肺功能技术员、药剂师、社会服务人员，当然还有患者及其家人和护理人员。

一、呼吸科护理专家的作用

呼吸科护理专家对呼吸科提供的服务和这些服务的质量做出了宝贵的贡献。呼吸专科护士承担许多职责。

- 经营哮喘、慢性阻塞性肺疾病（chronic obstructive pulmonary disease，COPD）、支气管扩张、肺结核（如结核病或间质性肺疾病）的专科门诊。
- 为患有呼吸系统疾病的患者提供健康教育。
- 与社区的全科医生和护士联络。
- 监督家庭雾化器的使用。
- 协助评估和监测需要长期居家接受氧气治疗的患者。

在一些单位，呼吸专科护士的主要职责是监督被选入院在家护理的 COPD 患者，并负责开展肺康复服务。他们可能会全职监督需要家庭无创通气和持续气道正压通气以治疗睡眠相关呼吸障碍的患者。在小医院，呼吸专科护士可能会共同承担其中的许多任务，而在大医院，每项服务可能需要一名或多名呼吸专科护士。

（一）结核病专科护士

结核病专科护士是为结核病患者提供完全集成的以患者为中心的个性化服务的接口。他们确保为患者和护理人员提供连续性护理，并帮助促进个人和公众健康。结核病专科护士通常负责以下工作。

- 支持和教育结核病患者。
- 检测药物不良反应。
- 监督治疗以确保正确服用药物。
- 通过家访、随访门诊或电话求助热线跟踪出院患者。
- 筛查传染性结核病患者的密切接触者。
- 组织和进行密切接触者的追踪。
- 为有患结核病风险的人提供卡介苗（bacillus Calmette-Guerin，BCG）门诊。
- 开展教育、研究和护理质量监控（➲ 第 22 章）。

（二）肺癌专科护士

肺癌专科护士在诊断出肺癌时为患者及其亲属提供宝贵的咨询服务。他们还就肺癌引起的症状的一般管理向患者和其他医护人员提供建议。他们可能会上门拜访患者，或与提供上门服务的其他护士联络。该角色的职责包括以下方面。

- 为患者和护理人员提供情感和社会支持。
- 为患者提供延续性护理。
- 促进改善医疗团队与患者之间及彼此之间的沟通。
- 跨越传统和组织，为患者提供无缝服务。
- 通过医疗系统对患者进行指导。
- 教育、研究和护理质量监控（➲ 第 12 章）。

（三）支气管镜专科护士

支气管镜专科护士提供以护士主导、标准化、以患者为中心的服务。他们确保患者在接受支气管镜检查时接受全面的护理计划。该角色职责包括以下方面。

- 解释支气管镜治疗的利弊及其备选方案，以及获得患者的知情同意。
- 实施镇静。
- 清楚地描述接受检查的肺部区域并撰写正式报告。
- 进行活检以使多学科团队的其他成员能够做出有关疾病管理的决策。
- 将结果告知患者。

（四）囊性纤维化专科护士

囊性纤维化（cystic fibrosis，CF）专科护士与患者、家属及参与护理的工作人员共同合作（➲ 第 10 章）。一旦确诊，CF 专科护士将对病情进行全面说明，并为每位患者及其家属提供个性化的临床和心理护理。

- 转达患者及其家人的需求。
- 决策制订和护理监督，确保每位患者都能获得满足其个人需求的最佳护理。
- 充当患者、家属、社区服务和医院多学科团队之间的纽带。
- 为患者及其家人和专业人士提供建议和支持。
- 为患者、家属和护理人员提供疾病过程和药物的相关教育。
- 全面研究 CF。
- 管理 CF 护理团队。

- 静脉注射抗生素的预防用药。

间质性肺疾病专科护士被视为MDT的重要组成部分，并且在所有的专科服务中都被需要。

（五）其他专家的角色

支气管扩张专科护士和胸科专科护士等其他角色已经发展到与特定的患者一起工作。许多护士在呼吸科专科病房管理呼吸系统疾病急性加重的患者，并在呼吸科门诊工作。

二、社区护士的作用

社区呼吸专科护士在为患有呼吸系统疾病的个人、团体和社区提供治疗、护理和管理方面发挥主导作用。他们可以由快速反应小组或临床调试小组雇用。

社区护士通常与胸科和呼吸科医师、全科医生、执业护士和其他卫生专业人员保持密切联系。他们的关键作用是确保为所有患有呼吸系统疾病的患者、无论儿童还是成人提供高水平的护理。

社区护士提供的护理大部分是在家中进行的。研究表明，这些专科护士可以通过评估、监测并教育患者、为患者及其护理人员提供支持减少住院和门诊等候时间。

（一）执业护士

大多数全科医生现在雇用执业护士。在许多诊所中，专职护士可能负责照顾哮喘和COPD患者。该护士可能会开办由护士主导的诊所或与全科医生一起工作。护士在普通诊所出诊也很常见。这类护士中的许多人都有资格成为独立的非医疗处方医生。

（二）社区护士长

社区护士长作为综合护理团队的一员，负责管理社区中患有复杂慢性病的患者。社区护士长应承担以下责任。

- 与卫生专业人员、护理人员和亲属合作，从身体、情感和社会状况的各个方面了解患者。
- 教导患者、护理人员和（或）亲属识别可能导致健康急剧恶化的患者病情的细微变化。
- 基于对医疗、护理和社会护理需求的全面评估，与患者、护理人员及其家人一起制订个性化的护理计划，包括提供可供咨询及服务的联系电话。
- 通过家访或电话联系定期监测患者。
- 根据需要安排检查或开立适当的药物。
- 保存医疗记录，并通知其他相关卫生专业人员患者的病情变化。
- 定期检查药物的使用，包括吸入器和雾化器技术。
- 联络其他部门，如快速反应小组、社会服务和志愿者协会，以在需要时调动资源。

三、居家医院

许多类型的以护士主导的服务已经得到发展，包括家庭护理团队、早期支持出院团队和急性呼吸系统评估服务。这些服务旨在防止住院或缩短住院时间。

居家医院（Hospital at Home，HaH）是一项加速呼吸系统疾病患者出院的服务。患者在医院由HaH团队的一名成员进行评估，评估通过后，他们将出院在家接受治疗。

（一）纳入HaH服务的标准

当地医院和初级医疗机构对所提供的服务类型及纳入/排除标准有自己的条款。通常符合以下情况的患者可获得HaH服务。

- 患者被评估为临床稳定状态。
- 具备足够的家庭和社会支持。
- 能够居家生活。
- 正常的动脉血 pH（7.35～7.45）（➲ 第 5 章的“动脉血气”）。
- 稳定的血压和脉搏。
- 患者及其医生和家人均同意出院。
- 已开具处方药物用于治疗呼吸系统疾病。

以下情况通常会将患者排除在 HaH 服务之外。

- 意识水平受损。
- 严重的意识模糊。
- 血液 pH＜7.35。
- 胸部 X 线检查出现急性变化（恶性肿瘤、气胸）。
- 患有需要住院治疗的医疗问题。
- 社会支持不足。
- 无法使用电话。
- 患者的住所在地理上远离 HaH 团队。

（二）居家医院团队

HaH 团队由具有呼吸系统疾病专业知识的医疗保健专业人员组成，包括护士、物理治疗师、职业治疗师和普通卫生工作者。团队中的一名成员将每天或根据需要上门拜访患者，以评估他们的病程进展，提供治疗、建议和支持，为患者提供药物和他们可能需要的任何设备，如雾化器等，也将为患者提供以下建议。

- 药物使用。
- 呼吸技巧。
- 放松技巧。
- 饮食和营养。
- 活动能力。

该团队与医院呼吸顾问直接联系，以获得任何进一步的专家建议。一旦患者感觉好转（通常在 10 天内），他们将出院并返回到他们的全科医生处接受治疗。

（三）居家医院的优势

- 患者在他们的家庭环境中接受治疗。
- 患者能在自己的床上得到更好的休息，减少干扰。
- 患者发生医院获得性感染的风险较低。
- 居家医院团队可以使治疗更加个性化和高效。
- 患者及其家人或护理人员可以与团队密切合作，并学习如何更有效地管理他们的肺部疾病和症状。

四、呼吸护士顾问的作用

护士顾问的作用是由 Tony Blair 在 1998 年护士奖上提出的。它源于一次全国调研，该调研响应了关于需要加强护士临床领导能力及改善其职业道路和机会的广泛共识，旨在为护理新战略提供信息。于 1999 年启动的“有所作为”及 2000 年的“NHS 计划”[1] 制订了到 2004 年达到 1000 个护士顾问职位的目标。目前，有许多护士顾问在呼吸的领域工作，他们领导或发展护士团队，旨在提高跨部门的护理标准。

（一）护士顾问

护士顾问或需将 50% 的时间将花在专家临床实践上。有时很难界定专家临床实践的含义，但一种解释是让专家能在临床上持续工作。在医疗需求得到解决并进行肺部康复后，许多呼吸系统疾病患者仍可能面临长期存在的问题。护士能在症状控制、防止恶化、预防并发症、姑息治疗和改善健康状况方面发挥重要作用。

（二）专业领导和服务发展

目前的重点是新的工作方式，以及建立初级和二级保健之间的联系。护士顾问的角色允许跨越初级和二级护理之间的传统障碍，在临床管理的限制下工作以平衡患者需求与服务要求。许多护士顾问正在以前医疗资源匮乏的地区为患者提供服务。

（三）培训和教育

护士顾问的角色要求具有硕士水平，而从业者则可以继续攻读博士学位。这种学历提升有助于提高知识体系的认知，同时提高个人技能和知识。护士顾问的角色还包括其他人的教学。这可以是正式或非正式的，并且可能涉及与当地大学或专家中心的联系。

（四）研究与评估

任何新角色都必须具有临床和成本效益，顾问的角色也需要接受监督和评估。如果服务是新开发的，如何进行角色的评估可能存在争议。

如果医疗机构以前没有为慢性呼吸道疾病患者提供服务，那么就会产生难以量化的成本影响。确定未满足的需求是很重要的，这通常要投入相当的资源。

研究在护理顾问的角色中也有一席之地；他们通常会发展出一套与自己专业领域相关的研究体系，这些研究可能既实用又以患者为中心。

护理顾问的角色可以在任何专业中发展，在这些专业中，他们可以通过改善服务和质量为患者提供更好的结局。

在呼吸系统疾病中，急性和慢性疾病都会造成疾病负担。尽管有患者可能会经历急性发作，但许多呼吸系统疾病本质上是慢性的。护理顾问的目标是解决疾病过程中出现的情况和问题，而不仅仅是医疗诊断中产生的问题。虽然早期识别和治疗呼吸系统疾病是患者护理的基础，但慢性病的负担可能是最适合护理干预的。

五、儿科呼吸专科护士的作用

近年来，儿科呼吸道疾病的发病率有所增加。这为护士提供了成为高质量护理提供者的机会。由于现在可进行的诊断检查日益复杂，护士必须接受教育和培训，以具备实际的技能并支持父母和年轻患者。

---

[1] Department of Health (1999). *Making a difference*. http://www.doh.gov.uk

呼吸系统疾病可以影响所有年龄段的人，但新生儿重症监护的进步导致了一部分儿童在早期生活中持续患有呼吸系统疾病。哮喘的发病率持续上升，可能影响任何年龄段的儿童，患有囊性纤维化的儿童越来越多地活到成年。

儿科呼吸专科护士在各种医院和社区环境中工作。一个急性病患儿需要由训练有素和经验丰富的儿科护士提供临床护理，但儿科门诊护理和社区服务的发展意味着住院时间会被最大程度降低。儿童将尽可能地接受居家照护，但如果他们想从社区护理中得到最好的照顾，他们仍然需要支持和指导。

儿科呼吸专科护士为患者提供全面的呼吸系统照护，包括以下内容。

- 护士领导的哮喘病门诊，为患者和照顾者提供信息和支持。
- 培训并联络与患儿有关的其他专业人员。
- 肺功能测试，包括身体体积描记法、肺活量测定和运动测试（➲ 第 5 章）。
- 制订方案与指南以支持良好的实践。
- 针对过敏原的建议进行皮肤点刺试验。
- 进行家访。
- 为其他医疗保健专业人员提供资源。
- 多学科团队合作。

赋予照顾者有效地管理患儿呼吸系统状况的能力是专科实践的基础。这需要专科护士具备许多不同的技能。

- 能够作为多学科团队的一员独立工作。
- 管理、教学、沟通和倾听技巧。
- 与患儿家人交谈的时间和能力对于建立他们的健康信念和关注至关重要。

患儿和他们的父母通常会觉得和护士交谈更舒服，因为护士可能会比医生提供更多的时间。这使护士能够与患儿及其家庭建立起融洽的关系。作为多学科团队的一员，专科护士通常为儿童提供持续的照护，与其他专业人员联系，以促进最佳实践和护理的连续性。

同样重要的是，要认识到专业实践的局限性，并为那些对治疗无反应或需要进一步干预的患儿建立一个强有力的支持性转诊系统。

六、药剂师的作用

药剂师专注于研究药物与医学方面的工作。他们在包括医院、社区药房和全科医生诊所等各种场所工作。一些药剂师在临床委员会担任药品管理顾问的角色。

（一）社区药剂师

患有长期慢性疾病的患者或他们的照顾者往往更经常地去看社区药剂师，而不是他们的全科家庭医生，无论是简单地领取处方还是寻求治疗建议。

社区药剂师能够很好地识别出患有呼吸道疾病或疾病管理不善的患者。患者可能因为呼吸困难而出现在药房，并不断购买非处方咳嗽药物来治疗他们的“吸烟者咳嗽”，或领取重复的抗生素治疗处方。这些行为提示可能患有轻度至中度的 COPD。被诊断患有慢性病，经常需要重复处方但持续抱怨疗效甚微的患者，可以建议他们去做呼吸系统检查。

早期识别这些患者可能有助于在疾病末期出现严重残疾之前进行适当的疾病管理和生活方

式改变，如戒烟和锻炼。

（二）药师提供的其他重要服务

1. 健康教育：健康教育是影响许多慢性呼吸道疾病预后的重要因素。如果对自己的病情缺乏了解，很可能会对疾病管理产生不利影响，并可能会导致个人生活质量降低。大多数社区药剂师了解患者的家庭背景和社会环境，并能利用这些知识提供个体化照护和相关信息。

2. 健康促进：药剂师的作用是通过促进健康来帮助预防慢性疾病。多年来药剂师一直在这一领域发挥作用，特别是在戒烟方面。药剂师门诊通常是那些希望戒烟的人的第一站，在提供戒烟建议和尼古丁替代疗法方面发挥着关键作用。

3. 用药审查：通过临床用药审查，药剂师可以发现患者在用药方面存在问题，并在问题变得严重之前帮助患者解决这些问题，从而避免不必要的住院治疗。

药剂师可以确保患者接受与疾病严重程度相适应的药物干预，并定期对患者的用药进行审查。

吸入器的选择应该是个体化的，以确保其实际使用中可接受性和有效性。确保患者能够正确操作他们的吸入器是很重要的。患者通常需要通过反复的建议和鼓励来强化使用技巧。社区药剂师可以在患者从药房领取吸入器时提供这种支持。

在未来几年里，英国可能会引入其他新药。药剂师必须与当地的全科医生或医院合作，以确保这些新疗法的处方被开具给合适的患者，对疗效进行监测，并教育患者如何以及何时使用这些药物。

（三）医院呼吸科药剂师

医院药剂师的职责是确保患者在出院时使用适当的安全的药物，并与疗养院或初级卫生机构的医疗照护者有效沟通，确保患者个人的药物治疗。

一些医院的药剂师有特定疾病相关的角色，高度参与呼吸道患者的照护，工作内容包括。

- 监测药物水平，如茶碱（➔第 15 章）。
- 检查痰样本以调查抗生素敏感性（➔第 4 章）。
- 在出院前对患者的所有药物治疗进行优化和合理化。
- 检查用药索引和患者对用药的理解情况。
- 确保患者能够正确使用处方开具的吸入器。
- 提供戒烟建议。
- 提供流感和肺炎球菌疫苗接种的建议。
- 管理静脉注射抗生素，如患有囊性纤维化或支气管扩张患者。
- 支持提前出院或居家医院计划。
- 为 MDT 的其他成员提供建议和支持。

七、呼吸物理治疗师的作用

物理治疗师将先进的临床诊断推理和评估技能应用在呼吸道患者的照护当中，并具有扎实的生理学背景。

物理治疗师不断利用现有技术扩展他们的评估技能，如动脉或毛细血管耳垂血气采样，申请和审阅胸部 X 线及痰标本培养。这些都建立在现有的评估之上，包括胸部 X 线解读、简单的肺活量测定、听诊、营养和功能状态评估。

呼吸物理治疗师的工作包括以下内容。

- 作为 MDT 的成员，评估和治疗呼吸功能障碍患者（包括复杂病例），并确保准确和全面的患者记录。
- 担任临床科室呼吸物理治疗服务的负责人，包括重症监护病房、急诊和门诊。
- 与呼吸科专家紧密合作，引领呼吸物理治疗服务的发展。
- 管理和组织呼吸专科门诊服务、肺部康复和呼吸物理治疗的待命服务。
- 为物理治疗师、医生、其他医疗保健专业人员和学生提供正式和非正式的持续培训和教育。

（一）物理治疗技术

物理治疗技术可以通过减少呼吸的频率，辅助黏液纤毛清除功能，增加运动能力来发挥作用。

减少呼吸的频率

呼吸急促的患者可能丧失正常的呼吸模式，而使用呼吸的辅助肌肉会增加呼吸的功能。

呼吸控制，鼓励患者放松他们的上胸部和肩膀，同时用他们的下胸部轻轻地呼吸。这通常有助于通过减少呼吸的功来缓解呼吸困难。

体位，有助于进行呼吸控制的体位包括以下情况。

- 放松地坐着，身体前倾。
- 单侧卧位，上半身用枕头撑起。
- 直立，身体前倾，将手臂支撑在椅背或栏杆上。

这些姿势改变了横膈的长度张力状态，使其更有效地工作，使下胸部和腹部得以运动。

练习呼吸控制技术可以显著提高运动能力。许多患有慢性呼吸困难的患者为了完成任务而往往屏住呼吸或匆忙行动。这限制了他们活动能力。通过教患者走得慢一些，放松他们的肩膀和上半身，并使用呼吸控制，可能可以使患者完成许多会导致呼吸困难的活动。

（二）辅助黏膜纤毛清除功能

物理治疗师使用一些技术来帮助患者清除过多的支气管分泌物。过多的分泌物会导致呼吸困难和感染。

1. 体位引流：体位引流是使用重力辅助体位，通常让患者以倾斜头朝下的体位躺下。体位引流结合胸部叩击和（或）振动有助于清除过多的分泌物，使患者能够再次更容易地呼吸。该治疗通常与促进患者肺扩张和胸廓活动的技术相结合。

2. 湿化：湿化可与物理治疗相结合，以蒸汽吸入或盐水雾化的方式进行，可促进黏液的清除。

3. 主动循环呼吸法（active cycle of breathing technique，ACBT）：ACBT 包括控制呼吸，深呼吸（3～4 次放松的深呼吸）后“哼”（huff）一次。“哼”是一种强迫但温和的呼气，张开嘴，用腹部收缩来排出空气。“哼”比咳嗽更省力。

（三）无创正压通气

许多物理治疗师在急性公立医院内带头进行无创正压通气（non-invasive positive pressure ventilation，NPPV）服务。由于 NPPV 可改善通气，因此物理治疗师参与通气管理是合理的。物理治疗师拥有管理和监测 NPPV 的所有必备技能和知识，并可以教其他专业人员如何胜任相关工作（➔第 21 章）。

（四）肺康复

物理治疗师在肺康复中发挥着重要的作用（➔第24章）。肺康复可以在社区或二级护理机构中进行。物理治疗师的主要目标是减少患者对运动和呼吸困难的恐惧。

八、呼吸职业治疗师的作用

呼吸职业治疗师（occupational therapist，OT）的作用主要是使患者能够适应和改善日常生活。OT在鼓励呼吸道疾病患者负责和掌控自己的健康方面发挥着至关重要的作用。他们的目标是帮助患者自我管理病情时，通过教育和康复相结合的方法尽量减少痛苦，以及对日常生活的干扰。

职业治疗师的干预

OT为患者提供了关于如何提高其功能能力的信息和策略，从而限制疾病对他们生活的影响。他们通过以下方法帮助患者制订应对策略。

- 平衡工作、休息和娱乐活动。
- 采用节能方法。
- 应用肺康复策略。
- 学会压力管理技巧。

OT评估包括收集患者及其家属在家中如何应对疾病的信息，主要包括以下三个方面。

1. 疾病对患者生活的影响：OT会观察呼吸系统疾病对日常生活的影响程度。

- 具体是什么引发了病情恶化。
- 病情恶化通常持续多长时间。
- 是否有任何长期问题。
- 症状的严重程度在一天中是否有所变化。
- 哪些症状引起了最大的不适。

2. 应对策略：大多数呼吸道疾病患者长期带病生存，许多人会据此调整自己的日常生活。患者会采用积极和消极的混合应对策略，OT可以确定患者使用何种策略。

3. 职业表现评估：OT将评估呼吸道疾病对患者以下方面的影响。

- 工作：患者从事哪些活动，包括自我护理任务。
- 休息：患者何时休息，包括睡眠模式？
- 娱乐：患者喜欢什么社交活动？他们是否参与任何休闲活动？

通过全面评估，OT可以清楚地了解疾病对患者日常生活的影响。评估的主要领域包括以下方面。

- 呼吸困难的程度。
- 活动耐力。
- 疲劳。
- 疼痛。
- 恢复速度。

能量节约：许多呼吸道疾病患者都有慢性症状，这限制了他们对活动的身体耐受力和职业表现。尤其是对于老年人来说，他们有与衰老相关的其他问题，如并发症和活动范围减少。对于这部分人来说，保持独立自主的努力被体力成本所抵消。

OT 可以帮助患者以更有效的方式进行活动。

优先级：OT 可以帮助患者列出职业活动的列表，包括工作、休息和娱乐。列表将按照活动对患者的重要性排序。

规划：一旦确定了活动的优先级，每一项活动都会被分析以确定执行该活动所需的行动和体力成本。OT 将建议采用适应性技术或使用适应性设备，使患者能够以耗能少但效率高的方式执行任务。

平衡安排：OT 将向患者展示如何在活动和休息之间取得平衡。平衡安排给身体恢复体力和精神消耗的时间。把有规律的休息时间纳入日常可以提高许多患者的活动水平。

应对恐惧：许多患者认为呼吸困难很恐惧。恐惧使人们回避活动，从而影响他们参加肺功能康复，进一步损害健康。OT 可以帮助患者认识到呼吸困难的恐惧驱动因素，并了解它们的因果关系，以打破恐惧的循环。

一些 OT 使用认知行为疗法、神经语言编程、放松甚至催眠疗法等方法进行干预。

九、呼吸科医生的作用

大多数在地区综合医院和教学医院工作的呼吸科医生除了照顾呼吸道疾病患者外，还承担全科医疗工作。这一职责因医院而异，取决于当地的做法和人力配置水平。大约 1/3 的急性入院患者有呼吸道问题。

（一）住院患者的工作

大多数呼吸科医生的住院工作主要涉及急性入院患者的调查和管理，包括一些计划入院患者。许多单位能够为患有囊性纤维化、肺癌或哮喘等疾病的患者提供自助入院政策。

呼吸科医生还经常为医院其他专科医生的患者进行大量转诊工作。

照护肺癌患者的呼吸科医生每周都与肿瘤科、胸外科、病理科和放射科医生参加 MDT 会议。一些主治医生与重症监护病房保持密切联系，并参加定期会议。提供其他专科服务的主治医生，如移植评估和随访，会与胸外科医生保持密切联系。

（二）全科医疗诊所

在地区综合医院工作的呼吸科医生可能会看到新的全科医疗诊所转诊患者，大多数是在出院后被随访的全科患者。

（三）专科检查和治疗过程服务

1. 支气管镜检查：大多数呼吸科医生进行支气管镜检查（➲ 第 5 章的“支气管镜检查”）。这是一种诊断性检查，用于帮助主治医师确认或排除患者出现症状的原因。

2. 睡眠相关呼吸紊乱：这是一个发展迅速的亚专业。许多单位虽然没有专门的门诊，但可以提供基本的夜间血氧测定服务。一些单位现在提供全面的睡眠服务，并为患有睡眠相关呼吸障碍的患者开设专门的诊所，用于诊断和监测接受持续气道正压通气治疗的患者（➲ 第 21 章）。提供全面的睡眠服务需要配备 1～2 个睡眠室并配备无创高频呼吸机。

3. 住宅辅助通风服务：这是由专科中心和越来越多的大型地区综合医院提供的。随着 COPD 患者居家无创通气治疗的引入，以及使用该疗法的神经肌肉疾病患者的增加，提供这项服务的主治医师数量可能会显著增加。

4. 职业性肺病：只有少数医疗机构有医生提供全面的职业性肺病检查服务。

（四）呼吸科专科服务

1. 肺癌：大多数呼吸科医生对肺癌患者进行检查并提供支持性照护。责任医师会花一些时间来协调化疗等服务。

2. NIV 治疗急性呼吸衰竭：NIV 正迅速成为大多数医院的一项常规服务。这项服务主要由训练有素的护理人员和物理治疗师提供，但主治医师对这项服务的监督是至关重要的。

十、具有专病兴趣的全科医生的作用

具有专病兴趣的全科医生（general practitioners with a special interest，GPwSI）挑战传统的专科照护模式，是英国国家医疗服务现代化议程的关键组成部分。

该模式的重点在于保持家庭护理的视角，同时发展明确的专病能力来满足当地医疗需求。这将为患者带来更好的就近就医机会和更好的医疗质量，因为更多的患者可以在不必到医院看专科医生的情况下得到专病照护。

呼吸科 GPwSI 是一个相对较新的角色。呼吸系统问题是患者看全科医生最常见的原因，这个角色的演变是政府为减少呼吸系统疾病患者入院而施行的部分举措。GPwSI 需是一位有能力、有经验的全科医生，并已经接受进一步的经认证的呼吸医学培训。

（一）呼吸医学 GPwSI 的核心活动

GPwSI 的核心活动会根据当地的需要和资源而有所不同。它们可能侧重于哮喘和 COPD，但也可能包括过敏和呼吸道感染。

GPwSI 在呼吸医学中的关键作用是作为初级保健组织（primary care organizations，PCO）的临床领导；提供临床专业知识，以及必要的领导、谈判和协调技能，以发展综合呼吸服务。

（二）临床角色

患者由 PCO 内的其他医生转介至 GPwSI，以获得有关特定呼吸系统问题的诊断和临床管理建议。这些建议的范围取决于 GPwSI 的个人专业知识、与当地二级医疗专家达成的协议、关于临床责任的当地协商协议。

GPwSI 还可参与开发以社区为基础的专科服务来管理呼吸系统疾病。

- 肺功能康复。
- 家庭氧疗服务。
- 过敏性疾病的免疫治疗。
- 过渡性照护。
- 姑息治疗。

GPwSI 还可参与以下工作。

- 照护质量监控。
- 与其他 GPwSI 共同制订质量绩效基准，并向初级卫生保健机构和过渡性照护机构的专业人员提供反馈。

（三）教育与联络

GPwSI 项目将培养专业人员的能力和信心，以便为呼吸系统疾病患者提供最佳服务。

这将涉及以下方面。

• 与 PCO 的其他卫生专业人员联系。

• 提供具有成本效益的处方建议。

• 就 PCO 内部的呼吸医学问题提供建议，包括委托管理。

• 在评估当地需求后，与 PCO 经理、二级医疗照护提供者、护理专家和专家患者一起确定服务提供方案。

• 与当地患者团体联系，如“轻松呼吸”小组，就服务需求和提供给出建议。

• 就制订整个 PCO 的呼吸系统疾病统一登记册提供建议。

• 与二级医疗照护机构联系，以确定服务水平并提供疾病管理的整体照护途径，如 COPD 急性加重、哮喘或肺炎患者的管理。

十一、临床呼吸生理学家的作用

临床呼吸生理学家的作用是通过提供关于患者肺功能各方面的准确、可重复和可靠的数据来支持呼吸团队对患者病情的诊断和管理。他们在患者呼吸系统疾病的诊断和管理中起着至关重要的作用，并帮助呼吸科医生监测、评估和监测患者的肺功能。

临床呼吸生理学家进行的测试范围反映了需要评估肺功能的广泛的呼吸系统疾病。临床呼吸生理学家会接触到所有年龄段的，存在各种情况的患者，包括 COPD、肺结节病、间质性肺疾病、囊性纤维化、哮喘、外源性过敏性肺泡炎、术前筛查、过敏测试、睡眠呼吸障碍。

他们使用与复杂呼吸设备相连的电脑进行工作。他们所做的测试通常包括肺容量和用力呼气流量、呼吸气体交换、对支气管扩张药等治疗的反应、睡眠时的呼吸模式和氧气测量、过敏测试、运动的生理反应。

所获得的信息用于协助诊断疾病，确定治疗方案，衡量治疗效果和评估手术期间可能的风险。

根据当地初级医疗保健机构（primary care trusts，PCT）的政策，一些生理学家还承担更复杂的测试，包括支气管挑战试验、6min 步行测试、全心肺运动测试、呼吸肌无力评估、飞行体能评估、长期氧疗评估、动脉和毛细血管血气分析、家庭雾化器评估、过度通气研究。

这些专业人员负责所有设备的维护和校准，包括在患者家中使用的治疗 / 诊断设备。

一些临床呼吸生理学家在研究中心工作。他们的作用可能包括调研，以发现有关疾病的新信息，同时致力于治愈和改进治疗方法。

拓展阅读

[1] Association of Respiratory Technicians and Physiologists. Available at: https:// www.artp.org.uk/

十二、“专家患者”的作用

现代医疗保健的一个显著趋势是患者对自身健康的兴趣越来越大。随着医疗保健信息在互联网上的传播，强大的患者权益团体（如英国肺脏基金会）的出现，以及人们对健康生活的普遍认识，患者已经不再只是医疗建议的简单被动接受者。

现在，人们已经充分认识到，患者应该参与他们的治疗决策。这在可能使用潜在有害药物的情况下（例如，在治疗肺癌及在呼吸系统疾病中使用口服类固醇和其他免疫抑制药时）尤为重要。在慢性呼吸系统疾病问题中，“专家患者”的参与可能会对患者和家庭自我照顾和支持的发展极其有益。

（一）专家患者的角色

接受过教育、培训和支持的患者将能够更好地管理他们的呼吸道疾病。哮喘自我管理计划，包括书面的个性化行动计划，已被证明可以改善哮喘患者的健康状况。COPD 患者自我管理计划的证据尚不确定，但有限的数据显示，有管理计划的患者使用的医疗服务较少，入院次数也较少，从而降低了 NHS 的成本。

专家患者可以成为护理和医疗培训计划中的宝贵教师。患有慢性呼吸系统疾病的患者可以参与到以下活动中。

- 提供人际关系、沟通能力和体检技能给予反馈。
- 参与发展和提高教学质量。
- 提供患者陈述，以捕捉患者体验。
- 帮助本科和研究生教育和培训课程开发。

专家患者可以参与开发新的服务，如家庭氧疗服务，制订指南和临床路径，并参与同行评审过程。

（二）专家患者计划

专家患者计划（Expert Patients Programme，EPP）成立于 2002 年，是一项为患有长期慢性疾病（如 COPD）的患者提供培训，帮助他们在日常生活工作中更好地管理其病情的培训计划。

过去 20 年的研究发现，慢性病患者通常最了解他们在管理自己的病情方面需要什么。基于此，EPP 旨在增强患者的能力，提示如果患者拥有必要的自我管理技能，他们就可以对自己的疾病和生活质量产生切实的影响。

计划的构成：EPP 小组通常有 8～16 名存在不同长期症状的参与者。该小组在为期 6 周的课程中见面，由接受过培训的导师带领完成结构化的课程，该导师同样也是一个存在长期症状的患者。每节课（持续 2.5h）的内容是探讨如何控制这些慢性病症状的影响，例如。

- 应对疼痛和极度疲劳。
- 应对抑郁情绪。
- 放松技巧和锻炼。
- 健康饮食。
- 与家人、朋友和健康专业人士沟通。
- 规划未来。

课程非常强调参与者设定切实可行的目标，每周都会对这些目标达成情况进行监测。解决问题、决策、信息资源收集和行为改变等核心技能也将在整个课程中得到发展。EPP 不提供健康信息或治疗方法，也不着眼于临床需求。EPP 计划的目的是让参与者有信心为自己的健康负责，同时鼓励他们与卫生和社会照护专业人士合作。

十三、支持组织 1

（一）英国肺脏基金会

英国肺脏基金会（British Lung Founadation，BLF）为患有肺部疾病的患者提供支持，并改善他们的治疗和护理。他们是英国唯一关注国民肺部健康的慈善机构。BLF 通过传单、网站及电话咨询服务，帮助人们了解自己的呼吸系统状况。BLF 还参与研究和筹款活动。

（二）轻松呼吸小组

“轻松呼吸”（breath easy）是 BLF 的全国范围支持网络。一个由朋友、顾问、事件和活动组成的网络，支持并赋能患有肺部疾病的患者。一些团体还包括唱歌或徒步等活动。一些团体把锻炼作为小组活动的一部分。这些团体还试图筹集资金，以帮助支持 BLF 的活动，如研究等。

（三）研究

30 多年来，BLF 一直在研究肺部疾病。研究仍然是他们工作的核心。他们的目标是改善医疗照护，预防、治疗和治愈肺部疾病。

（四）信息和出版物

BLF 出版物涵盖了各种肺部疾病和相关主题，以满足肺部疾病患者的需求。

（五）帮助热线

BLF 提供了专门的电话和电子邮件帮助热线，由呼吸科护士值守。帮助热线可以提供关于如何管理呼吸系统疾病的建议、旅行建议，还可以与想了解呼吸系统疾病的人交流的机会。

（六）英国哮喘病协会

英国哮喘病协会（Asthma UK）是一个慈善机构，致力于改善每一个受哮喘影响的人的健康和福祉。他们与哮喘患者、医疗卫生专业人员和研究人员合作，开发和分享经验，以帮助人们增进对哮喘的了解，减少哮喘对人们生活的影响。

与卫生专业人员的合作还包括推广使用数字产品，使人们能够更有效地管理哮喘。

英国哮喘病协会有一系列的服务和活动。

- 开展活动，以提高哮喘病患者的照护质量。
- 为研究提供经费支持。
- 提供由哮喘专科护士提供的电话咨询热线。
- 专用网站、推特和脸书账户。
- 向公众提供健康信息手册。

（七）英国胸科学会

英国胸科学会成立于 1982 年。它是一个注册的慈善机构，其成员包括医生、护士、科学家和任何对呼吸系统疾病感兴趣的专业人士。

其核心目标具体如下。

- 通过促进最高标准的临床照护，改善有呼吸系统和相关疾病的人的不良健康状况。
- 研究呼吸道及相关疾病的原因、预防和治疗，并传播此类研究成果。
- 提供有关呼吸系统和相关疾病以及如何预防这些疾病的信息。

BTS 的主要活动包括以下内容。

- 作为英国呼吸医学的代表，提高公众对呼吸系统疾病的认识和了解。
- 发表呼吸系统疾病及其管理方面的科学论文。
- 定期组织学术会议。
- 为呼吸科医护人员组织医学教育。

- 制订和传播一系列关于肺部疾病的治疗和管理指南。
- 促进皇家医师学院，皇家护理学院和其他代表机构之间的临床研究、教育和组织联系。
- 为呼吸医学培训生的教育提供建议和帮助。
- 通过提供信息、批判性分析和支持，为不断面临变化的医疗卫生专业人员提供支持。

十四、支持组织 2

（一）呼吸专科护士协会

呼吸专科护士协会于 1997 年作为呼吸系统专科护士的专业护理论坛发展起来，现在隶属于 BTS。其目标是支持呼吸道专业护理团体，促进卓越的临床实践，并影响呼吸系统健康政策。其目的具体如下。

- 为专科护士提供一个支持性的网络。
- 通过教育和专业发展促进专业实践。
- 影响护理和呼吸系统护理的方向。
- 它是英国唯一专门为初级和二级照护机构的呼吸护理专家和医生提供服务的组织。
- 他们通过以下方式开展工作。
  - 通过与其他呼吸系统组织合作，并向卫生部（Department of Health，DoH）、NICE 和其他涉及呼吸系统护理、政策和实践的 NHS 行动派出代表，影响呼吸系统健康政策，提高呼吸专科护士领导力。
  - 通过开发定制课程、学习日和举办年度会议来发展循证实践，以支持其成员在快速变化的医疗环境中提供循证实践。
  - 通过网站、定期电子邮件更新和脸书上的讨论页面提供支持性网络，鼓励信息共享、最佳实践和研究合作。
  - 与 *Nursing Times* 杂志密切合作，并通过建议呼吸主题并推荐文章作者来支持 *Nursing Times* 的呼吸系统专题版面。ARNS 是发表在 *Nursing Times* 上的呼吸系统文章的同行评审专家。
  - ARNS 通过促进与其他呼吸专家和组织的联系来支持其成员。ARNS 通过向其成员提供奖学金来鼓励研究。ARNS 鼓励和促进新的举措，以改善呼吸系统疾病患者的护理。ARNS 由护士管理护士。专职医护人员和在非临床环境中从事呼吸护理的人可以获得会员资格。

（二）初级护理呼吸学会

初级护理呼吸学会是英国全国性专业协会，支持初级卫生保健机构提供高价值的以患者为中心的呼吸护理。他们的愿景是“人人享有最佳的呼吸系统健康”。这一愿景通过以下方式实现。

- 开展活动，以影响国家和地方范围的与初级卫生保健相关的呼吸医学政策和标准制订。
- 培训初级卫生保健专业人员，以提供和影响呼吸系统照护，可通过以下方式。
  - 开放获取由初级卫生保健呼吸专家制订的最佳实践，基于证据的临床指南和资源。
  - 支持呼吸系统专业发展的会员计划，并授权初级卫生保健专业人员提供高价值、以患者为中心的护理。

- 促进和传播初级卫生保健呼吸系统疾病的真实世界研究，以支持政策和教育活动。

（三）呼吸未来协会

呼吸未来（Respiratory Futures）协会成立于 2014 年，是 BTS 的一部分。它是英国呼吸社区的一个中心。呼吸未来协会是一个独立的网络，由来自公立和私立机构的利益相关者组成。目的是将人们聚集在一起，共同应对呼吸领域工作的挑战和把握机遇。

呼吸未来协会的目标是提供以患者为中心，物有所值的高质量呼吸护理。他们的目标通过以下方式实现。

- 优先考虑整合性呼吸照护团队在卫生保健系统中的工作。
- 通过呼吸科临床医生面临的一些问题的互动辩论。
- 制定 COPD、哮喘和吸入器技术等方面的标准、政策和协议。

拓展阅读

[1] Association of Respiratory Nurse Specialists (ARNS). Available at: http:// www.arns.co.uk
[2] Asthma UK. Available at: http:// www.asthma.org.uk
[3] British Lung Foundation. Available at: http:// www.blf.org.uk
[4] British Thoracic Society. Available at: http:// www.brit- thoracic.org.uk
[5] Respiratory Futures. Available at: http:// www.respiratoryfutures. org.uk
[6] The Primary Care Respiratory Society. Available at: http:// www.pcrs-uk.org

第28章　飞行、高海拔、潜水

Flying, altitude, and diving

刘　旭　黄月娇　黄锐娜　译　　杨小月　张　莉　李　萌　校

一、大气压和海拔

在约 9000m 的海拔高度，我们呼吸的空气中气体成分几乎是一样的。大气压力随海拔高度的增加呈指数下降。这意味着，尽管高海拔处气体成分保持不变，但空气密度降低，导致可用于气体交换的氧气也减少了。因此，低大气压导致了低压缺氧症。

（一）高原反应

有些人在海拔 2500m 的地方可能出现高原反应，但通常在海拔超过 3600m 后才会出现严重的症状。即便如此，重要的不是高度，而是海拔上升的速度。

很难确定谁可能会受到高原反应的影响，因为没有明确的易感性相关因素，如年龄、性别或身体状况。大多数人可以上升到 2500m 而几乎不受影响。急性高原病（acute mountain sickness，AMS）在健康的年轻男性中更常见，因为他们更有可能尝试快速登山。

（二）高原反应的原因

海平面处大气中的氧气含量约为 21%，大气压力约为 760mmHg。随着海拔的升高，氧气含量保持不变，但每次呼吸的氧分子数在减少。到达海拔 3600m 处，大气压力仅约为 480mmHg，每次呼吸的氧分子数大约减少 40%，身体必须适应氧气的减少。

此外，高海拔和较低的大气压会导致肺部和大脑的毛细血管中的液体渗漏，从而导致液体积聚。在没有适应的情况下继续上升到更高海拔可能会导致潜在的严重甚至危及生命的高原反应。

（三）气候适应

高原反应的主要原因是海拔上升得太快太高。如果有足够的适应时间，身体就会逐渐适应海拔升高引起的缺氧情况。这个过程被称为气候适应，一般需要 1～3 天。

人体中会发生以下几种变化以应对氧气的减少。

- 呼吸深度增加。
- 产生更多的红细胞来运输氧气。

- 肺毛细血管压力增加，“迫使”血液进入平时在海平面呼吸时不常用的肺部组织。

（四）周期性呼吸

在海拔 3000m 以上，大多数人在睡眠中会体验到一种被称为 Cheyne-Stokes 呼吸的周期性呼吸。该呼吸模式从几次浅呼吸开始，逐渐增加到深的叹息样呼吸，然后迅速减少，甚至完全停止几秒，然后再开始浅呼吸。在呼吸停止期间，患者通常会变得焦躁不安，可能会突然感到窒息而醒来。这可能会扰乱睡眠模式，使登山者感到筋疲力尽。这种呼吸在高海拔地区是很常见的。

二、急性高原病

急性高原病在高海拔地区很常见。当海拔超过 3000m 时，75% 的人会有轻微症状。AMS 的发生与海拔高度、海拔上升速度和个体易感性有关。许多人会在海拔适应过程中会经历轻度 AMS。症状通常在到达高海拔地区后 12～24h 开始，在第 3 天左右病情逐渐减轻。

Lake Louise 评分可以用来诊断和评估疾病的严重程度，并可通过以下网址获取相关信息：http://thepeakinc.com/wp-content/uploads/2017/07/diagnosis-of-acute-mountain-sickness.pdf。

（一）轻度 AMS

轻度 AMS 是由缺氧导致过度通气引起的。症状包括头痛，恶心 / 呕吐和厌食，四肢麻木 / 刺痛，乏力、头晕，气短，睡眠紊乱 / 失眠，周期性睡眠呼吸暂停，心神不宁等。

夜间和呼吸驱动力下降时，症状往往更严重。轻度 AMS 不会影响正常活动，症状一般在身体适应后的 2～4 天内消退。只要症状是轻微的，就可以继续缓慢攀登。建议登山者有任何不适应该立即告知团队中的其他人，因为早期的轻微不适也可能发展为中度或重度 AMS。

（二）中度 AMS

中度 AMS 的体征和症状包括以下情况。

- 药物不能缓解的严重头痛。
- 恶心和呕吐，虚弱和疲劳加重。
- 气短。
- 协调性下降（共济失调）。

此时尽管个体仍然能够行走，但正常的活动已经是困难的了。在这个阶段，只有使用药物或降低海拔才能逆转状况。海拔下降 300m 就可以缓解，或在较低海拔地区停留 24h 也可显著改善症状。此时患者应停留在较低海拔，直到所有症状消退，这可能需要 3 天左右。当适应了该海拔以后，可以再次增加海拔高度。

检测中度 AMS 的最佳方法是，让患者走直线，类似于清醒测试。因为有共济失调的人是不能走直线的。当出现不能走直线的时候就应该马上降低海拔高度，不要等到出现共济失调之后再降低海拔，否则那时候可能需要使用担架来转运了。

（三）重度 AMS

重度 AMS 是由于缺氧导致的。它发展迅速，更容易发生在低氧驱动的人身上。重度 AMS 需要立即降低海拔约 600m。

症状包括：休息时气短，不能走路，精神状态异常。

严重的高原反应有两种，即高原脑水肿（high altitude cerebral oedema，HACE）和高原肺水肿（high altitude pulmonary oedema，HAPE）。如果是缓慢增加海拔逐渐适应的治这两种情况是很少发生的。然而，当海拔上升得太高太快，或海拔太高且停留时间过长，还是有可能会出现。此时，缺氧导致体液通过毛细血管壁渗进肺部或大脑组织，这是致命的。

原有的基础病也可能会随着海拔升高而恶化，包括高血压、心脏病、肾脏疾病、呼吸道疾病、糖尿病、贫血、青光眼、阻塞性睡眠呼吸暂停、肥胖等。

根据病情的不同，攀登者应更缓慢地增加海拔高度（从低海拔开始，慢慢增加），少做剧烈运动。有上述疾病的人应提前咨询医生意见。想要在高原地区行走，必须先在低海拔地区先进行同样活动，待适应后方可到高海拔地区。

三、急性高原病的管理

治疗急性高原病的唯一方法是逐渐适应或降低海拔。

（一）预防药物

乙酰唑胺（Diamox）：这是预防和治疗高原病最常用的药物。这种药物不会掩盖症状，但可以治疗症状。它通过增加尿液排出大量碳酸氢盐，使血液酸性增强。而酸化血液驱动换气，是机体对环境适应的开始。推荐剂量为 125mg，每天 2 次。建议患者在升至海拔超过 3000m 的前 2 天开始服用乙酰唑胺，在海拔下降或低于 2500m 时停止用药。替马西泮也被证明可以用来减少夜间周期性呼吸，并且不会使缺氧加重。

在前往偏远地方之前，建议先进行药物过敏试验，因为如果在高海拔地区发生严重的过敏反应，可能很难治疗。

（二）轻度 AMS

轻度 AMS 的症状可能会在几天内自行缓解。简单对症治疗、镇痛药和大量补水就可以了，这些都是常用方法。

（三）中度及重度 AMS

通过降低海拔可使吸入的氧张力迅速增加，吸氧，或使用便携式高压舱（如 Gamow 袋）。

Gamow 袋一个带有泵的密封腔体。当人被放在该袋子里，通过给袋子充气，有效增加氧气浓度，就像模拟海拔下降一样。

这个袋子可以迅速营造出一种“气压”，大概相当于 900～1500m 海拔。在袋子里待 2h 以后，人的身体化学物质会“重置”到较低海拔高度的水平。这个作用会持续 12h，使得人可以有足够的时间转移至较低的海拔，以便进一步适应海拔变化。

拓展阅读

[1] High Altitude Medicine Guide. Available at: http:// www.high- altitude- medicine.com

四、肺部疾病与飞行 1

对许多人来说，飞行作为一种更便捷的交通方式，已经变得越来越普遍。随着西方人口老龄化，航空旅客也开始呈现老龄化，意味着更大的医疗风险。不幸的是，呼吸问题是飞机上常见的医疗问题和紧急情况，是最常见的第三大需要救护车的原因。

（一）客舱增压

虽然被称为增压舱，但在一定的飞行高度，飞机舱室的压力只与外部空气压力有关。这意味着在加压的飞机中氧气分压会比地面上的气压低，也意味着飞行中只有更少的氧气可用。在健康的乘客体内，血氧饱和度水平会下降至 85%～91%（➲ 第 5 章的“补偿”）。

机舱高度是通过一个将空气吸入的增压系统来实现的。飞机通过喷气式发动机飞行，空气经过压缩、冷却和高效过滤器（high-efficiency filters，HEF）过滤，然后被送入飞机舱室。为了保持客舱压力，大约 50% 的空气被排出飞机外，通过高效过滤器回收剩余的 50% 空气。高效过滤器能 100% 去除乘客产生的微生物负荷。

呼吸功能受损的乘客在飞行高度上升过程中特别容易受影响，尤其是那些在地面上就已经缺氧的乘客。

（二）适宜飞行

明确哪些患有呼吸系统疾病的人可以乘坐飞机，这可能很难。在难以确定的情况下，可以结合病史、体查、肺功能测试和动脉血气分析，来判断飞行中是否需要吸氧。休息时呼吸急促的人在飞行过程中应给予吸氧。

有一种简单的测试方法，常用于检查患者是否有足够的呼吸储备来应付飞行，就是患者在无人帮助的情况下行走 50m，或上一段楼梯，可以通过观察患者是否能够轻松走完这段距离来做出判断。

任何呼吸系统疾病严重恶化的患者应等到呼吸状况好转后再飞行。在病情严重或复杂的情况下，往往需要征求呼吸科医生的建议，并做一个正式的飞行前评估。

（三）飞行前评估

飞行前评估是为了预测哪些人在飞行中可能会发生并发症的风险。目前还没有以科学证据为基础制订出来的正式评估指南。英国胸科学会[1]基于专家意见，做出建议，患有以下疾病者应先予以评估。

- 严重慢性阻塞性肺疾病或哮喘。
- 严重限制性肺病，包括胸壁和呼吸肌疾病。
- 低氧血症和（或）高碳酸血症。
- 囊性纤维化。
- 有航空旅行不耐受史并伴有呼吸道症状（呼吸困难、胸痛、神志不清、晕厥）。
- 与低氧血症加重的其他疾病共病（冠状动脉疾病、心力衰竭、脑血管意外）。
- 近期气胸（＜2 周）。
- 有静脉血栓栓塞的风险。
- 需要氧气或呼吸机支持。
- 肺结核。

在地面时血氧饱和度达到 92%～95% 的患者或有其他风险因素的人应该做缺氧刺激试验。

---

[1] British Thoracic Society (2004). Managing passengers with respiratory disease planning air travel. London，BTS.

患者呼吸 15%FiO_2[相当于机舱海拔 8000 英尺（1 英尺 ≈30.48cm）]15min，然后测量动脉或毛细血管氧分压。结果如下。

- PaO_2＞7.4kPa：不需要吸氧。
- $PaO_2$6.6～7.4kPa：临界值，建议进行步行试验。
- PaO_2＜6.6kPa：飞行中需要吸氧。

（四）不宜飞行者

不应乘坐飞机的患者包括以下情况。

- 传染性结核病。
- 气胸。
- 在过去 2 周内做过胸部大手术。

五、肺部疾病与飞行 2

（一）飞行中吸氧

吸氧通常通过鼻导管以 2L/min 速度给氧。氧气在飞机到达巡航高度前不需要打开，在飞机下降时关掉。

建议有需要吸氧的乘客在预订机票时向航空公司预订氧气。航空公司医疗部门将发放一份医疗信息表格，由患者及其全科医生或医院专家填写，有关患者的病情及其家属的信息及氧气需求等。

另外，还需要考虑以下因素。

- 在机场和转机时需要氧气。
- 空运中心的转运方式。
- 不同航空公司之间的氧气收费差异。
- 在度假目的地提供氧气。

（二）喷雾器

电池驱动的喷雾器在飞行中可以使用，但注意在飞机起飞和降落时不能使用。

（三）通气

长途飞行中患有阻塞性睡眠呼吸暂停的患者可能需要持续气道正压通气（CPAP）设备。建议使用电池驱动的 CPAP 设备，有些飞机也可以使用笔记本电脑来连接 CPAP 设备来支持此功能。携带或使用 CPAP 设备不需要体检证明，因为旅行安全是毋庸置疑的。

依赖呼吸机的患者应在预订机票时告知航空公司他们的需求，并提供医生的信件阐明他们的病情、使用的设备和要提供的呼吸机参数设置，如需医护人员也要备注数量。

（四）其他预防措施

- 患有阻塞性睡眠呼吸暂停和静脉血栓栓塞风险的患者应该在飞行前和飞行中避免过量饮酒。
- 如无须吸氧则应避免长时间静坐。
- 不吸氧走动会使低氧血症加剧，在飞机上走动时需同时吸氧。
- 患者应将吸入器放在手提行李中。
- 患者应携带足够的药物，以保证旅行期间够用。

六、潜水 1

潜水已经成为一种流行的休闲娱乐方式，据估计，英国有 10 万人参加潜水活动。潜水技术的进步，使潜水能够潜入以前认为不可能的地方，也可以让潜水潜到更深处。

英国胸科学会关怀标准委员会成立了工作组，为评估潜水的呼吸适应情况制订了建议[1]。这些建议基于循证证据，医疗保健专业人员将被要求提供呼吸器等设备用于辅助潜水。

（一）屏气潜水

最简单的潜水形式是屏气潜水，不需要使用任何装备，潜水的持续时间和深度由个体在一次呼吸中维持和保持功能的能力决定。屏住呼吸潜水的时间是很短的，因为在水面上吸气的时间也很短。潜水者肺中的空气受到的压力增加，PaO_2 升高，延长屏住呼吸的时间。潜水者在下潜前应过度换气，因为过度换气可降低 $PaCO_2$。在潜水过程中氧气被用掉了，肺泡 PO_2 下降。当下降到潜水员可能失去知觉的水平，就有溺水的危险。建议最长潜水时间为 4 次呼吸的时间。

（二）浮潜

浮潜是在浅水处进行的，可通过呼吸管（通气管）与空气相通。

吸气肌所能产生的最大肺压力大约为 100mmHg，相当于深度 1.2m。在这个压力下人体最多可以保持几分钟，所以通气管的长度缩短至大约 40cm，从而减少了管中的无效腔。

（三）水肺潜水

大多数休闲潜水是使用呼吸器进行的，如含空气的水肺（自给式水下呼吸器）。近年来，含有不同浓度氧气和氮气，有时还有其他惰性气体，如氦气等也被应用于休闲潜水。部分潜水者使用闭式和半闭式呼吸设备。潜水者携带水肺潜水，气体从压力罐中通过调节阀系统进行换气。在超过 50m 的深海潜水是困难的，因为随着吸入气体密度增大，呼吸也会更加费力。

（四）潜水相关疾病

潜水期间可能出现急性并发症，如创伤、氧中毒，或由于设备故障或潜水计划不周引起的缺氧，体温过低也是常见的潜在并发症。

（五）已有肺部疾病

有以下肺部疾病的人，不建议潜水。

- 肺大疱或囊肿。
- 既往自发性气胸，没有手术治疗。
- 囊性纤维化。
- 慢性阻塞性肺疾病。
- 活动性肺结核。
- 结节病。
- 肺纤维化疾病。

有创伤性气胸病史的人可以潜水，但前提是气胸已经愈合，并且肺功能正常，包括呼吸流

---

[1] British Thoracic Society guidelines: http://www.brit–thoracic.org.uk/docs/diving.pdf

速容量和胸部 CT 结果均正常（➔第 5 章）。

英国潜水俱乐部（British Sub Aqua Club，BSAC）[1] 提出了关于哮喘和潜水的建议。

- 只有控制良好的哮喘患者才可以潜水。
- 过敏性哮喘患者可以潜水，但不包括寒冷、运动或情绪诱发的哮喘。
- 哮喘患者应有正常的肺活量（预测 FEV_1＞80% 和预测 FEV_1/VC 比率＞70%），运动测试结果呈阴性（运动后 FEV_1 下降＜15%）。
- 哮喘患者在需治疗时不应潜水：48h 内使用过支气管扩张药，或有过其他胸部疾病症状。
- 在潜水季节，哮喘患者应每天测试 2 次呼气峰值流速（➔第 5 章的“PEF 测试”）。平均变异率的最大值是 10% 的应该停止跳水，直到潜水前 48h 平均变异率的最大值在 10% 以内。
- $β_2$ 受体激动药可作为潜水前的预防用药，但不能用于缓解当下的支气管痉挛。

七、潜水 2

（一）气压伤

气压伤分别由下降或上升过程中充气空间的压缩或膨胀引起。下降过程中肺部受压可能导致肺泡渗出和出血。上升过程中肺部的扩张可能导致肺破裂。患有阻塞性肺病（如哮喘）的潜水者容易肺泡破裂。肺破裂可导致气胸、纵隔气肿和动脉气体栓塞。气压创伤是潜水者第二常见的死亡原因。

（二）氮气麻醉

氮在脂肪中具有很高的溶解度，这种溶解度随着压力的增加而增加。当潜水者在压力下呼吸空气时，空气中的惰性氮会扩散到身体的各个组织中。这个过程会一直持续，并随着潜水的深度和持续时间而增加。在约 100 英尺（30.48m）处，过量的氮被吸收到大脑中，并干扰中枢神经系统。大脑中的氮越多，表现得异常就越大。随着深度的增加，问题变得更糟。这种麻醉效果对潜水者构成了严重的危险，因为它可能会使他们做出将自己置于危险之中的决定：潜水者可能没有意识到问题或无法对其做出反应。氮麻醉的最大危险是完全无视人身安全，当潜水者行为异常时，应正确识别。氮麻醉的症状包括兴奋、精神错乱、神经肌肉协调受损、意识丧失。

为了尽量减少这些影响，当潜水者必须潜到很深的地方时常会呼吸一种特殊的气体混合物。该气体使用低浓度的氧气，用氦气或氢气稀释，而不是氮气，因为氦气和氢气不会产生麻醉效果。

（三）减压病

减压病（也称为沉箱病和弯曲病）是指当压力降低时，原来高压溶解在血液和组织中的氮气形成气泡的一种疾病。因为高压下的空气被压缩，所以在深水处呼吸时所含的分子比在水面呼吸时多得多。由于氧气被人体持续使用，在高压下呼吸的额外氧气分子通常不会积累。然而，多余的氮分子却会在血液和组织中积累。当潜水上升过程中外界压力降低时，无法立即呼出而积聚的氮气会在血液和组织中形成气泡。这些气泡可能会膨胀并损伤组织，或阻碍循环，

[1] British Sub Aqua Club: http://www.bsac.com

或直接或间接引发小血凝块阻碍循环，这种血管堵塞会引起疼痛。氮气泡也会引起炎症，导致肌肉、关节和肌腱肿胀和疼痛。脂肪含量高的组织，如中枢神经系统中的组织，特别容易受到影响，因为氮很容易溶解在脂肪中。

患减压病的风险随着压力的增加（即潜水深度）和在压力环境中的时长而增加。其他风险因素包括快速上升、疲劳、锻炼、脱水、冷水、肥胖、老年人。

因为在每次潜水后，过量的氮在身体组织中至少会溶解 2h，因此在 1 天内重复潜水比单次潜水更容易导致减压病。潜水后立即飞行（如在假期结束时）会使人暴露在更低的大气压力下，使减压病的发病可能性略增高。

（四）高压再加压疗法

再加压治疗是一种非侵入性治疗方法，通过使用高压氧舱，在增加的大气压下呼吸 100% 氧气数小时。随着时间的推移，大气压力逐渐降低到正常大气压力。用于治疗减压病和动脉气体栓塞。

再加压治疗的目的是增加氧的溶解度和输送量，增加氮的排出量，减少气泡的大小，在罕见的潜水相关一氧化碳中毒病例中，可以减少羧基血红蛋白的半衰期，减少缺血。

未经治疗的气胸需要在再加压治疗之前或期间插入胸腔引流管。

附录 A 词汇表

Glossary

黄锐娜 译 李 萌 校

辅助肌：颈部和肩部的肌肉，在剧烈运动或呼吸衰竭等情况下可以辅助呼吸。
乙酰胆碱：一种副交感神经递质。
酸中毒：体液酸度升高 /pH 降低。
依从性：患者继续执行既定治疗模式的程度。
肾上腺素受体：位于气道平滑肌内的受体，能对肾上腺素的浓度做出反应，引起平滑肌的松弛。
空气过敏原：通过空气传播的过敏原，如花粉、灰尘或草。
病因学：疾病病因的研究。
醛固酮：由肾上腺产生的一种激素。
Allen 试验：在获取动脉血气样本之前评估侧支动脉供血的试验。
α_1- 抗胰蛋白酶：在肝脏中产生的一种蛋白质，它能阻断胰蛋白酶和其他蛋白水解酶的作用。
海拔高度：海平面以上的高度。
肺泡：在每个呼吸性细支气管的末端发生气体交换的薄壁囊状结构。
肺泡炎：肺泡的炎症。
氨茶碱：一种茶碱衍生物，用于治疗哮喘和慢性阻塞性肺疾病的支气管扩张药。
厌氧：发生于没有氧气的情况下。
过敏反应：对异物的严重过敏反应。
动脉瘤：由于血管壁的薄弱或损伤引起血管壁扩张或膨胀。
心绞痛：由于心肌供氧不足而引起的胸痛。
血管性水肿：类似于荨麻疹的肿胀，但肿胀发生在皮下而不是表面。
缺氧：组织缺氧。
抗体：一种针对特定抗原而释放的可溶性蛋白质。
抗胆碱能药：一种阻断正常胆碱能反应并引起支气管扩张的药物。
抗原：一种能引起抗体生成的蛋白质，并能与该抗体发生特异性反应。
抗组胺药：一类用于阻断组胺在体内起作用的药物，并能预防过敏反应症状。

呼吸暂停：没有呼吸。

急性呼吸窘迫综合征：肺衰竭，可由任何引起大量液体聚集在肺部的疾病导致。

心律失常：心跳不规则。

动脉血气分析：测量动脉 pH、氧气和二氧化碳分压和碳酸氢盐。用于评价酸碱平衡和气体交换。

石棉肺：由吸入石棉纤维引起的肺部瘢痕。

曲霉菌病：由曲霉菌引起的感染。

曲霉菌：一种常见于土壤中的真菌。某些类型可能导致疾病，特别是在免疫系统受到抑制的人群中。

窒息：一种危及生命的情况，由于呼吸系统的任何部分受阻或受损，氧气无法到达组织。

误吸：将任何异物，如食物、饮料、唾液或胃内容物（如呕吐后）吸入声带以下的气道。

哮喘：一种气道的慢性炎症性疾病。炎症症状通常与广泛但多变的气流阻塞和气道对各种刺激的反应增加有关。阻塞通常是可逆的，可以自发性改善，也可以通过治疗改善。

肺不张：远端肺实质异常塌陷。

特异反应性：特定个体对过敏原产生即时反应的遗传倾向。

自主神经系统：控制不自主的活动，如呼吸、心脏循环、消化、排泄和体温调节。

细菌：微小的活生物体，通常由单个细胞组成。

桶状胸：异常的胸部形状，胸部呈圆形和隆起，前后直径大于正常值。

基底膜：在许多器官的上皮细胞下形成的一层薄薄的结缔组织。

嗜碱性粒细胞：一种白细胞，其特征是细胞核苍白，颗粒较大。

倍氯米松：吸入皮质类固醇药物。

双基底：在两个基底（通常指肺）。

双侧：影响左右两侧。

体重指数：衡量一个人是否体重过轻、正常体重或超重的指标。其定义为体重（kg）除以身高（m）的平方。

呼吸过缓：呼吸频率降低。

支气管：呼吸树的一部分，分成肺叶和肺段。

支气管呼吸音：在气管旁听到的呼吸音，声音响亮，音调高，不连续。

支气管扩张：慢性支气管扩张和支气管壁破坏。

细支气管：支气管分支，通常直径为 2mm 或以下。

毛细支气管炎：细支气管或小气道的炎症，通常由病毒引起。

支气管炎：支气管树的急性或慢性炎症。

支气管收缩：由于支气管平滑肌收缩导致气道狭窄。

支气管扩张药：一种能引起支气管平滑肌松弛的药物。

支气管镜检查：通过柔性纤维镜或刚性支气管镜直接检查气管和支气管。

支气管痉挛：支气管平滑肌异常收缩，导致气流紊乱。

布地奈德：吸入皮质类固醇药物。

肺大疱：肺部充满空气的囊肿，其占据肺部空间，但没有通气作用。

恶病质：慢性病期间发生的显著体重减轻和全身消瘦。

念珠菌病：真菌感染。

羧甲司坦：一种能分解黏液中某些化学键的黏液溶解药物。

一氧化碳：由碳的不完全燃烧形成的一种无色、无气味、剧毒的气体。

心肌病：不再有效泵血的扩大的心脏。

软骨：由细胞、纤维和蛋白聚糖组成的无血管、牢固的结缔组织。

化疗：使用化学物质或药物来治疗疾病。

Cheyne-Stokes 呼吸（潮式呼吸）：异常的呼吸模式，包括潮气量逐渐增加，然后逐渐减少，随后在静息呼气水平出现呼吸暂停。

慢性的：一种长期的疾病或症状。

慢性阻塞性肺疾病：一种用于多种疾病的术语，包括慢性支气管炎和肺气肿。

Churg-Strauss 综合征（嗜酸性肉芽肿性多血管炎，或变应性肉芽肿性血管炎）：一种中小血管自身免疫性血管炎，可导致血管壁坏死。它主要涉及肺部的血管（通常从严重哮喘开始）、胃肠系统和周围神经的血管。

纤毛：排列在气管和支气管壁上的活动毛发状结构，有助于排出异物，如黏液中的灰尘和细菌，然后排出呼吸树。

杵状指：指甲以大于或等于 180° 的角度进入皮肤。杵状指表明长期缺氧。

胶原蛋白：肌肉中的结缔组织。

代偿：身体试图维持动脉血液的正常 pH。

顺应性：衡量肺和胸壁扩张的容易程度。

依从性：患者同意并接受医生或其他医疗保健人员建议的部分治疗方案。

一致性：患者和卫生专业人员讨论选择方案，并就所需治疗达成一致。

先天性：出生时存在的疾病、畸形或缺陷。

实变：表示物体凝固为坚实致密团块的临床术语。

持续气道正压：在患者整个呼吸周期内保持气道正压的通气模式。

肺源性心脏病：因原发性肺部疾病引起右心室扩大而导致的右侧心力衰竭。

皮质类固醇：一种具有抗炎作用的天然或合成药物。

肋软骨的：与肋骨及其软骨有关。

咳嗽：空气从肺部突然用力排出，一种基本的保护反应，用于保护肺部和气道免受刺激物和分泌物的影响，并防止异物吸入肺部。

湿啰音：听诊时听到的间歇性非音乐性爆裂声。

发绀：由于缺氧和由此产生的脱氧血红蛋白导致皮肤和黏膜变蓝。

囊性纤维化：一种影响肺部黏膜的隐性遗传疾病。

细胞因子：由淋巴细胞和其他细胞产生的调节免疫反应的小蛋白激素。

细胞毒性：对细胞有毒的物质或过程。

无效腔：呼吸道中没有气体交换的区域。

脱颗粒：肥大细胞分解时颗粒释放。

脱氧皮质酮：一种由肾上腺产生的类固醇激素。

皮炎：皮肤红肿、疼痛、瘙痒、开裂的炎症，可能由刺激物或过敏原引起。

去饱和：血液中血红蛋白携带的氧气量低于正常值。

横膈：将腹部与胸部分开的穹形肌肉。参与通气的最大肌肉。

弥漫性：广泛存在。

扩散能力：肺泡毛细血管膜传递气体的能力。

扩散：原子和分子通过半透膜从高浓度区域移动到低浓度区域的过程。

残疾：一种身体或精神上的残疾，无论是先天性还是由于受伤或疾病造成的。

远端：远离。

利尿药：一种帮助肾脏清除体内多余液体，降低血压和减少水肿的药物。

日变化：24h 内峰值流量读数的变化。

呼吸困难：呼吸困难或费力。

早期阶段：暴露于过敏原或诱因后 15～30min 出现的峰值流量明显减少。峰值流量的减少持续 3～4h，然后才恢复到正常水平。

湿疹：一种以皮肤瘙痒、发炎为特征的皮肤病。

努力依赖性：一种依赖于患者的努力以产生准确结果的测试。

电解质：在血液中发现的矿物质（如钠、钾、镁和钙），必须保持在一定的范围内，才能实现正常的器官功能。

肺气肿：以肺泡壁破坏为特征的肺部不可逆疾病。受损的细胞合并成较大的囊，称为大泡，其气体交换效率相对较低。

脓胸：胸腔内积脓。

气管插管：通过口腔或鼻腔将柔软的管子穿过喉部插入气管，以控制气道并对患者进行机械通气。

嗜酸性粒细胞：一种在过敏和其他感染中可增加的白细胞。

上皮细胞：覆盖身体表面，排列在空腔表面的细胞。

平衡：物理或化学静止状态。

红斑：皮肤变红。

红细胞增多症：红细胞计数较高。

促红细胞生成素：一种刺激红细胞生成的糖蛋白。

种族：用来区分人群体的文化习俗、语言、烹饪和传统，而不是生物或生理上的差异。

恶化：病情恶化，通常是急性的。

咳痰：咳嗽并从肺部、支气管和气管吐出痰的行为。

呼气：呼出气体。

呼气储备量：潮气量减去残气量的体积。

外源性哮喘：由过敏反应引发的哮喘，通常指吸入了某种过敏原。

渗出液：通常指由于炎症反应导致的含有高浓度蛋白质和细胞碎片的液体从血管中渗出并沉积在组织或组织表面。

FEV_1：患者在用力呼气动作的第 1 秒内可呼出的最大空气量。

纤维化：不正常的瘢痕组织形成。

氟替卡松：吸入性皮质类固醇药物。
用力肺活量：最大吸气后用力呼出的空气量。
福莫特罗：长效 β_2 受体激动药。
功能剩余容量：呼吸储备容量和残气量之和。
气体交换：人体呼吸时吸入大气中的氧气，排出废弃二氧化碳的交换。
胃食管反流：一种将胃液回流到食管而导致炎症和疼痛的疾病。
杯状细胞：呼吸上皮细胞中分泌黏液的细胞。
粒细胞：白细胞，外观上呈颗粒状，可攻击和破坏外来物质。
血流动力学：对与血液循环相关的力量和物理机制的研究。
咯血：由于肺或支气管出血而从肺部或支气管吐血。
血胸：胸膜腔内血液积聚。
半衰期：药物浓度降至其初始值一半所需的时间。
肺门：肺内侧表面的凹陷，形成支气管、血管和神经通过的开口。
组胺：在包括肥大细胞、嗜碱性粒细胞和血小板等多种细胞中发现的物质。当细胞受伤时，它被释放，导致血管舒张、毛细血管通透性增加和细支气管收缩。
组织学：显微镜下对组织和细胞的研究。
体内平衡：身体内部环境在生理范围内保持相对稳定的状态。
氢化可的松：由肾上腺皮质分泌的一种影响新陈代谢的激素。
高钙血症：血液中的钙含量异常高。
高碳酸血症：血液中的二氧化碳含量高。
高反应性：对刺激的反应高于正常。
分泌过多：过度分泌。
高血压：血压高于正常范围。
甲状腺功能亢进：甲状腺过度活跃。
肥大：器官异常增大或组织增厚。
过度通气：呼吸频率和呼吸深度过多。
低气压：压力低于正常大气压。
低血压：血压低于正常范围。
通气不足：肺部气体交换减少，导致氧含量低和二氧化碳含量高。
低氧血症：细胞中氧气不足以满足代谢需求。
缺氧：身体组织中氧气减少到正常水平以下。
特发性：当一种疾病的发病原因或过程尚不清楚时称之为特发性。
免疫反应：免疫系统对外来物质的反应。当这种反应发生在针对体内的物质或组织上时，它被称为自身免疫反应。
免疫系统：一个复杂的系统，通常保护身体免受感染和环境污染物侵害。它由细胞组、控制它们的化学物质和它们释放的化学物质组成。
免疫球蛋白：浆细胞（衍生自 B 淋巴细胞）合成的一种抗体。
损伤：部分或全部身体或精神能力的丧失。

浸润物：一种在细胞或身体组织中逐渐积累的异常物质。
炎症：身体对伤害或侵犯的反应。在哮喘中，炎症会导致气道产生多余的分泌物、肿胀及支气管收缩。
吸气量：从呼气到最大吸气时肺部的空气量。
吸气储备量：指在平静呼吸之后，肺部还能额外吸入的最大空气量，直至达到总肺活量。
肋间：位于或发生在肋骨之间。
组织液：填充组织细胞间微观空间的细胞外液。
细胞内液体：位于细胞内的液体。
先天性哮喘：哮喘的一种分类，即哮喘症状不是因为暴露于过敏原引起的。
插管：将导管插入气管，用以达到麻醉、气道维持、分泌物抽吸、肺通气或防止异物进入气管的目的。
异丙托溴铵：一种短效抗胆碱能药物。
脊柱侧凸：脊柱后凸和脊柱侧弯的结合。
脊柱后凸：脊柱过度向外弯曲，导致背部驼背。
朗格汉斯细胞组织细胞增多症：一项泛称，包括一组以朗格汉斯细胞增殖为特征的疾病。病变会影响肺、内分泌系统和骨髓。
喉：咽和气管之间的呼吸道的一部分，通常称为声匣。
晚期：暴露于过敏原 8～12h 后，峰值流量明显减少。
横向：侧向。
白血球：白细胞。
白三烯：肥大细胞在过敏反应或哮喘发作期间释放的炎症物质。
肺叶切除术：手术切除五个肺叶中的一个。
肺叶：肺的各个节段。右肺有三个肺叶，左肺有两个肺叶。
管腔：管内的空间。
淋巴结病：任何影响淋巴结的疾病。
淋巴细胞：作为免疫反应的一部分，产生抗体和细胞因子的细胞。
巨噬细胞：来自单核细胞的吞噬细胞。
肥大细胞：在气道中发现的细胞，它们有许多与 IgE 结合的位点。在结合发生后，就会发生脱颗粒，从而释放出组胺等介质。
纵隔：肺之间的空间，其内包含心脏、心包、大血管、食管和其他结构。
间皮瘤：一种间皮细胞的恶性肿瘤。
间皮：排列于胸膜上的膜结构。
新陈代谢：发生在活细胞中的一整套化学反应。
代谢性酸中毒：过量酸潴留或过量碳酸氢盐损失引起的病症。
代谢性碱中毒：由碳酸氢盐潴留过多而导致的病症。
计量吸入器：用于触发从罐中释放预测好剂量的气溶胶药物的装置。
中期呼气流速：测量用力肺活量中间部分的气流速率。
每分通气量：每分钟呼吸的空气量。

罹病：健康不佳，但不是死亡。
死亡：死去。
黏液溶解剂：一种能分解黏液的药剂。
毒蕈碱受体：位于副交感神经上，当受到乙酰胆碱刺激时，会导致平滑肌收缩。
喷雾器：利用压缩气体将液体药物转化为可吸入的细气雾剂的装置。
神经递质：通过突触传递神经冲动的化学物质。
中性粒细胞：一种对微生物具有高度破坏性的白细胞。
一氧化氮：炎症过程中产生的一种自由基。
非再呼吸袋：一种氧气输送装置，包括一个单向吸气阀，该阀在吸气时打开，并将氧气从储气袋导入面罩。患者只能从袋子里吸入空气。
非甾体抗炎药：一组用于减少炎症的药物，如阿司匹林和布洛芬。
阻塞：在影响空气从肺部排出速度的疾病中发现的一种呼吸模式。
阻塞性睡眠呼吸暂停症：一种睡眠障碍，症状为打鼾声大，呼吸周期性暂停，持续至少 10s，之后通过鼻息再次恢复呼吸。
水肿：过量的液体在细胞或组织中积累。
仰卧位呼吸困难：躺下时呼吸急促。
骨质疏松症：由骨密度异常丢失引起的疾病；由于缺乏钙和其他矿物质，骨骼变得越来越脆弱、多孔，并可能发生骨折。
氧气扩散能力：衡量氧气从肺泡扩散到血液中速率的指标。
氧合血红蛋白：与氧结合的血红蛋白。
包年：一种关于吸烟史的测量方法，计算方法是将每天吸烟的香烟数除以 20，再乘患者曾经吸烟的年数。
姑息治疗：一种能缓解症状但不能治愈的治疗方法。
触诊：通过触摸来检查或探索。
实质：一个器官的功能部分，如肺泡是肺实质的一部分。
动脉二氧化碳分压（$PaCO_2$）：动脉血液中的二氧化碳水平。
动脉氧分压（PaO_2）：动脉血氧水平。
微粒：在空气或排放物中发现的细小液体或固体颗粒，如灰尘、烟雾、薄雾、水汽或烟气。
病理生理学：与疾病或损伤相关或引起的功能改变。
呼气峰值流量：当用力且迅速地向峰流计呼气时，所记录下的最大气流速率。
叩击：用手指敲击胸部，以评估肺部是否有液体或部分肺部塌陷。
常年：持续 1 年或几年。
灌注：对一个组织的血液供应。
pH：溶液中氢离子的百分比的测量指标。
吞噬细胞：摄取微生物、细胞碎片和其他物质等颗粒物的防御细胞。
药效学：研究药物如何作用于体内靶点。
药代动力学：研究药物的吸收、分布、代谢和消除。
咽部：连接口、鼻、食管和喉部的消化道的上部。

膈神经：供应横膈肌的神经。

皮克威克综合征：肥胖通气不足综合征。

安慰剂：一种看起来完全像试验药物的药丸或注射剂，但没有任何活性成分。

多血质：用于描述红脸的术语。

肺泡描记术：用于计算肺泡气压和保留在肺部的气体体积的技术。

胸膜：包围肺或胸壁的细胞膜。

胸腔积液：在胸腔内积聚液体。

胸腔摩擦音：在吸气和呼气时听到低声的摩擦声。

胸膜固定术：人工闭塞胸膜间隙。这是为了防止气胸或胸腔积液的复发。

肺炎球菌：一种革兰阳性细菌（肺炎链球菌），是细菌性肺炎最常见的原因。

尘肺病：由于反复吸入与职业相关的粉尘，如二氧化硅、石棉和煤尘，导致的肺部纤维化和瘢痕。

肺细胞：肺泡内壁的细胞类型。

肺切除术：手术切除肺。

肺炎：一侧或双肺炎症伴实变。

气胸：由于胸腔内存在空气导致部分或全部肺部塌陷。

多红细胞增多症：血液中的红细胞数量增加。它是由于血液循环中的含氧水平长期较低而造成的。

复音：在肺部不同区域听到的多个音高和音调。

沉淀剂：一种物质，当它加入溶液中时会形成沉淀。

泼尼松龙：合成糖皮质类固醇药物。

预后：一种疾病的预期结果及其治疗方法。

预防：一种医疗方式或实践，旨在预防或保护个体免疫某种疾病或状况的影响（如疫苗、抗生素、药物等）。

前列腺素：一种强效物质，作用类似激素，存在于许多身体组织中（尤其是精液中）；因创伤而产生，可能影响血压、新陈代谢和平滑肌活动。

蛋白酶：帮助体内蛋白质分解的酶。

近端：靠近的一端。

瘙痒：皮肤瘙痒，有时伴有皮疹。

肺栓塞：因异物或血凝块而阻塞肺血管。

肺动脉高压：慢性升高的肺动脉压高于 30mmHg，平均肺动脉压低于 18mmHg。

肺水肿：肺内液体异常积聚。

肺灌注：血液从心脏右侧，通过肺循环，进入心脏左侧。

脉搏血氧饱和度：一种非侵入性诊断测试，用于检测氧饱和血红蛋白的百分比。

潮热：体温升高。

RAST 测试：一种血液测试，用来测量血液中针对特定过敏原的特异性 IgE 抗体的数量。

可重复性：用于确保肺功能测试的结果在彼此间差异不超过 5% 或 100ml 的术语，以此排除误差。

残气量：用力呼气后肺部残留的空气量。
呼吸性酸中毒：由于肺部气体交换减少而引起的酸中毒；过量的二氧化碳与水结合形成碳酸，从而增加了血液的酸度。
呼吸性碱中毒：由于过度通气导致血液二氧化碳的过度消除，导致血液 pH 升高至 7.45 以上。
呼吸衰竭：一种临床综合征，其定义为无法清除体内的二氧化碳或建立足够的血氧水平。
限制：一种影响肺部扩张能力的疾病的模式特征。FVC 和 FEV_1 均有所降低，但 FVC/FEV_1 比值保持不变。
可逆性：在使用支气管扩张药或皮质类固醇治疗后，患者的 FEV_1 得到改善的程度。
鼻炎：鼻黏膜肿胀或发炎。
流涕：持续性的鼻涕从鼻子排出。
沙丁胺醇：一种用于缓解支气管痉挛的短效 β_2 受体激动药。
沙美特罗：长效 β_2 受体激动药。
结节病：一种以在肺、淋巴结和其他器官中形成肉芽肿（免疫细胞的小结节）为特征的炎症性疾病。
脊柱侧弯：先天性的或因姿势不良、疾病（如脑瘫或肌肉萎缩）等后天原因引起的肌肉无力所致脊柱弯曲。
分泌物：由呼吸道产生的黏液或痰。
过敏：再次接触某种物质后发生过敏或过敏反应。该反应可能是即时的或延迟的，也可能是短期或慢性的。
脓毒症：在血液中存在感染。
矽肺：由吸入硅尘引起的肺纤维化。
皮肤点刺试验：一种过敏皮肤试验，用于识别可能引起过敏症状的物质。
间隔室：连接到吸入器吹嘴的保持室装置。
肺活量计：一种测量空气流量或肺容积的机器。
痰：在咳嗽时从患者肺部吐出的物质。
哮喘状态：由急性哮喘发作引起的紧急的、危及生命的事件，并伴有严重的和难治性支气管痉挛。
喘鸣：吸气时从上呼吸道听到高音。
舌下：舌头下面。
综合征：构成疾病或健康问题的一系列症状或事件。
协同作用：共同努力，产生比两个个体效应之和更好的效果。
T 细胞：一种提供细胞介导免疫的淋巴细胞。
心动过速：心脏快速跳动，通常定义为每分钟超过 100 次。
呼吸急促：呼吸较浅，呼吸频率增加。
触觉语颤：由空气通过呼吸系统传播而引起的可触摸振动。
张力性气胸：胸腔内滞留空气。
特布他林：一种短效 β_2 受体激动药。
茶碱：一种用作支气管扩张药的甲基黄嘌呤药物。

治疗范围：一种药物发挥治疗作用的剂量范围。

胸腔穿刺：抽取胸腔液获取样本进行分析。

胸廓切开术：手术切除全部或部分肺。

血栓栓塞：由于血栓形成而导致的血管阻塞。

潮气量：正常呼吸时吸入或呼出的空气量。

噻托溴铵：长效抗胆碱能药物。

总肺活量：肺的最大容积。

气管：连接喉部和支气管的导管。

气管切开术：外科手术，在气管上制造一个开口，以提供一条人工呼吸道。

转移因子：肺扩散能力的测量。

跨肺压：肺泡压力和胸膜压力之间的差异。

结核病：一种由结核分枝杆菌引起的高度传染性感染。

单侧：影响一侧。

荨麻疹：皮肤隆起、发痒，通常是过敏反应的标志。也称为风团。

迷走神经：第 X 对也是最长的脑神经之一，它从颅底出发穿过颈部和胸部进入腹部，为耳朵的一部分、舌头、喉咙和咽部提供感觉信息，为声带提供运动冲动，为腹部和胸部内脏提供运动和分泌冲动。

血管舒张：血管扩张。

通气：使空气进出肺部的过程。

文丘里面罩：一种氧气输送系统，允许特定体积的空气和氧气的混合物，以提供高度准确的氧气浓度。

囊泡声：在双肺的大部分部位都能听到呼吸声。它们听起来柔和而低沉。

肺胸膜：覆盖肺外部的膜。

黏度：衡量流体抵抗流动能力或“黏性”的指标。

肺活量：患者缓慢呼气时测量的肺部容量，也被称为放松肺活量、慢速肺活量或呼出肺活量。

伤痕：皮肤上凸起的痕迹。

喘息：气流受阻时发出的高音。

附录B 拓展阅读

Useful contacts

黄锐娜 译 李 萌 校

在本书的个别章节中，参考了特定疾病领域的相关循证指南、慈善机构和支持团体。以下列表包括可能适用于大多数读者的组织的网站地址。

吸烟与健康行动（Action on Smoking and Health，ASH）	http://ash.org.uk/home/
呼吸专科护士协会（Association of Respiratory Nurse Specialists，ARNS）	https://arns.co.uk/
英国哮喘协会（Asthma UK）	https://www.asthma.org.uk/
呼吸技术人员和生理学家协会（Association of Respiratory Technicians and Physiologists）	http://www.artp.org.uk/
英国肺脏基金会（British Lung Foundation）	https://www.blf.org.uk/
英国胸科学会（British Thoracic Society）	http://www.brit-thoracic.org.uk
健康教育（Education for Health）	https://www.educationforhealth.org/
全球慢性阻塞性肺疾病倡议（Global initiative for chronic Obstructive Lung Disease，GOLD）	https://goldcopd.org/
国家卫生与保健优化研究所（National Institute for Health and Care Excellence，NICE）	https://www.nice.org.uk/
皇家护理学院（Royal College of Nursing）	https://www.rcn.org.uk/

附录 C　符号与缩略语

Symbols and abbreviations

罗晓芬　译　　杨　蕊　校

➲	reference	参阅
❗	warning	警示
ABG	arterial blood gas	动脉血气
ACE	angiotensin-converting enzyme	血管紧张素转换酶
ACBT	active cycle of breathing techniques	主动循环呼吸技术
ACT	asthma control test	哮喘控制试验
ADR	adverse drug reaction	药物不良反应
AFB	acid-fast bacilli	耐酸杆菌
ALK	anaplastic lymphoma kinase	间变性淋巴瘤激酶
AMS	acute mountain sickness	急性高原病
ANA	antinuclear antibody	抗核抗体
ANCA	antinuclear cytoplasmic antibody	抗核细胞质抗体
ANF	atrial natriuretic factor	心房利钠因子
APRV	airway pressure release ventilation	气道压力释放通气
ARDS	acute respiratory distress syndrome	急性呼吸窘迫综合征
ARNS	Association of Respiratory Nurse Specialists	呼吸专科护士协会

ASH	Action on Smoking and Health	吸烟与健康行动
ASM	airway smooth muscle	气道平滑肌
ATS	American Thoracic Society	美国胸科学会
BCG	bacillus Calmette-Guerin	卡介苗
BHR	bronchial hyperreactivity	支气管高反应性
BLF	British Lung Foundation	英国肺脏基金会
BMI	body mass index	体重指数
BNF	British National Formulary	英国国家处方集
BOOP	Bronchiolitis Obliterans Organizing Pneumonia	组织性肺炎
BPM	breaths per minute	每分钟呼吸次数
BSACI	British Society for Allergy and Clinical Immunology	英国过敏与临床免疫学学会
BTS	British Thoracic Society	英国胸科学会
CAP	community-acquired pneumonia	社区获得性肺炎
CAT	COPD Assessment Test	慢性阻塞性肺疾病评估试验
CBT	cognitive behavioural therapy	认知行为疗法
CCG	Clinical Commissioning Group	临床调试小组
CF	cystic fibrosis	囊性纤维化
CFC	chlorofluorocarbon	氯氟烃
CFRD	cystic fibrosis-related diabetes	囊性纤维化相关性糖尿病
CFTR	cystic fibrosis transmembrane conductance regulator	囊性纤维化跨膜传导调节因子
CO_2	carbon dioxide	二氧化碳
cGMP	cyclic guanosine monophosphate	环磷酸鸟苷
CHF	chronic heart failure	慢性心力衰竭
COPD	chronic obstructive pulmonary disease	慢性阻塞性肺疾病
CoSHH	Control of Substances Hazardous to Health	有害健康物质管制
CPAP	continuous positive airway pressure	持续气道正压通气

CPEX	cardiopulmonary exercise test	心肺运动试验
CRP	C-reactive protein	C 反应蛋白
CT	computed tomography	计算机断层扫描
CVA	cerebral vascular accident	脑血管意外
CVS	cardiovascular system	心血管系统
CVS	chorionic villus sampling	绒毛膜采样
CXR	chest X-ray	胸部 X 线
DIOS	distal intestinal obstruction syndrome	远端肠梗阻综合征
DOAC	direct oral anticoagulant	直接口服抗凝药
DOT	directly observed therapy	直接观察疗法
DPI	dry powder inhaler	干粉吸入剂
ECG	electro-cardiogram	心电图
DVLA	Driver and Vehicle Licensing Agency	驾驶员和车辆许可证机构
DVT	deep vein thrombosis	深静脉血栓
ECMO	extracorporeal membrane oxygenation	体外膜肺氧合
ED	emergency department	急诊科
EDS	excessive daytime sleepiness	白天过度嗜睡
EIA	exercise-induced asthma	运动诱发哮喘
EPAP	expiratory positive airway pressure	呼气相气道压力
EPP	Expert Patients Programme	专家型患者计划
ERA	endothelin receptor agonist	内皮素受体激动药
ERS	European Respiratory Society	欧洲呼吸学会
ESC	European Society of Cardiology	欧洲心脏病学会
ESR	erythrocyte sedimentation rate	红细胞沉降率
EU	European Union	欧洲联盟
FBC	full blood count	全血细胞计数
FeNO	fraction of exhaled nitric oxide	呼出的一氧化氮的比例
FiO_2	fraction of inspired oxygen	氧气吸入量百分比

FLD	first-line drugs	一线药品
FRC	functional residual capacity	功能残气量
FVC	forced vital capacity	强制肺活量
GCS	Glasgow Coma Scale	格拉斯哥昏迷量表
GMS	General Medical Service	全科医疗服务
GOLD	Global Obstructive Lung Disease	全球阻塞性肺病
GORD	gastro-oesophageal reflux disease	胃食管反流病
GP	general practitioner	全科医生
GPwSI	GP with a specialist interest	有专业兴趣的全科医生
GSF	Gold Standards Framework	黄金标准框架
HADS	Hospital Anxiety and Depression Scale	医院焦虑和抑郁量表
HaH	Hospital at Home	家庭医院
Hb	haemoglobin	血红蛋白
HCP	healthcare professional	医护人员
HEF	high efficiency filter	高效过滤器
HFA	hydrofluoroalkane	氢氟烷烃
HIV	human immunodeficiency virus	人类免疫缺陷病毒
HOCF	Home Oxygen Consent Form	家庭氧气同意书
HOOF	Hone Oxygen Order Form	氧气订购表格
HOSAR	home oxygen assessment and review service	家庭氧气评估和审查服务
HP	hypersensitivity pneumonitis	过敏性肺炎
HRCT	high-resolution computed tomography	高分辨率计算机断层扫描
IC	inspiratory capacity	吸气容量
ICS	inhaled corticosteroid	吸入皮质类固醇
ICU	intensive care unit	重症监护室
IHORM	initial home oxygen risk mitigation form	初始家庭氧气风险缓解措施表
ILD	interstitial lung disease	间质性肺疾病

IMIG	International Mesothelioma Interest Group	国际间皮瘤研究小组
INR	international normalized ratio	国际标准化比值
IOT	intermittent oxygen therapy	间歇性氧疗
IPAP	inspiratory positive airway pressure	吸入相气道正压
IPC	indwelling pleural catheter	留置胸腔导管
IPF	idiopathic pulmonary fibrosis	特发性肺纤维化
IPPV	intermittant positive pressure ventilation	间歇正压通气
ITU	intensive therapy unit	强化治疗单元
IV	intravenous	静脉注射
IVC	inferior vena cava	下腔静脉
JVP	jugular venous pressure	颈静脉压力
LAM	lymphangiomyomatosis	淋巴管肌瘤病
LAMA	long-acting antimuscarinic	长效抗毒蕈碱
LLN	lower limit of normal	正常下限
LMW	low-molecular weight	低分子量
LRTI	lower respiratory tract infection	下呼吸道传染
LTOT	long-term oxygen therapy	长期氧疗
LTRA	leukotriene receptor antagonist	白三烯受体拮抗药
LVF	left ventricular failure	左心室衰竭
LVRS	lung-volume reduction surgery	肺减容手术
MAI	mycobacterium avium intracellulare	细胞内鸟分枝杆菌
MART	maintenance and reliever therapy	维持和缓解疗法
MDR-TB	multi-drug resistant tuberculosis	多重耐药结核病
MDT	mechanical diagnosis and treatment (multidisciplinary team)	机械诊疗（多学科团队）
MPAP	mean pulmonary artery pressure	平均肺动脉压
MRC	Medical Research Council	医学研究委员会

MRI	magnetic resonance imaging	磁共振成像
MTB	mycobacterium tuberculosis	结核分枝杆菌
NHS	National Health Service	国家医疗服务
NICE	National Institute for Health and Care Excellence	国家卫生研究所
NIPPV	non-invasive positive pressure ventilation	无创正压通气
NIV	non-invasive ventilation	无创通气
NO	nitric oxide	一氧化氮
NRAD	national review of asthma deaths	国家哮喘死亡评估
NRT	nicotine replacement therapy	尼古丁替代疗法
NSAID	non-steroidal anti-inflammatory	非甾体抗炎药
NSCLC	non-small cell lung cancer	非小细胞肺癌
NSIP	non-specific interstitial pneumonia	非特异性间质性肺炎
OSA	obstructive sleep apnoea	阻塞性睡眠呼吸暂停
OSAS	obstructive sleep apnoea syndrome	阻塞性睡眠呼吸暂停综合征
OT	occupational therapist	职业治疗师
OTC	over the counter	非处方药
PAAP	Personal Action Asthma Plans	个人行为哮喘计划
PACS	Picture Archiving and Communication System	影像存储与传输系统
PAF	platelet-activating factor	血小板活化因子
PCI	prophylactic cranial irradiation	预防性颅骨照射
PCO	primary care organizations	初级保健组织
PCRS	Primary Care Respiratory Society	初级保健呼吸学会
PCT	primary care trusts	初级保健信托
PCV	pressure control ventilation	压力控制通气
PE	pulmonary embolism	肺栓塞
PEEP	positive end expiratory pressure	呼气末正压
PEF	peak expiratory flow	呼气流量峰值

PEFR	peak expiratory flow rate	呼气峰值流速
PEP	positive expiratory pressure	呼气正压
PET	positron emission tomography	正电子发射断层扫描
PH	pulmonary hypertension	肺动脉高压
PN	practice nurse	实习护士
PR	pulmonary rehabilitation	肺康复
RADS	reactive airway dysfunction syndrome	反应性气道功能障碍综合征
RAST	radioallergosorbent test	放射性过敏试验
RBC	red blood cell	红细胞
RCP	Royal College of Physicians	皇家内科医师学会
RF	rheumatoid factor	类风湿因子
RHC	right heart catheterization	右心导管置入术
RSV	respiratory syncytial virus	呼吸道合胞病毒
RV	residual volume	残余量
RVC	relaxed vital capacity	松弛放松肺活量
SABR	stereotactic ablative body radiotherapy	立体定向消融放射治疗
SACT	systemic anticancer treatment	系统抗癌治疗
SARS	severe acute respiratory syndrome	严重急性呼吸综合征
SCLC	small cell lung cancer	小细胞肺癌
SCUBA	self contained underwater breathing apparatus	自控式水下呼吸器
SVC	slow vital capacity	低肺活量
SWT	shuttle walk test	穿梭行走试验
TB	tuberculosis	肺结核
TENS	transcutaneous nerve stimulation	经皮神经刺激
TKI	tyrosine kinase inhibitor	酪氨酸激酶抑制药
TLC	total lung capacity	总肺活量
TTE	transthoracic echocardiogram	经胸超声心动图
UIP	usual interstitial pneumonia	普通间质性肺炎

UK	United Kingdom	英国
VALI	ventilator-associated lung injury	呼吸机性相关性肺损伤
VAP	ventilator-associated pneumonia	呼吸机相关性肺炎
VATS	video-assisted thoracoscopic surgery	可视化胸腔镜手术
VC	vital capacity	肺活量
V/Q	ventilation perfusion	通气 / 灌注
WHO	World Health Organization	世界卫生组织
XDR-TB	Extensively Drug Resistant Tuberculosis	广泛耐药肺结核

附录 D 肺部示意与动脉血气正常范围

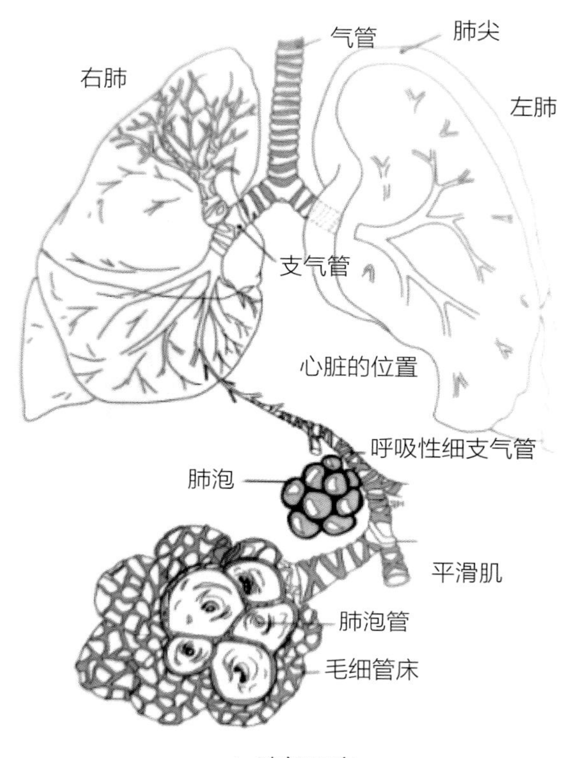

▲ 肺部示意

pH	7.35～7.45
$PaCO_2$	4.7～6.0kPa
PaO_2	11.5～13.0kPa
HCO_3	22～26
碱过量	± 2mmol/L

▲ 动脉血气正常范围

相　关　图　书　推　荐

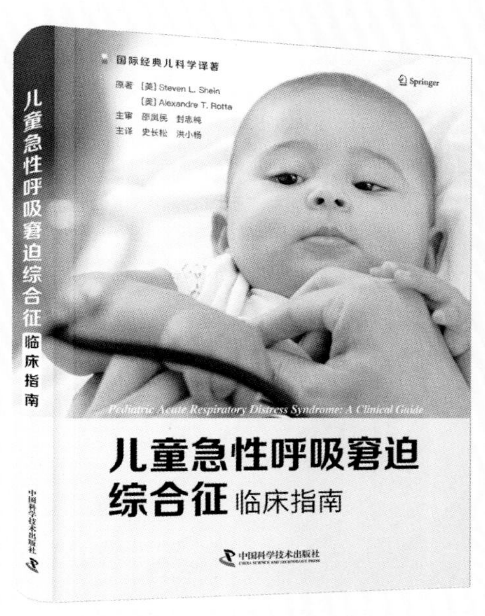

原著　[美] Steven L. Shein 等
主译　史长松　洪小杨
定价　148.00 元

本书引进自 Springer 出版社，是一部全面介绍儿童呼吸窘迫综合征的经典著作。书中所述均基于真实病例及术者经验，分别介绍了儿童呼吸窘迫综合征的病因、多种治疗方法及临床转归，同时阐明了重要概念及操作技巧。书中配有大量图表，辅助解释内容，著者在大量实践与创新基础上进行了理论总结，为儿科医生，尤其是儿童重症专业的医生，系统全面地提供了儿童急性呼吸窘迫综合征相关知识。本书内容实用、阐释简明，既可作为儿科住院医师的指导用书，又可作为儿科重症医师了解新技术的参考书。

相关图书推荐

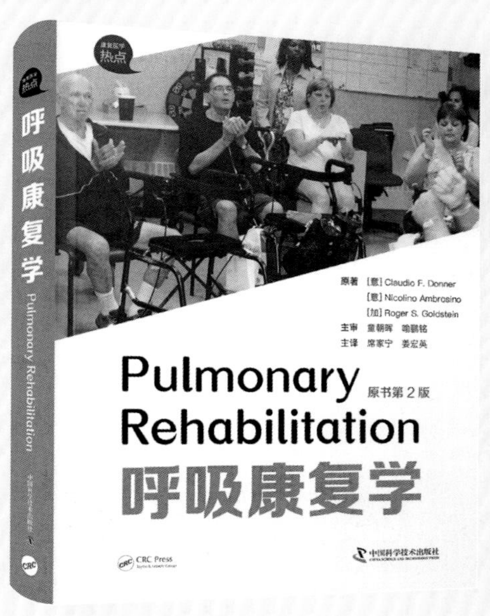

原著 [意] Claudio F. Donner 等
主译 席家宁 姜宏英
定价 298.00 元

本书引进自世界知名的 CRC 出版社，是一部有关呼吸康复学的经典著作。本书为全新第 2 版，共六篇 51 章，从呼吸康复的基本理论、评估管理工具和方法、康复方案的制订、呼吸康复的主要疗法和新疗法研究等多个方面对呼吸康复相关内容进行了全面细致的讲解，针对呼吸系统不同功能障碍和疾病，从理论和实践两方面对临床工作进行系统性总结和精确指导，还对未来呼吸康复发展方向和研究热点进行了详细介绍和展望，同时增加了有关 COVID-19 幸存者呼吸康复的最新知识。本书内容全面、图文并茂、贴近临床，是一部不可多得的实用教科书，对呼吸康复领域相关从业人员及慢性呼吸系统疾病患者均有参考价值。

相关图书推荐

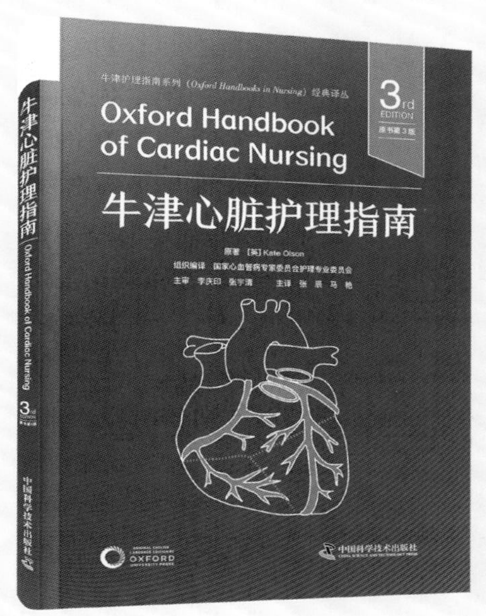

原著　[英] Kate Olson 等
主译　张　辰　马　艳
定价　138.00 元

本书引进自牛津大学出版社，由英国心脏护理专家 Kate Olson 领衔编写。全书共 19 章，涵盖了临床工作中可能遇到的所有类型心脏病（不包括周围血管疾病）的基本知识，包括心脏疾病负担的程度、影响心脏护理近期发展的政策驱动因素、危险和健康促进因素、检查和评估、干预措施、药物管理等，还收录了大量 2014 年以来发布的新版指南。书中特别强调了专科护士在心血管护理工作中的角色，还新增了脑卒中、遗传学及基因组的内容，可帮助读者更好地了解遗传性心脏病。本书力求通过提供先进的技术、药物及临床照护路径，促进患者获得更好的健康结局及就医体验，可作为初级医疗保健、普通病房及心脏专科医院心血管护士的实用参考书。

相　关　图　书　推　荐

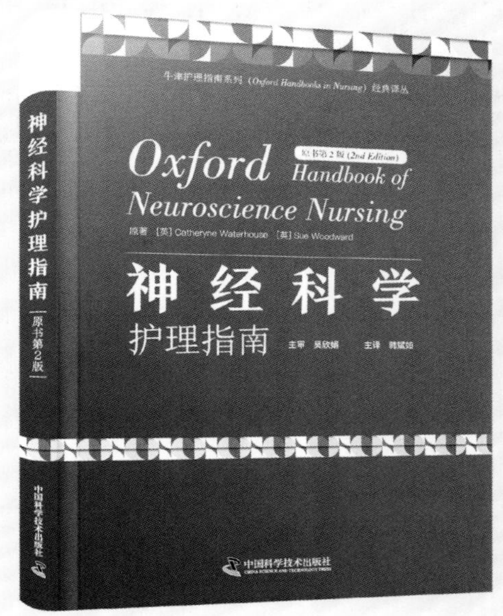

原著　[英] Catheryne Waterhouse 等
主译　韩斌如
定价　148.00 元

本书引进自牛津大学出版社，由英国谢菲尔德大学 Catheryne Waterhouse 和伦敦国王学院 Sue Woodward 护理专家联合编写，为全新第 2 版，是一部细致全面、专注、系统的神经专科护理学实用参考书。著者结合神经专科护理中的最新进展与最佳循证实践，进行了多角度的系统阐述。全书共 14 章，不仅介绍了神经系统的基本结构、生理功能、评估与检查项目、诊断技术，神经系统疾病的常用药物和治疗方法，神经系统急性状态的表现及护理方法，神经科常见问题、症状、疾病的诊疗和护理，神经外科疾病的诊疗和护理，神经重症、神经康复的护理等内容，还对神经科学护理实践的相关政策、神经疾病诊疗和护理中的法律及伦理问题进行了探讨，并特别介绍了神经科疾病的补充和替代疗法、小儿神经科学护理等内容。本书阐释简洁，内容实用，是一部不可多得的神经科学护理案头工具书，可供国内神经专科护理专家、护士及护理专业学生在临床实践中借鉴参考，也可为其他专科护士在护理神经系统问题患者时提供有针对性的指导。